重订古今名医临证金鉴

消渴脾瘅卷

单书健 ◎ 编著

中国健康传媒集团

中国医药科技出版社

内 容 提 要

　　古今名医之临床实践经验，乃中医学术精华之最重要部分。本书选取了古今名医对消渴脾瘅证的临床经验、医案、医论之精华，旨在为临床中医诊治消渴脾瘅证提供借鉴。全书内容丰富，资料翔实，具有极高的临床应用价值和文献参考价值，以帮助读者开阔视野，增进学识。

图书在版编目（CIP）数据

　　重订古今名医临证金鉴．消渴脾瘅卷／单书健编著．— 北京：中国医药科技出版社，2017.8（2024.8重印）

　　ISBN 978-7-5067-9163-2

　　Ⅰ．①重…　Ⅱ．①单…　Ⅲ．①消渴—中医临床—经验—中国　Ⅳ．① R249.1

　　中国版本图书馆 CIP 数据核字（2017）第 052394 号

美术编辑　　陈君杞
版式设计　　也　在

出版　**中国健康传媒集团** ｜ 中国医药科技出版社

地址　北京市海淀区文慧园北路甲 22 号

邮编　100082

电话　发行：010 - 62227427　邮购：010 - 62236938

网址　www.cmstp.com

规格　710 × 1000mm $\frac{1}{16}$

印张　22 $\frac{1}{2}$

字数　257 千字

版次　2017 年 8 月第 1 版

印次　2024 年 8 月第 3 次印刷

印刷　大厂回族自治县彩虹印刷有限公司

经销　全国各地新华书店

书号　ISBN 978-7-5067-9163-2

定价　**45.00 元**

获取新书信息、投稿、为图书纠错，请扫码联系我们。

困惑与抉择

——代前言

单书健

从 1979 年当编辑起，我就开始并一直在思考中医学术该如何发展？总是处于被证明、被廓清、被拷问的中医学，在现代科学如此昌明的境遇下，还能不能独立发展？该以什么形态发展？

一、科学主义——中医西化百年之困

（一）浑沌之死

百年中医的历史，就是一部中医西化的历史……

百年来西医快速崛起，中医快速萎缩，临床范围窄化，临床阵地缩小，信仰人群迁移，有真才实学、经验丰富的中医寥若晨星……

科研指导思想的偏差。全部采用西医的思路、方法、评价标准。科研成果大部分脱离了中医药学的最基本特点，以药为主，医药背离，皮之不存，毛将焉附？

中医教育亦不尽人意。学生无法建立起中医的思维方式，不能掌握中医学的精髓，不能用中医的思维方式去认识疾病，这是中医教育亟待解决的问题。中医学术后继乏人，绝非危言耸听，而是严酷的现实。

傅景华先生认为，科学主义首先将科学等同于绝对真理，把近代以来形成的科学体系奉为不可动摇的真理，那么一切理论与实践都要符合"科学"，并必须接受"科学"的验证。一个明显错误的观念，却变成不可抗衡的共识。事实上，这种认识一旦确立，中医已是死路一条。再用笼罩在现代科学光环之下的西医来检验中医则是顺理成章。"用现代科学方法研究中医，实现中医现代化"的方针应运而生，并通过行政手段，使之成为中医事业发展的惟一途径。中医走上了科学化、现代化、实证化、实验化、分析化、还原化、客观化、标准化、规范化、定量化的艰巨而漫长的征程，中医被验证、被曲解、被改造、被消化的命运已经注定。在"现代化"的迷途上，历尽艰辛而长途跋涉，费尽心机地寻找中医概念范畴和理论的"物质基础"与"科学内涵"，最高奢望不过是为了求人承认自己也有符合西医的"科学"成分。努力去其与西医学不相容的"糟粕"，取其西医学能够接受的"精华"，直至完全化入西医，以彻底消亡而告终。

中国科学院自然科学史研究所研究员宋正海先生认为科学是人类社会结构中的一个基本要素。从古至今，任何民族和国家，均存在科学这个要素，所不同的只是体系有类型不同、水平有高低之分。并非如科学主义者所认为的，只有西方体系的近代科学才算是"科学"。[1]

近代科学为西方科学体系所独霸，它的科学观、方法论所形成的科学主义，无限度发展，逐渐在全球形成强势文化，取得了话语权，致使各国民族的科学和文化越来越被扼杀乃至被完全取代。近百年来以科学主义评价中医科学性、以西医规范中医，正促使中医走上一条消亡之路。要真正振兴中医，首先要彻底批判科学主义，让中医先从束缚中走出来。

《庄子·应帝王》中浑沌之死十分深刻，发人深省……

南海之帝为儵，北海之帝为忽，中央之帝为浑沌。儵与忽时相与遇于浑沌之地，浑沌待之甚善。儵与忽谋报浑沌之德，曰："人皆有七

[1] 宋正海. 要振兴中医首先要彻底批判科学主义. 中国中医药报社. 哲眼看中医. 北京科学技术出版社，2005，71-78.

窍以视听食息，此独无有，尝试凿之。"日凿一窍，七日浑沌死。

《经典释文》："倏忽取神速之名，浑沌以合和为貌。"成玄英疏："夫运四肢以滞境，凿七窍以染尘，乖浑沌之至淳，顺有无之取舍，是以不终天年，中途夭折。""浑沌"象征本真的生命世界，他的一切原本如此，自然而然，无假安排，无须人为地给定它以任何秩序条理。道的根源性在于浑沌。在浩渺的时空中按人的模式去凿破天然，以分析去破毁混融，在自然主义的宇宙观看来，乃是对道的整体性和生命的整体性的斫丧。把自己的价值观强加给中医学，加给多样性的生命世界，中医西化无疑是重演"浑沌"的悲剧！

（二）中医是不为狭义科学见容的复杂性科学

2015 年 10 月 5 日，中国科学家屠呦呦凭发现青蒿素的治疟作用而获得 2015 年诺贝尔生理学与医学奖，这是中国科学家获得的第一个科学类诺贝尔奖。2011 年，屠呦呦获得拉斯克奖（Lasker Award）时曾表示，青蒿素的发现，是团队共同努力的成果，这也是中医走向世界的荣誉。

围绕屠呦呦的获奖，关于中医科学性的争论再次喧嚣一时。然而不管如何争议，中医跨越几千年历史为中华民族乃至全世界的生存做出了不可磨灭的贡献。

朱清时院士认为中医药是科学，是复杂性科学。只是当前流行的狭义的"科学"还不接受。

发源于西方的现代主流科学总是把复杂事物分解为基本组成单元来研究（即以还原论为基础）；以中医为代表的中国传统科学总是把复杂事物看作整体来研究，他们认为，若把事件简化成最基本的单元，就要把许多重要信息都去除掉，如单元之间的连接和组合方式等等，这样做就把复杂事物变样了。

朱清时院士指出，解剖学发现不了经络和气，气实际上是大量细胞和器官相互配合和集体组装形成的一种态势。这种态势正如战争中兵家的部署，士兵组织好了，战斗力就会大增，这种增量就是气。或者像放在山顶上蓄势待下的石头。总之，是一个复杂系统各个部分之间的关系、组装方式决定了它能产生巨大的作用。

英国《自然》杂志主编坎贝尔博士就世界科技发展趋势发表看法说：目前对生命科学的研究仍然局限在局部细节上，尚没有从整个生命系统角度去研究，未来对生命科学的研究应当上升到一个整体的、系统的高度，因为生命是一个整体。

著有《东方科学文化的复兴》的姜岩博士曾著文指出：混沌理论推动了复杂科学的诞生。而复杂科学的问世彻底动摇了还原论——能用还原论近似描述的仅仅是我们世界的很小的一部分。哥德尔不完备性定理断言，不仅仅是数学的全部，甚至任何一个系统，都不可能用类似哥德尔使用的能算术化的数学和逻辑公理系统加以概括。哥德尔的结果是对内涵公理化一个致命的打击。

著名生物学家、生命科学哲学家迈尔强调科学的多元性。他认为，由于近代物理学的进步，"仿佛世界上并没有活生生的有机世界。因此，必须建立一种新的哲学，这种哲学主要的任务是摆脱物理主义的影响"。他指出生物学中还原是徒劳的、没有意义的……生物学领域重要的不是本质而是个体。

诺贝尔奖获得者、杰出现代科学家普利高津说过："物理学正处于结束现实世界简单性信念的阶段，人们应当在各个单元的相互作用中了解整体，要了解在相当长的时间内，在宏观的尺度上组成整体的小单元怎样表现出一致的运动。"而这些观念与中医的学术思想更为接近。美国物理学家卡普拉把现代物理学与中国传统思想作了对比，认为两者在许多地方极其一致。哈肯提出"协同学和中国古代思想在整体性观念上有深刻的联系"，他创立协同学是受到中医等东方思维的启发。以中国古代整体论思想为基础的中医将大大促进医学和科学的发展。

（三）哲学家的洞见

曾深入研究过中医的哲学家刘长林先生指出，当前困扰中医学的不是中医药学术本身，而是哲学。一些流行的认识论观念必须突破、更新，这样才能树立正确的科学观，破除对西方和现代科学的迷信，正确理解中医学的科学价值，划清中医与西医的界限，此乃发展中医学的关键。

刘先生认为：科学多元的客观依据是宇宙的无限性，宇宙和任一具体事物都具有无限多的方面和层面……任何认识方法都是对世界的一种选择，都是主客体的一种特殊的耦合关系。你的方法选择认识这一方面，就不能同时认识那一方面；你建立的耦合关系进入这一层面，就不能同时进入那一层面，因为世界是由各种对立互补的方面、层面所组成的。这就形成了不同的认识方法，而认识方法的不同，导致了认识的结果也就不同，所获规律的形态也不一样，从而形成不同的科学模型，但却都是对这一事物的正确认识。于是形成形态各异的科学体系，这就是科学的多元性。[1]

恩格斯说：一切存在的基本形式是空间和时间。孟庆云先生认为，《内经》的思想主旨是从时间结构的不同内容阐发有机论人体观，提出了关于阴阳始终、藏象经络、四时气化、诊法治则等学说中时间要素的生命特征，具有独特的科学价值。

刘先生指出：西方科学体系以空间为主。空间性实，其特性在于广延和并列。空间可以分割，可以占有。空间关系的特点是相互排斥，突显差别。对空间的深入认识以分解为条件。在空间中，人与物

[1] 刘长林. 关于中国象科学的思考——兼谈中医学的认识论实质. 杭州师范大学学报（社会科学版），2009，31（2）：4-11.

是不平等的,人居主位,对物持征服和主宰的态度。因此,主体与客体采取对立的形式……以空间为本位,就会着重研究事物的有形实体和物质构成,这与主客对立的认识方式是统一的。认识空间性质主要靠分析、抽象和有控制条件的实验。抽象的前提是在思维中将对象定格、与周围环境分割开,然后找出具有本质意义的共性。在控制的条件下做实验研究,是在有限的空间范围内(如实验室),在实际中将对象与周围环境分割开,然后寻找被分离出来的不同要素之间的规律性联系。

刘先生还认为:东方科学体系以时间为主。时间性虚,其特性在于持续和变异。时间不能分割,不能占有,只能共享。在时间里,人与人、人与万物是平等、共进的关系。主体与客体采取相融的方式……从时间的角度认识事物,着眼在自然的原本的整体,表现为现象和自然的流行。向宇宙彻底开放的状态,在"因""顺"对象的自然存在和流行中,寻找其本质和规律。用老子的话说,就是"道法自然",这是总的原则。

"现象联系的本质是'气',气是万物自然生化的根源。现象层面的规律体现为气的运动,通过气来实现。中医学研究的是现象层面的规律,在认识过程中,严格保持人和万物的自然整体状态,坚持整体决定和产生部分,部分受整体统摄,因而要从整体看部分,而不是从部分看整体。西医学研究的是现象背后的实体层面,把对象看作是合成的整体,因而认为部分决定整体,整体可以用部分来说明,故主要采取还原论的方法。"

"现象表达的是事物的波动性,是各种功能、信息的联系。现象论强调的是事物的运动变易,即时间方面。庄子说:'与物委蛇,而同其波。'(《庄子·庚桑楚》)'同其波',就是因顺现象的自然流变,去发现并遵循其时间规律。所以中医学研究的是整体。而西医学以实体为支撑事物存在的本质，将生命活动归结为静态的物质形体元素，故西医学研究的是'粒子'的整体。"

"中医学认为：'器者，生化之宇。'（《素问·六微旨大论篇》）而生化之道，以气为本。'气始而生化，气散而有形，气布而蕃育，气终而象变，其致一也。'（《素问·五常政大论篇》）可见，中医学以无形的人体为主要对象，着意关注的是气化，把人看作是气的整体。而西医学则以有形的人体为对象，研究器官、细胞和分子对生命的意义，把人看作是实体的整体。"

刘先生进而指出：时间与空间是共存关系，不是因果关系。人无论依靠何种手段都不可能将时空两个方面同时准确测定，也不可能从其中的一个方面过渡到另一方面。量子力学的不确定性原理告诉我们，微观粒子的波动特性的关系也是这样。它们既相互补充，又相互排斥。

部分决定整体和整体决定部分，这两个反向的关系和过程同时存在。但是，观测前者时就看不清后者，观测后者时又看不清前者，所以我们只能肯定二者必定相互衔接，畅然联通，但却永远不能弄清其如何衔接，如何联通。这是认识的盲区，是认识不可逾越的局限。要承认这类盲区的存在，因为世界上有些不可分割的事物只是共存关系，而没有因果联系。

刘先生从哲学的高度对中西医把握客观事物认识论原理，燃犀烛微，深刻剖析，充满了哲学家的洞见，觉闻清钟，发人深省。

李约瑟曾经指出：中西医结合在技术层面是可以探讨的，理论层面是不可能的。刘长林先生也认为：人的自然整体（中医）与合成的整体（西医），这两个层面之间尽管没有因果联系，但却有某种程度的概率性的对应关系。寻求这种对应关系，有利于临床。我们永远做不到将两者真正沟通，就是说，无论用中医研究西医，还是用西医研究中医，永远不可能从一方走到另一方。

早在 20 世纪 80 年代，傅景华先生就形成了中医过程论思想。傅先生认为：中医不仅包括对有形世界的认识，而且具有对自然和生命本源以及发生演化过程的认识。中医的认识领域主要在生命过程与枢机，而不仅是人体结构与功能，中医是"天地人和通、神气形和通"的大道。傅先生认为中医五脏属于五行序列，分别代表五类最基本的生命活动方式。《素问·灵兰秘典论篇》喻以君主、相傅、将军、仓廪、作强之官，形象地反映出五类生命运动方式的特征。在生命信息的运行机制中，心、肺、肝、脾、肾恰似驱动、传递、反馈、演化、发生机制一样，立足于生命的动态过程，而非实体器官。针对实体层面探求中医脏腑经络实质已走入死胡同，傅景华先生以"中医过程论"诠释中医实质，空谷足音，振聋发聩，惜了无唱和。笔者曾多次和傅景华讨论，好像那时他并不知道怀特海的过程哲学，只是基于对《周易》等典籍中过程思想的理解，能提出如此深刻的见解，笔者十分敬佩他深邃的洞见。十几年后，怀特海的过程哲学已在中国传播，渐至大行其道了。

怀特海明确地说过，他的过程哲学与东方思想更加接近！而不是更接近于西方哲学。杨富斌教授指出，怀特海过程哲学的"生成"和"过程"思想，与中国哲学关于生成和变易的思想相接近。

怀特海的有机体概念，通常是指无限"绵延"（持续）的宇宙运动过程的某一点上包含了与其他点上的事物的相互关系，因而获得自身的具体现实规定性的事物。意在取代以牛顿物理学绝对时空观为基础的机械唯物论宇宙观中的"物质"或"实在"观，即宇宙观问题。在他看来，传统的机械论宇宙观中所说的"物质"或"实在"实际上都是处于过程之中的存在物或实有（entity），都是与其他存在物相互作用、相互影响、相互依赖的，并在此过程中获得自身的规定性，不是单纯的、永恒的、具有绝对意义的东西，而是具有过程性、可变性和相对性的复杂有机体；认识过程中的主体和客体也是同一运动（认识）过程中彼此相关、相互渗透和相互依赖的两个有机体，因而并没有完全自主、自足的"主体"，也没有绝对不受主体影响的、具有绝对意义的客体，因此对于主体与客体的关系，也应当从二者的相互作用、相互影响和相互渗透及其与周围的关系等方面来考察。而中国古代哲学追求超现象的本质、超感觉的概念、超个体性的普遍性（同一性）为哲学的最高任务。在中国哲学家看来，天地人相通，自然与社会相通，阴阳相通相合。《黄帝内经》通过揭示自然变化对人体生理的影响，自然变化与疾病、自然环境与治疗的关系，认为"人与天地相参也，与日月相应也。"（《灵枢·岁露论》）怀特海的有机体思想与中国哲学的天人合一确有相通之处。

（四）医学不是纯粹的科学

除了极少数的哲学家、科学家认为中医是科学，而中医不是科学几乎成为世人之共识。但医学哲学家同样拷问：西医学是科学吗？

西医学之父威廉姆·奥斯勒说，"医疗行为是植根于科学的一种艺术"，进而他解释道，"如果人和人都一样，那医学或许能成为一门科学，而不是艺术。"

1981年6月密苏里大学哲学系的罗纳尔德·穆森在《医学与哲学》（The Journal of Medicine and Philosophy）发表了25页的长文"为什么医学不可能是一门科学"，医学圈里为之哗然，因为文章发表在暑月，因此常常被称为"暑月暴动"。依照穆森的观点，"医学是科学"缺乏有说服力的论证；从历史和哲学上可以论证医学"不是""不应该是"也"不可能是"（单一的、纯粹的）科学。在愿景、职业价值、终极关怀、职业目的与职业精神上，医学与科学之间是有冲突的；医学一旦成为科学，就会必然遮蔽偏离医学的职业愿景、价值、终极关怀、目的与精神。科学的基本目的是获得新知，以便理解这个世界和这个世界中的事物，医学的目的是通过预防或治疗疾病来增进人们的健康；科学的标准是获得真理，医学的标准是获得健康和疗效；科学的价值旨向为有知、有理（客观、实验、实证、还原）、有用、有利（效益最大化）；医学的价值旨向为有用、有理、有德、有情、有根、有灵，寻求科学性、人文性、社会性的统一。针对人的医学诉求和服务，科学存在严重的"缺损配置"。

穆森的结论是：尽管医学（知识）大部分是科学的，但它并不是、也不可能成为一门科学。

范瑞平先生指出，不能完全按照当代科学性与科学化的指标、方法与价值来衡量医学，裁判中西医之争，在当代科学万能和科学至上的意识形态中，技术乌托邦的期盼遮蔽了医学的独立价值，穆森的文章力矫时弊。

医学的原本是人学，这是众所周知的事实，其性质必须遵循人的属性而定。穆森和拥护者所做的，其实是站在我们所处的时代——医学有离科技更近、离人性更远，离具体更近、离整体更远的趋势——发出的"重拾医学人性"的呼吁。

我们还用为中医是不是科学而捶胸顿足地大声疾呼吗？

二、理论－实践脱节与"文字之医"

理论－实践脱节，即书本上的知识（包括教科书知识），并不能完全指导临床实践，这是中医学术发展未能解决的首要问题。形成理论－实践脱节的因素比较复杂，笔者认为欲分析解决这一问题，必须研究中医学术发展的历史，尤其是正确剖析文人治医对中医学术的影响。

迫医巫分野后，随着文人治医的不断增多，中医人员的素质不断提高，因为大量儒医的出现，极大地提高了医生的基础文化水平。文人治医，繁荣了中医学，增进了学术争鸣，促进了学术发展。通医文人增加，对医学发展的直接作用是形成了以整理编次医学文献为主的学派。由于儒家济世利天下的人生观，促使各阶层高度重视医籍的校勘整理、编撰刊行，使之广为流传。

文人治医对中医学术的消极影响约有以下诸端：

（一）尊经崇古阻碍了中医学的创新发展

两汉后，在儒生墨客中逐渐形成以研究经学、弘扬经书和从经探讨古代圣贤思想规范的风气，后人称之为"经学风气"。

儒家"信而好古""述而不作"一直成为医学写作的指导思想，这种牢固的趋同心理，削磨、遏制了医家的进取和创新。尊经泥古带给医坛的是万马齐喑，见解深邃的医家亦不敢自标新见，极大地禁锢了人们的思想，导致了医学新思想的难以产生及产生后易受抑压，也导致了人们沿用陈旧的形式来容纳与之并不相称的新内容，从而限制了新内容的进一步发展，极大地延缓了中医学的发展。

（二）侈谈玄理，无谓争辩

一些医学家受理学方法影响，以思辨为主要方法，过分强调理性作用，心外无物，盲目夸大了尽心明性在医学研究中的地位，对医学事实进行随意的演绎推理，以至于在各家学说中掺杂了大量的主观臆测、似是而非的内容（宋代以前文献尚重实效，宋代以后则多矜夸偏颇、侈谈玄理、思辨攻讦之作）。

无谓争辩中的医家，所运用的思辨玄学的方法，使某些医学概念外延无限拓宽，无限循环，反而使内涵减少和贫乏，事实上思辨只是把人引入凝固的空洞理论之中。这种理论似乎能解释一切，实际上却一切都解释不清。它以自然哲学的普遍性和涵容性左右逢源，一切临床经验都可以成为它的诠注和衍化，阻碍和束缚了人们对问题继续深入的研究。理论僵化，学术惰于创新，通过思辨玄学方法构建的某些理论，不但没有激起后来医家的创新心理，反而把人们拉离临床实践的土壤。命门之争，玄而又玄，六味、八味何以包治百病？

（三）无病呻吟，附庸风雅的因袭之作

"立言"的观念在文人中根深蒂固，一些稍涉医籍的文人，也常附庸风雅，编撰方书，有的仅是零星经验，有的只是道听途说，因袭之作，俯拾皆是。

（四）重文献，轻实践

受经学的影响，中医学的研究方法大抵停留在医书的重新修订、编次、整理、汇纂，呈现出"滚雪球"的势态。文献虽多，而少科学含量。从传统意义上看，尚有可取之处，但在时间上付出的代价是沉重的，因为这样的思想延缓了中医学的发展。

伤寒系统，有人统计注释《伤寒》不下千余家，主要是编次、注释，但大都停留在理论上的发挥和争鸣，甚或在如何恢复仲景全书原貌等问题上大做文章，进而争论诋毁不休，站在临床角度上深入研究者太少了。马继兴先生对《伤寒论》版本的研究，证明"重订错简"几百年形成的流派竟属子虚乌有。

整个中医研究体系中重经典文献，轻临床实践是十分明显的。

一些医家先儒而后医，或弃仕途而业医，他们系统研究中医时多已年逾不惑，还要从事著述，真正从事临床的时间并不多，其著作之实践价值仍需推敲。

苏东坡曾荐圣散子方。某年大疫，苏轼用圣散子方而获效，逾时永嘉又逢大疫，又告知民众用圣散子方，而贻误病情者甚伙。陈无择《三因方》云：此药实治寒疫，因东坡作序，天下通行。辛未年，永嘉瘟疫，被害者不可胜数。盖当东坡时寒疫流行，其药偶中而便谓与三建散同类。一切不问，似太不近人情。夫寒疫亦自能发狂，盖阴能发燥，阳能发厥，物极则反，理之常然，不可不知。今录以备寒疫治疗用者，宜审究寒温二疫，无使偏奏也。

《冷庐医话》记载了苏东坡孟浪服药自误：士大夫不知医，遇疾每为庸工所误。又有喜谈医事，孟浪服药以自误。如苏文忠公事可惋叹焉……

文人治医，其写作素养，在其学问成就上起到举足轻重的作用。而不是其在临床上有多少真知灼见。在中医学发展史上占有重要地位的医学著作并非都是经验丰富的临床大家所为。

《温病条辨》全面总结了叶天士的卫气营血理论，成为温病学术发展的里程碑，至今仍有人奉为必读之经典著作。其实吴鞠通著《温病条辨》时，从事临床只有六年，还不能说是经验宏富的临床家。《温病条辨》确系演绎《临证指南》之作，对其纰谬，前哲今贤之驳辨批评，多为灼见。研究吴鞠通学术思想，必须研究其晚年之作《医医病书》及其晚年医案。因《温病条辨》成书于1798年，吴氏40岁，而《医医病书》成于道光辛卯（1831）年，吴氏时已73岁。仔细研究即可发现风格为之大变，如倡三元气候不同医要随时变化，斥用药轻描淡写，倡治温重用石膏，从主张扶正祛邪，到主张祛除邪气，从重养阴到重扶阳……

《证治准绳》全书总结了明代以前中医临床成就，临床医生多奉为圭臬，至今仍有十分重要的学术价值。但是王肯堂并不是职业医生、临床家。肯堂少因母病而读岐黄家言，曾起其妹于垂死，并为邻里治病。后为其父严戒，乃不复究。万历十七年进士，选翰林院庶吉士，三年后受翰林院检讨，后引疾归。家居十四年，僻居读书。丙午补南行人司副，迁南膳部郎，壬子转福建参政……独好著书，于经传多所发明，凡阴阳五行、历象……术数，无不造其精微。著《尚书要旨》《论语义府》《律例笺释》《郁冈斋笔尘》，雅工书法，又为藏书大家。曾辑《郁冈斋帖》数十卷，手自钩拓，为一时刻石冠。

林珮琴之《类证治裁》于叶天士内科心法多有总结，实为内科之集大成者，为不可不读之书，但林氏在自序中讲得清清楚楚：本不业医。

目尽数千年，学识渊博，两次应诏入京的徐灵胎，亦非以医为业，如《洄溪医案》多次提及：非行道之人。

王三尊曾提出"文字之医"的概念（《医权初编》上卷论石室秘录第二十八）：

夫《石室秘录》一书，乃从《医贯》中化出。观其专于补肾、补脾、疏肝，即《医贯》之好用地黄汤、补中益气汤、枳术丸、逍遥散之意也。彼则补脾肾而不杂，此又好脾肾兼补者也……此乃读书多而临证少，所谓文字之医是也。惟恐世人不信，枉以神道设教。吾惧其十中必杀人之二三也。何则？病之虚者，虽十中七八，而实者岂无二三，彼只有补无泻，虚者自可取效，实者即可立毙……医贵切中病情，最忌迂远牵扯。凡病毕竟直取者多，隔治者少，彼皆用隔治而弃直取，是以伐卫致楚为奇策，而仗义执言为无谋也……何舍近而求远，尚奇而弃正哉。予业医之初，亦执补正则邪去之理，与隔治玄妙之法，每多不应。后改为直治病本，但使无虚虚实实之误，标本缓急之差，则效如桴鼓矣……是书论理甚微，辨症辨脉则甚疏，是又不及《医贯》矣……终为纸上谈兵。

"文字之医"实际的临床实践比较少，偶而幸中，不足为凭。某些疾病属于自限性疾病，即使不治疗也会向愈康复。偶然取效，即以偏概全，实不足为法。

"文字之医"为数不少，他们的著作影响并左右着中医学术。

笔者认为理论与实践脱节，正是文人治医对中医学术负性影响的集中体现。

必须指出，古代医学文献临床实用价值的研究是十分艰巨的工作。笔者虽引用王三尊之论，却认为《石室秘录》《辨证录》诸书，独到之处颇多，同样对非以医为业的医家，如王肯堂、徐灵胎、林珮琴等之著作，亦推崇备至，以为不可不读。

三、辨病下的辨证论治

笔者师从洪哲明先生临诊时，先生已近八旬。尝见其恒用某方治某一病，而非分型辨治。小儿腹泻概以"治中散"（理中丸方以苍术易白术）治之，其效甚捷；产后缺乳概用双解散送服马钱子；疝气每用《金匮》蜘蛛散。辨病还是辨证？

中医是先辨病再辨证，即辨证居于第二层次。《伤寒论》"辨太阳病脉证并治""辨阳明病脉症论治"……已甚明了。后世注家妄以己意，曲加发挥，才演绎出林林总总的"六经辨证"，已背离仲师原旨。

1985 年，有一次拜谒张琪先生，以中医是辨病下的辨证论治为题就教，张老十分高兴地给我讲了一个多小时：同为中焦湿热，淋病、黄疸、湿温有何不同，先生毫分缕析，剀切详明。张老十分肯定中医是辨病下的辨证论治。

徐灵胎《兰台轨范》序：欲治病者，必先识病之名，能识病名，而后求其病之由生，知其所由生，又当辨其生之因各不同，而病状所由异，然后考其治之之法。一病必有主方，一方必有主药。或病名同而病因异，或病因同而病症异，则又各有主方，各有主药，千变万化之中，实有一定不移之法。

中医临床流派以经典杂病派为主流，张石顽、徐灵胎、尤在泾为其代表人物，《张氏医通》为其代表作。张石顽倡"一病有一病之祖方"，显系以辨病为纲领。细读《金匮要略》，自可发现仲景是努力建立辨病体系的，一如《伤寒论》。

外感热病中温病学派，临证每抓住疫疠之气外犯，热毒鸱盛这一基本病因病机，以祛邪为不易大法，一治到底，同样是以辨病为主导的。

　　《伤寒论》是由"三阴三阳"辨"病"与"八纲"辨"证"的两级构成诊断的。如"太阳病，桂枝证"（34条）、"太阳病……表证仍在"（128条）。首先是通过辨病，从整体上获得对该病的病性、病势、病位、发展变化规律以及转归预后等方面的全面了解，从而把握贯穿该病过程的始终，并明确其发生、发展的基本矛盾，然后才有可能对各个发展阶段和不同条件（如治疗、宿疾等）影响下所表现出来的症候现象做出正确的分析和估价，得出符合该阶段病理变化性质（即该阶段的主要矛盾）的"证"诊断，从而防止和克服单纯辨证的盲目性。只有首先明确"少阴病"的诊断，了解贯穿于少阴病整个发展过程中的主要矛盾是"心肾功能低下，水火阴阳俱不足"，才有可能在其"得之两三日"仅仅出现口燥咽干的情况下判断为"邪热亢盛，真阴被灼"，果断地用大承气汤急下存阴。正确的辨证分析，必须以明确的"病"诊断为前提，没有这个前提就难以对证候的表现意义做出应有的估价，势必影响辨证的准确性。

　　辨"病"诊断的意义在于揭示不同疾病的本质，掌握各病总体矛盾的特殊性；辨"证"诊断的意义在于认识每一疾病在不同阶段、不同条件下矛盾的个性和各病在一定时期内的共性矛盾，做到因时、因地、因人制宜。首先，辨病是准确诊断的基础和前提；结合辨证，则是对疾病认识的深入和补充。二者相辅相成，缺一不可。

　　"六经辨证"的说法之所以是错误的，就在于把仲景当时已经区分出的六个不同外感病种，看成了一种病的六个阶段，即所谓的太阳病是表证阶段，阳明病是里证阶段，少阳病是半表半里阶段等。这种认识混淆和抹杀了"病"与"证"概念区别，既与原文事实相违背，又与临床实际不相符合。按照这种说法去解释原文，就难免捉襟见肘，矛盾百出。"六经辨证"说认为太阳病即是表证，全不顾太阳病还有蓄血、蓄水的里证；认为阳明病是里证，却无视阳明病还有麻黄汤证和桂枝汤证。既为阳明病下了"里证"定义，却又有"阳明病兼表证"之说。试问阳明病既为里证，何以又能兼表证，则阳明病为里证之说又何以成立？

张正昭先生指出："六经辨证"说无端地给三阴三阳的名称加上一个"经"字，无形中把"三阴三阳"这六个抽象概念所包括的诸多含义变成了单一的经络含义，使人误认为"三阴三阳"病就是六条经络之病，违背了《伤寒论》以"三阴三阳"病名的原义。可见，把"三阴三阳"病说成"六经病"固属不妥，而称其为"六经证"就更是错误的了。

李心机先生鉴于《伤寒论》研究史上"注不破经，疏不破注"的顽固"误读传统"，就鲜明地指出"让伤寒论自己诠释自己"。

四、亚健康不是"未病"是"已病"

近年来，较多的中医学者把亚健康与中医治未病、欲病等同起来，亚健康不是中医的未病，机械的对应、简单的比附，不仅仅犯了逻辑上的错误，于全面继承中医学术精华并发扬光大十分不利。

（一）中医"未病"不能等同于亚健康

《素问·四气调神大论篇》："圣人不治已病，治未病，不治已乱，治未乱，此之谓也。夫病已成而后药之，乱已成而后治之，譬犹渴而穿井，斗而铸锥，不亦晚乎。"体现了治未病是中医对摄生保健的指导思想，强壮身体，防于未病之先。

"未病"是个体尚未患病，应注意未病先防。中医的"未病"和"已病"，是相对概念，健康属于未病，疾病属于已病。

《难经·七十七难》："上工治未病，中工治已病者，何谓也？然所谓治未病者，见肝之病，则知肝当传之与脾，故先实其脾气，无令得受肝之邪，故曰治未病焉。"此时，未病是以已病之脏腑为前提，以已病脏腑之转变趋向为依据，务先安未受邪之地。

《灵枢·官能》中有"正邪之中人也微，先见于色，不知于其身。"指出病邪初袭机体，首先见体表某部位颜色的变化，而身体并未感到任何不适，然机体的气血阴阳已出现失衡，仅表现一些细微病前征象的状态便为未病状态。由健康到出现机体症状，发生疾病，并非是卒然出现的，而是逐渐形成，由量变到质变的过程。

《灵枢·顺逆》也指出，"上工刺其未生者也；其次，刺其未盛者也……上工治未病，不治已病，此之谓也"。

《素问·八正神明论篇》："上工救其萌芽，必先见三部九候之气，尽调不败而救之，故曰上工。下工救其已成，救其已败。"显示早期诊断，把握时机，早期治疗，既病防变之意。

唐孙思邈的《千金方》中有"古之医者，上医治未病之病，中医治欲病之病，下医治已病之病"的论述，明确地将疾病分为"未病""欲病""已病"三个层次。未病指机体已有或无病理信息，未有任何临床表现的状态或不能明确诊断的一种状态，是病象未充分显露的隐潜阶段。

中医的治未病是一种原则和指导思想，既包涵未病先防的养生防病、预防保健思想，也包涵既病防变、早期治疗、控制病情的临床治疗原则。

亚健康无论如何都是有明显身体不适而又不能符合（西医的）某种疾病诊断标准的状态，把未病和亚健康等同起来，是毫无道理的。

（二）亚健康是中医的已病

作为"中间状态"的亚健康，应包括三条：首先，没有生物学意义上的疾病（尚未发现躯体构造方面的异常）及明确的精神心理障碍（属"疾病"）；其次，它涉及躯体上的不适（如虚弱、疲劳等非特异性的，尚无可明确躯体异常、却偏离健康的症状或体验，但还够不上西医的"疾病"）；再次，还可涉及精神心理上的不适（够不上精神医学诊断上的"障碍"），以及社会生存上的适应不良。以亚健康状态常见的头痛、头晕、失眠等为例，均已构成中医"病"的诊断。多数亚健康个体，其体内的病机已启动，已经出现了阴阳偏盛偏衰，或气血亏损，或气血瘀滞，或有某些病理性产物积聚等病机变化。

"亚健康状态"指机体正气不足或邪气侵犯时机体已具备疾病的一些病理条件或过程，已有一些或部分病症（证）存在，但是未具备西医学疾病的诊断标准。我们不能采取把中医的"病"的概念与西医"疾病"的概念等同起来的思考和研究方式。

笔者认为全部中医的"病"只要还不具备西医学疾病诊断的证据，均属亚健康范畴。

中医生存和发展有一最关键的因素，就是临床范围日益窄化，中医文化基础日渐式微，信仰人群的迁移，观念的转变，后继乏人。很多研究都表明，人群中健康状态占 10%，疾病状态占 15%，75% 属于亚健康状态。西医还没有明确的方法和药物治疗亚健康。中医学在亚健康状态方面的潜在优势，不仅可拓展中医学术新的生存空间，而且必将促进整个世界医学的进化与发展，从而为全人类的健康做出新的贡献。

闫希军先生所著《大健康观》中提出了大健康医学模式。在大健康医学模式中，中医被赋予十分重要的地位，而拥有了更加广阔的空间。中医理论与系统生物学及大数据方法契合，并将与系统生物学和生态医学等领域取得的成果相互交通，水乳交融，这是未来西方医学和中医学发展必然的走向。

五、正本清源，重建中医范式

范式是某一科学共同体在某一专业或学科中所具有的共同信念，这种信念规定了它们的共同的基本观点、基本理论和基本方法，为它们提供了共同的理论模式和解决问题的框架，从而成为该学科的一种共同的传统，并为该学科的发展规定了共同的方向。

库恩认为"范式"是成熟科学的标志，由于"范式"的存在，科学家们一方面可以在特定领域里进行更有效率的研究，从而使他们的研究更加深入；而另一方面，"范式"也意味着该领域里"更严格的规定"，"如果有谁不肯或不能同它协调起来，就会陷于孤立，或者依附到别的集团那里去"。因此，同一范式内部，研究者拥有相同的世界观、研究方法、理论、仪器和交流方法，但在不同"范式"之间却是不可通约的。不同"范式"下的研究者对同一领域的看法就像是两个世界那样完全不同。这也是造成"一条定律对一组科学家甚至不能说明，而对另一组科学家有时好像直观那样显而易见"的原因。

李致重等学者从具体研究对象、研究方法及基础理论等方面论述了中西医范式的不可通约性。而且，中、西医关系的特殊之处还在于，它们不只是同一领域的两个不同"学派"，更是基于两种完全不同的文化而发展起来的，这也使得二者之间的不可通约性表现得尤其明显和强烈。正是由于这种不可通约性导致了中西医之争。屈于特定历史条件下"科学主义"的强势地位，中医最终被迫部分接受了西医"范式"。"范式丢失"是近现代中医举步维艰、发展停滞、甚至后退的根本原因。

任何一门科学的重大发展，都表现在基本概念的更新和范式的变革上……变革范式，是现时代中医理论发展的必经之路。

如何正本清源，重建范式？

正本清源是中医范式或重建的基础，这是一项十分艰巨浩大的工程。正本首先是建立传统范式。必须从经典著作入手，梳理还原，删汰芜杂，尽呈精华。

（一）解释学·语言能力与重建

东汉许慎在《说文解字·叙》中说："盖文字者，经艺之本，王政之始，前人所以垂后，后人所以识古。故曰：本立而道生。"给予中国古典解释学以崇高的地位。

解释学把生命哲学、现象学、存在主义分析哲学、语言哲学、心理学、符号学等理论融合在一起，强调语言的本体论地位，认为我们所能认识的世界只能是语言的世界，人与世界的关系的本质是语言的关系，不仅把解释当作人文科学的方法论基础，而且是哲学的普遍方法。

狭义解释学特指现代西方哲学领域中的解释学理论，它经过狄尔泰、海德格尔、伽达默尔、利科、哈贝马斯等思想巨匠在理论上的构建和推动，形成了哲学释义学；广义解释学则不限于西方哲学领域，一切关于文本的说明、注解、解读、校勘、训诂、修订、引申及阐释的工作都属于解释活动，都要依靠相应的解释方法和解释理论来完成，因而都可以称作解释学。中医书籍中只有少部分是经典原著，而其余大部分都属于关于经典原著的解释性著作。

从当代解释学观点看，任何现代理论或现代文化都发轫于传统，传统文化的生命力则在于不断的解释和再解释之中。传统文化和现代文化并不是对立的，而是统一的，确切地说，是对立统一。人类文化是一条河流，它从传统走来，向未来走去，亦如黑格尔所说，离开其源头愈远，它就膨胀得愈大。

拉法格相信：《老子》在其产生之初，在它的著者与当时的读者之间存在着一种共识，这种共识便是《老子》的初始意义，《老子》著者传达的是它，当时的读者从中读懂的也是它。那么，这种共识又是从何而来的呢？拉法格认为：处于同一时代同一环境中的人可能会在词义的联想、语言结构的使用、社会问题的关注上具有共同之处，所以他们之间能够彼此理解。拉法格采用语言学家乔姆斯基的"语言能力"一词来指代这种基于共有的语言与社会背景的理解能力。在他看来，这种"语言能力"是历史解释学的关键，是发现历史文本原始意义的途径。他建议读者利用多种传统方法增强自己理解《老子》的语言能力，如古汉语字词含义的研究、历史事件与古代社会结构的分析，其他古代思想家思想的讨论等。也就是说，旨在发现《老子》原始意义的现代读者应尽可能地将自己置于《老子》所处的时代，将当时的社会背景、语言现象等历史的事物内化为自己的"语言能力"。

历史的解释者的任务是利用历史的证据重新将《道德经》与它产生的背景联结起来，在该背景下对其进行分析研究。解释者首先必须去掉成见，不可以将我们现代的思想强加于古人，或用现代思想批判古人。

历史解释学方法是中医经典著作、传统理论研究的基本方法。其要旨在于忠实细密地根据经典话语资料和现代方法对原典重新解读。旧有的词语和概念通过词语组合方式和语境组件方式的特殊安排，突显出原典文本固有的基本意义结构。通过意义结构分析，探询其原始涵义、历史作用和现代意义。

（二）解构与重建

理解分析就是"解构"，而"解构"旨在重建，使新的理论概念或理论结构因此建立。自然科学家就是依循这一程序不断地改弦更张，发展其理论系统的……解构和重建与科恩所说的"范式变革"有所类同。何裕民先生认为：对原有理论概念或规则的重新理解和分析，对传统中医理论体系进行解构和重建，是现阶段中医理论发展的切实可行的最佳选择。

事实的确认和概念的重建是重建的途径与环节。

严肃的科学研究应以经验事实为基础，而不仅仅是古书古人的描述，古人的认识充其量只是帮助人们寻找经验事实，并在研究中给予一定的启示。

概念的重建与事实的确认可以说是互为因果的两大环节。梳理每个名词术语的历史演变和沿革情况、分析它们眼下使用情况及混乱原因，这两者有助于旧术语的解构；组织专家集体研讨以期相对清晰、合理地约定每一概念（名词术语）的特征和实质。

阴阳五行学说对传统中医理论之建构，具有决定性的作用。它们作为主导性观念和认识方法渗入中医学，有的又与具体的学术内容融合成一体，衍生出众多层次低得多的理论概念。藏象、经络、气血津液等可视作中医理论体系的第二层次，第三层次的是众多较为具体的概念或术语，其大多与病因病机、治法及"证"相关联。最低层次的是一些带有经验陈述性质的论述。形成这些概念，司外揣内、援物比类等起着主要作用，不少是从表象信息直接跳跃到理论概念的，许多概念与实体并不存在明确的对应关系，其内涵和外延有时也颇难作出清晰的界定。

一些学者主张：与学术内容融合在一起的阴阳五行术语，应通过概念的清晰化、实体化和可经验化而清理出去。亦即使哲学的阴阳五行与具体（中医）的科学理论分离……愚意以为不可，以其广泛渗透而不可剥离，阴阳五行已成为不可或缺的纲领框架，当以中医学理视之，而不仅仅视为居于指导地位的古典哲学思想。

（三）方法

正本清源，重建范式，必须有良好的方法。我们反对科学主义，但我们崇尚科学精神，我们必须学习运用科学方法，尤其是科学思维方法，科学观察方法，科学实证方法（不仅仅是实验室方法）。

"医林改错，越改越错"，《医林改错》中提出的"心无血，脉藏气"之说，显然是错误的。为什么导致错误的结论？主要是他不知道，观察是有其一定条件，一定范围的。离开原来的条件、时间、地点，观察结果会有很大差异。运用观察结论做超出原条件、原范围的外推时，必须十分审慎。他所观察的都是尸体，由于动脉弹力大，把血驱入静脉系统。这是尸体的条件，不可外推到活着的人体。对观察结果进行理解和处理时，必须注意其条件性、相对性和可变性。

在广泛占有资料的基础上，还必须要有正确的思维方法。对于马王堆汉墓出土的缣帛及竹木简医书成书年代的推定和对该批资料的运用，我国的有关专家认为："如果从《黄帝内经》成书于战国时期来推定，那么两部灸经的成书年代至少可以上溯到春秋战国之际甚至更早。"而日本山田庆儿先生认为，这种"推论的方法是错误的。不管我们最后会达到什么样的结论，我都不应该根据所谓《黄帝内经》是战国时期的著作这个还没有确证的假定，去推断帛书医书的成书年代，而必须相反地从关于后者已经确证了的事实出发，来推断前者成书的过程和年代"。山田庆儿先生基于"借助马王堆医书之光，可以逐渐看清中国医学的起源及其形成过程"。

吴坤安认为：喻嘉言、吴又可、张景岳辈，治疫可谓论切治详，发前人所未发。但景岳宜于汗，又可宜于下，嘉言又宜于芳香逐秽，三子皆名家，其治法之所以悬绝若此，以其所治之疫各有不同。景岳所论之疫，即六淫之邪，非时之气，其感同于伤寒，故每以伤寒并提，而以汗为主，欲尽汗法之妙，景岳书精切无遗。又可所论之疫，是热淫之气，从口鼻吸入，伏于募原，募原为半表半里之界，其邪非汗所能达，故有不可强汗、峻汗之戒；附胃最近，入里尤速，故有急下、屡下之法。欲究疫邪传变之情，惟又可之论最为详尽，然又可所论之疫，即四时之常疫，即俗名时气症也。若嘉言所论之疫，乃由于兵荒之后，因病致病，病气、尸气混合天地不正之气，更兼春夏温热暑湿之邪交结互蒸，人在气交中，无隙可避，由是沿门阖境，传染无休，而为两间之大疫，其秽恶之气，都从口鼻吸入，直行中道，流布三焦，非表非里，汗之不解，下之仍留，故以芳香逐秽为主，而以解毒兼之。是三子之治，各合其宜，不得执此而议彼。

学术研究中，所设置的讨论的问题必须同一，必须是一个总体，这是比较研究的基本原则。执此而议彼，古代医家多有此弊，六经辨证与卫气营血辨证、三焦辨证之争论，概源于方法之偏颇。

六、提高疗效是中医学术发展的关键

中医药学历数千年而不衰，并不断发展，主要依靠历代医学家临床经验的积累、整理提高。历代名医辈出，多得自家传师授。《周礼》有"医不三世，不服其药"，可见在很早人们即已重视了老中医经验。

以文献形式保留在中医典籍之中的中医学术精华仅仅是中医学术精华的一部分。为什么这样说？这是因为中医学术精华更为宝贵的部分是以经验的形式保留在老中医手中的。这是必须予以充分肯定、高度重视的问题。临床家，尤其是临床经验丰富、疗效卓著者，每每忙于诊务，无暇著述，其临床宝贵经验，留下来甚少。叶天士是临床大家，《外感温热篇》乃于舟中口述，弟子记录整理而成。《临证指南医案》，亦弟子侍诊笔录而成，真正是叶天士自己写的东西又有什么？

老中医经验，或禀家学，或承师传，通过几代人，或十几代或数百年的长期临床实践，反复验证，不断发展补充，这种经验比一般书本中所记述的知识要宝贵得多。老中医经验是中医学术精华的重要组成部分，舍全面继承，无法提高疗效。

书中的知识要通过自己的实践，不断摸索不断体会，有了一些感受，才能真正为自己所利用。真正达到积累一些经验，不消说对某些疾病能形成一些真知灼见，就是能准确地把握一些疾病的转归，亦属相当困难，没有十年二十年的长期摸索，是不可能的。很显然，通过看书把老中医经验学到手，等于间接地积累了经验，很快增加了几十

年的临床功力，这是中青年医生提高临床能力的必由之路。全面提高中医队伍的临床水平，必将对中医学术发展产生极大的推动作用。

老中医经验中不乏个人的真知灼见，尤其是独具特色的理论见解、自成体系的治疗规律都将为中医理论体系的发展提供重要的素材。尤其是传统的临床理论并不能完全满足临床需要时，理论与临床脱节时，老中医的自成规律的独特经验理论价值更大。

在强大的西医学冲击下，中医仍然能在某些领域卓然自立，是因为其临床实效，西医学尚不能取而代之。这是中医学赖以存在的基础，中医学的发展亦系之于此。无论如何，提高临床疗效都是中医学术发展的战略起点和关键所在。

中医以其疗效，被全世界越来越多的人认可，仅在英国就有3000多家中医诊所（这已是多年前的数字）。在美国有超过30%的人群，崇尚包括中医在内的替代医学自然疗法。在医学界也认为有一些疾病，西医学是束手无策的，应从中医学中寻求解决的办法。美国医学会在1997年出版的通用医疗程序编码中特别增加两个针灸专用编码，对没有解剖结构，没有物质基础的中医针灸学予以承认；在2015年实施的"国际疾病分类"ICD-11，辟专章将中医纳入其中。我们应客观地对待百年中医西化历史，襟怀大度地包容对中医的批评，矜平躁释，心态平和，目标清晰，化压力为动力，寓继承于创新，与时俱进。展望未来，我们对中医事业发展充满了信心。

单书健

2016 年 12 月

序

　　十年前出版之《当代名医临证精华》丛书，由于素材搜罗之宏富，编辑剪裁之精当，一经问世，即纸贵洛阳，一版再版，被医林同仁赞为当代中医临床学最切实用、最为新颖之百科全书。一卷在手，得益匪浅，如名师之亲炙，若醍醐之灌顶，沁人心脾，开慧迪智，予人以钥，深入堂奥，提高辨治之水平，顿获解难之捷径，乃近世不可多得之巨著，振兴中医之辉煌乐章也，厥功伟矣，令人颂赞！

　　名老中医之实践经验，乃中医学术精华之最重要部分，系砺炼卓识，心传秘诀，可谓珍贵至极。今杏林耆宿贤达，破除"传子不传女，传内不传外"之旧规，以仁者之心，和盘托出；又经书健同志广为征集，精心编选，画龙点睛，引人入胜。熟谙某一专辑，即可成为某病专家，此绝非虚夸。愚在各地讲学，曾多次向同道推荐，读者咸谓得益极大。

　　由于本丛书问世迄已十载，近年来各地之新经验、新创获，如雨后春笋，需加补充；而各省市名老中医珍贵之实践经验，未能整理入编者，亦复不少，更应广搜博采，而有重订《当代名医临证精华》之议，以期进一步充实提高，为振兴中医学术，继承当代临床大家之实践经验，提高中青年中医辨治之水平，促进新一代名医更多涌现，发展中医学术，作出卓越贡献。

　　与书健同志神交多年，常有鱼雁往还，愚对其长期埋首发掘整理老中医学术经验，采撷精华，指点迷津，详析底蕴，精心编辑，一心为振兴中医事业而勤奋笔耕，其淡泊之心志，崇高之精神，实令人钦佩。所写《继承老中医经验是中医学术发展的关键》一文，可谓切中时弊，力挽狂澜，为抢救老中医经验而呼吁，为振兴中医事业而献策，愚完全赞同，愿有识之士，共襄盛举。

顷接书健来函，出版社嘱加古代医家经验，颜曰：古今名医临证金鉴。愚以为熔冶古今，荟为一帙，览一编于某病即无遗蕴，学术发展之脉络了然于胸，如此巨构，实令人兴奋不已。

书健为人谦诚，善读书，且有悟性，编辑工作之余，能选择系之于中医学术如何发展之研究方向，足证其识见与功力，治学已臻成熟，远非浅尝浮躁者可比。欣慰之余，聊弁数语以为序。

八二叟朱良春谨识
时在一九九八年夏月

凡　例

1.明清之季中医临床体系方臻于成熟，故古代文献之选辑，以明清文献为主。

2.文献来源及整理者，均列入文后。未列整理者，多为老先生自撰。或所寄资料未列，或转抄遗漏，间亦有之，于兹恳请见谅。

3.古代文献，间有体例欠明晰者，则略作条理，少数文献乃原著之删节摘录，皆着眼实用，意在避免重复，简而有要。

4.古代文献中计量单位，悉遵古制，当代医家文献则改为法定计量单位。一书两制，实有所因。药名多遵原貌，不予划一。

5.曾请一些老先生对文章进行修改或重新整理素材，使主旨鲜明，识邃意新；或理纷治乱，重新组构，俾叶剪花明，云净月出。

6.各文章之题目多为编纂者所拟，或对仗不工，或平仄欠谐，或失雅训，或难概全貌，实为避免文题重复，勉强而为之，敬请读者鉴谅。

7.凡入药成分涉及国家禁猎和保护动物的（如犀角、虎骨等），为保持方剂原貌，原则上不改。但在临床运用时，应使用相关的替代品。

8.因涉及中医辨证论治，故对于普通读者而言，请务必在医生的指导下使用，切不可盲目选方，自行使用。

目　录

述　要

消渴之名，首见于《素问·奇病论》："帝曰：病有口甘者，病名为何！何以得之？岐伯曰：此五气之溢也，名曰脾瘅……此肥美之所发也。此人必数食甘美而多肥也，肥者令人内热，甘者令人中满，故其气上溢转为消渴……"《灵枢·五变》："五脏皆柔弱者，善病消瘅。"认为该病的病理基础是脏真不足。《灵枢·本脏》："心脆则善病消瘅热中"，"肺脆……肝脆……五脏脆……俱善病消瘅易伤"。说明该病的发生与病人的体质和五脏有关。

《内经》还较为详细地说明了消瘅的不同病证和分型：《素问·气厥论》："心移热于肺，传为膈消。"《素问·气厥论》："心移寒于肺，则为肺消。肺消者，饮一溲二，死不治。"《素问·脉要精微论》："瘅成为消中。"上焦内热；元阳衰败，金寒水冷，中焦内热。《灵枢·师传》："胃中热则消谷，令人悬心善饥。"《灵枢·经脉》："胃足阳明之脉……其有余于胃则消谷善饥，溺色黄。"内热消烁，胃阴不足。《灵枢·五邪》："邪在脾胃……阳气有余，阴气不足，则热中善饥。"

除消渴病名外，《内经》多称之为"消瘅"。

"消"的含义约其要旨，是指症状上多食善饥或形体消瘦，病机上多为火热耗伤气血的特性而言，马莳注："胃中热盛……水谷

1

即消。"杨上善注："内热消瘦"。《景岳全书·消渴》谓："消，消烁也，亦消耗也，凡阴阳气血日见消败者，皆谓之消。"

"瘅"字含义也很广，指病：瘅通疸字，指黄疸病；《素问·玉机真脏论》曰："肝传之于脾，病名肝风，发瘅，腹中热，烦心出黄。"发瘅出黄，即为身目小便黄的黄疸病。"瘅"在《内经》中有"热""热病"之义。如《素问·疟论》曰："瘅疟者，肺素有热气盛于身，厥逆上冲……令人消烁脱肉，故命曰瘅疟。"王冰注："瘅，热也，极热为之也。"

唐·王焘《外台秘要》引隋·甄立言《古今录验》云："消渴病有三：一渴而饮水多，小便数，无脂似麸片甜者，此皆消渴病也；而吃食多，不甚渴，小便有油者，此消中病也；三渴而饮水不能多，阴痿弱，但腿肿，脚先瘦小，数小便者，此肾消病也。"故"消渴"一词，既指口渴欲饮水、水自内而消的症状，又指症状为口干、口渴欲饮水、小便频数的病证。消渴之"消"当为消耗之义，是说明其阴虚火旺、消灼津液的病机，"渴"指烦渴，因消耗而渴。

杨上善云："中，肠胃中也，肠胃中热，多消饮食，即消瘅病也。张介宾云："此下皆言治病之所便也，中热者，中有热也，消瘅者，内热为瘅，善饥渴而日消瘦也，凡热在中，则治便于寒，寒在中则治便于热，是皆所以顺病情也。"

而消瘅中的"消"指消瘦，"瘅"指病，消瘅是以消瘦为主要表现的一类疾病。临床表现上消渴重在渴，消瘅重在消瘦。"消瘅"是以肌肤消瘦，热蕴于内为特征；而消渴则是由于热盛进一步伤阴，津液亏少，表现为消灼、消耗的症状特点。消渴与消瘅之间尚不能完全等同。

消渴之方药滥觞于《金匮要略》。《金匮要略》不取消瘅，似欲突破《内经》重消轻渴之意。症状重视小便反多，其治疗从肾着手，亦较《内经》主内热中结，病在中上焦有所发展，所用之白虎加人参汤、文蛤散，特别是肾气丸等，开后世消渴治肾之先河。

迨至晋唐之后，《小品方》《诸病源候论》《备急千金要方》《外台秘要》，消渴论述蔚为大观。《外台秘要》已近三消分治之说，故为金元医家绍述。清肺胃热、养肺生津、补肾益气方法丰饶，迄今仍被广泛运用。

晋·陈延之《小品方》指出内消之为病，"食物皆消作小便而去，而渴不止""令人虚极短气"。因热结于肾中，使人下焦虚热，以致引起"小便数利"。并将其分为消利、消渴、渴利三种，是为三消证候分类之雏形。

《备急千金要方·卷二十一·消渴》："内有热则渴，除热则止渴。兼虚者，须除热补虚则差矣。"确定了治疗本病的清热补虚之法。考《备急千金要方》《外台秘要》所记述各家验方不下数十首清肺胃热、养肺生津之剂，间出补肾益气之法，从而奠定了本病的治疗方向。

宋·黎民寿《简易方·消渴》中曰："渴疾有三，曰消渴、曰消中、曰消肾，分上、中、下三焦而言之……若热气上腾，心虚受之，火气散漫而不收敛……名曰消渴，属于上焦，病在标也；若热蓄于中，脾虚受之，伏阳蒸内……名曰消中，又曰脾消，属于中焦，病在水谷之海也；若热伏于下焦，肾虚受之……名曰消肾，又曰急消，属于下焦，病在本也。"在北宋末年三消分型已趋成熟。

金元医家各禀所学于消渴之探讨，尤进一层。河间《三消论》主燥热之论："补肾水阴寒之虚（实即补肾阴）而泻心火阳热之实（上焦），除肠胃燥热之甚，济身中津液之衰，使通路散而不结，津液生而不枯，气血利而不涩，则病日已矣。"三消之因、机、症、治，灿然大备。

　　子和进而明确本病当从火断，丹溪论消尤重于虚："真水不竭安有化消渴病"，《丹溪心法》正式提出上消、中消、下消之名。

　　东垣绍述洁古"能食而渴，白虎加人参汤，不能食者钱氏白术散倍葛根治之"，补脾治消，空谷足音，嘉惠后世。

　　明清以降，上消转为重点治肺，于肾之病机地位尤为重视。至叶天士之《临证指南医案》昭世，所论："三消一证，虽有上中下之分，其实不越阴亏阳亢津亏热淫而已。"于兹，偏执燥热阴伤，恣用甘寒养阴，几成流弊。其实应归咎于后人读书偏执一语，一叶障目不见泰山之故。其实《临证指南医案·消渴按语》接着上文即说：考古治法，惟仲景之肾气丸，助真火益化源，上升津液万世准绳矣。

　　赵献可《消渴论》曰"命门火衰，不能腐熟水谷。水谷之气，不能熏蒸上润乎肺，如釜底无薪，锅盖干燥，故渴……壮其少火灶底加薪，枯笼蒸溽，槁禾得雨，生意维新……"师袭《金匮》《近效》《本事》《圣惠》之观点，并又有发挥。

　　张景岳论消，颇为全面，于火、热、阴虚全面论述，又自出机杼，提出"阴消"之概念："消有阴阳不可不察，如多渴者，曰消渴；善饥者，曰消谷；小便淋浊如膏者，曰肾消。凡此者多由于火，火盛则阴虚，是皆阳消之证也。至于阴消之义，则未有知之者。盖消者消烁也，亦消耗也，凡阴阳血气之属，日见消失者皆谓之消，故不可尽以火证为实。如《素问·气厥论》曰：心移寒于肺，为肺消，饮一溲二，死不治。此正以元气之衰，而金寒水冷，故水不化气，而气悉化水，岂非阳虚之阴证乎？又如《灵枢·邪气脏腑病形》言：五脏之脉细小者，皆为消瘅。以细小之脉，而为有余之阳证乎？此《内经》阴消之义，颜已显然言之。故凡治消证，必当察其脉气病形，但见本元亏竭，及假火等证，必当速救根本，以资化源。若但知为火而专务清凉，未有不败者矣。"阴消之提出，却是振聋发聩之创举。今之学子，医家于此不可不三致意焉。

治消渴以益气补脾，滥觞于洁古之用白术散，发扬于《证治要诀》之用黄芪汤。李用粹《证治汇补·消渴》，把补脾作为收功之大法："五脏之精华，悉运乎脾，脾旺则心肾相交，脾健而津液自化，故参苓白术散为收功之神药也。"

清·喻昌《医门法律·消渴续论》认为劳伤荣卫，胸中元气不足也是本病一种病因病机。这为补气治消的方法提供了理论根据。

黄坤载《四圣心源·消渴》说："消渴者足厥阴之病也，厥阴风木与少阳相火为表里，……凡木之性专欲疏泄，……泄不遂则相火失其蛰藏。"《素灵微蕴·消渴解》说："消渴之病，则独责肝木，而不责肺金。"郑钦安《医学真传·三消起于何因》说："消证生于厥阴风木之气，盖以厥阴下水而上火，风火相煽，故生消渴诸症。"

清代医家费伯雄对消渴之治疗有所补充发展，提出了化痰利湿的治法。《医醇賸义·三消》中认为：上消者，……当于大队清润中，佐以渗湿化痰之品，盖火盛则痰燥，其消烁之力，皆痰为之助虐也，逢原饮主之；中消者，……痰入胃中与火相乘，为力更猛，食入即腐，易于消烁，……清阳明之热，润燥化痰，除饮养胃汤主之；下消者，肾病也，……急宜培养真阴，少参以清利，乌龙汤主之。"伯雄家学渊源，名噪一时，临床大家之体验，足资师法。

唐容川发明瘀血治渴，《血证论》说："瘀血发渴者，以津液之生，其根出于肾水，水与血交会转运，皆在胞中，胞中有瘀血，则气为血阻，不得上升，水津因不能随气上布。但去下焦之瘀，则水津上布而渴自止。"开近代化瘀活血以治消渴之先河。

"脾瘅"最早见于《素问·奇病论》，前已引述。此处脾瘅之"瘅"应取"热"之意，即脾热。脾瘅属瘅病一种，在脏为脾，病机为热。

在汉代及以前的其他文献中，如《难经》《伤寒杂病论》《中藏经》等，并没有出现"脾瘅"的概念。《中藏经》《伤寒论》《金匮要略》中却有对消渴的论述。晋唐时期多是对《素问·奇病论》篇的注释或引用。

宋·《圣济总录》发展了脾瘅的概念，设专篇论述脾瘅，扩展了脾瘅的临床表现和治疗方法。其处方不限于"治之以兰"，而是根据不同的临床表现总结出 11 首方剂对证治疗，如："治脾瘅口甘中满，兰草汤方"，"治脾瘅面黄口甘，烦渴不止，葛根汤方"，"治脾瘅烦懊口甘，咽干烦渴，竹叶汤方"，"治脾瘅发黄，口干烦渴，麦门冬汤方"，"治脾瘅身热口甘，咽干烦渴，知母汤方"，"治脾瘅内热烦渴，麦门冬煎方"等。在病机认识上，《中焦热结》篇言："仲景曰热在中焦，则为坚，故其气实，则闭塞不通，上下隔绝，热则身重目黄口甘脾瘅之证生焉。""消瘅者膏粱之疾也，肥美之过积为脾瘅，瘅病既成，乃为消中。"

刘完素在《三消论》中注释《素问·奇病论》时言："先因脾热，故曰脾瘅。"同样把热作为脾瘅的主要病机；张从正《儒门事亲》论述脾瘅时也借鉴了《内经》原文："此五气之所溢也，病名脾瘅。瘅为热也，脾热则四脏不禀，故五气上溢也。先因脾热，故曰脾瘅。"另用人参白术散治疗"胃膈瘅热，烦满不欲食；或瘅成为消中，善食而瘦"。

明清时期，各医家对脾瘅的论述多来自《内经》原文，常把脾瘅内容归入论述"消渴"或"口"的章节。部分文献把《内经》"脾瘅"原文归入不同章节，如《医学纲目》将其归入"脾胃部·消瘅门"；《景岳全书》同时归入了"杂证谟·三焦干渴"篇和"杂证谟·口舌"篇。《张氏医通·诸风门》亦把《内经》原文归入"杂门·消瘅"篇和"七窍门·口"篇，并在引用后提出治法："平人口甘欲渴，或小便亦甜而浊，俱属土中湿热，脾津上乘，久之必发痈疽，须断浓味气恼，服三黄汤加兰叶、白芍、生地"，"瘅成为消中，瘅者热也，热积胃中，善食而易饥，火之害也，宜白虎加人参"。

叶天士《温热论》有："有舌上白苔黏腻，吐出浊浓涎沫者，其口必甜，此为脾瘅，乃湿热气聚，与谷气相抟，土有余也，盈满则上泛，当用佩兰叶芳香辛散以逐之。"王孟英《温热经纬》中也记载了脾瘅的临床表现和治法："舌上白苔黏腻，吐出浊浓涎沫，口必甜味也，为脾瘅病，湿热气聚，与谷气相搏，土有余也，盈满则上泛，当用省头草，芳香辛散以逐之则退。"，"浊泛口甜者，更当视其舌本，如红赤者为热，当辛通苦降以泄浊；如色淡不红，由脾虚不能摄涎而上泛，当健脾以降浊也。"

中满内热是脾瘅核心病机，其病理中心在胃肠。《素问·奇病论》云："此五气之溢也，名曰脾瘅……此肥美之所发也，此人必数食甘美而多肥也。肥者令人内热，甘者令人中满，故其气上溢，转为消渴。"此段经文不仅揭示了肥胖糖尿病由肥胖经脾瘅发为消渴的自然发展过程，也提示了中满内热是脾瘅阶段的核心病机。

值得注意的是，脾瘅的沿革虽与消渴密不可分，然历代文献论述消渴的内容远比脾瘅丰富。

《临证指南医案》尚载有华岫云脾瘅之论，颇应揣摩："脾瘅证，经言因数食甘肥所致。盖甘性缓，肥性腻，使脾气遏郁，致有口甘内热中满，故云治之以兰，除陈气也。陈气香，即甘肥酿成陈腐之气也。夫兰草即为佩兰，……其气香，其味辛，其性凉，……用以醒脾气，涤甘肥也。"陈腐之气，即甘肥壅滞湿热之气。当代医家治消渴有重化湿浊运脾气者。是在遥承经旨及华氏之论，尚不得而知，但提示消渴之治，尚应注意芳香宣化，以除湿浊。

近代名医张锡纯《医学衷中参西录·消渴方》玉液汤下注中谓："消渴之证多由元气不升，此方乃升元气以止渴也。"用黄芪、怀山药、葛根为主。可见益气升津以止消渴之法，诚与温肾蒸腾以济上燥有异曲同工之妙。

当代医家于消渴病之贡献最巨者，当推施今墨先生，他认为："除滋阴清热外，健脾补气实为关键的一环。"其治消渴之对药，多为各家所承用。祝谌予先生乃施老之入室弟子，承先生衣钵而有所创造，20世纪70年代开始糖尿病血瘀证之研究，实为当代糖尿病治疗之突破。

任继学教授力主：刚柔相济，勿忘温阳活血；通补并行，当求血肉有情。阐发消渴六证，每重于肝，自出机杼，不同流俗，证诸临床，精切不浮。

桑景武先生，倡用温阳，每以真武收功，诚为偏执阴伤燥热，漫投养阴生津者觉岸清钟。

朱进忠教授体验，偏执燥热阴伤，难免胶柱鼓瑟，每用仲景柴桂干姜、木防己、附子理中收功。

一些医家的经验与三消辨证相左：查玉明先生认为三消辨证，难窥全貌，且每每注重湿郁；郭维一先生，惟遵审证求因，而主张不囿三消分治；芦芳先生亦不主张三消分治，而重脾虚瘀滞；张珍玉教授更明确提出治消无分上中下，惟取都气加黄芪。

赵锡武先生主张三期分治，执简驭繁；章真如先生主张斟酌消与渴之微甚，以权衡侧重于补气或养阴。

刘启庭先生对检测指标异常进行了系统的观察，总结规律，以其指导临床用药，自有心得。

消渴之兼证，西药每难奏效。祝谌予教授，辨证治疗，每起沉疴。

迨自西医糖尿病概念引入后，绝大多数中医把糖尿病归属于消渴范畴，按消渴理论辨治糖尿病，已成定势。仝小林教授曾对5465例社区人群进行流行病学调查，筛查出约1060例糖尿病病人，仅12.7%具有典型的"三多一少"症状，无典型症状者925例，占87.3%。指出：现代2型糖尿病不等于消渴。消渴只是2型糖尿病发展到一定程度的一个自然病理阶段。肥胖2型糖尿病与消渴核心病机不同，主要治法不同。消瘦糖尿病为消瘅，肥胖糖尿病为脾瘅。仝氏之论空谷足音，震聋发聩。

许叔微

燮理阴阳治消渴，每重温肾用八味

许叔微（1080~1154），字知可，宋代医家

《备急千金要方》云：消渴病所忌者有三，一饮酒，二房室，三咸食及面。能忌此，虽不服药亦自可。消渴之人，愈与未愈，常须虑患大痈，必于骨节间忽发痈疽而卒。予亲见友人邵任道患渴数年，果以痈疽而死。唐祠部李郎中论消渴者肾虚所致，每发则小便甜。医者多不知其疾，故古今亦阙而不言。《洪范》言稼穑作甘，以物理推之，淋饧醋酒作脯法，须臾即皆能甜也足明。人食之后，滋味皆甜，流在膀胱。若腰肾气盛，是为真火，上蒸脾胃，变化饮食，分流水谷，从二阴出，精气入骨髓，合荣卫，行血脉，营养一身，其次以为脂膏，其次以为血肉也，其余则为小便。故小便色黄，血之余也；臊气者，五脏之气；咸润者，则下味也。腰肾既虚冷，而不能蒸于谷气，则尽下为小便，故味甘不变，其色清冷，则肌肤枯槁也。犹如乳母谷气上泄，皆为乳汁。消渴病者，下泄为小便，皆精气不实于内，则小便数，瘦弱也。又肺为五脏华盖，若下有暖气蒸则肺润，若下冷极则阳气不能升，故肺干则渴。《易》于否卦乾上坤下，阳无阴而不降，阴无阳而不升，上下不交，故成否也。

譬如釜中有水，以火暖之，其釜若以板覆之，则暖气上腾，故板能润也；若无火力，水气则不能上，此板则终不得润也。火力者，则

是腰肾强盛也。常须暖补肾气，饮食得火力，则润上而易消，亦免于渴也。故张仲景云：宜服肾气八味丸。此疾与脚气虽同为肾虚所致，其脚气始发于二三月，盛于五六月，衰于七八月。凡消渴始发于七八月，盛于十一月十二月，衰于二三月。其何故也？夫脚气壅疾也，消渴宣疾也，春夏阳气上，故壅疾发则宣疾愈，秋冬阳气下，故宣疾发则壅疾愈也。审此二者，疾可理也。犹如善为政者，宽以济猛，猛以济宽，随事制度尔。

（《普济本事方》）

脾瘅方治

宋太医院

论曰：内经曰，有病口甘者，此五气之溢也，名曰脾瘅。夫食入于阴，长气于阳，肥甘之过，令人内热而中满，则阳气盛矣。故单阳为瘅，其证口甘，久而弗治，转为消渴，以热气上溢故也。

兰草汤方　治脾瘅口甘中满。

兰草切，一两

上一味，以水三盏，煎取一盏半，去滓分温三服，不拘时候。

赤芍药汤方　治脾瘅脏热，唇焦口气，引饮不止。

赤芍药　生干地黄焙，各一两　大黄锉，炒　甘草炙，各半两

上四味，粗捣筛，每服二钱匕，水一盏，煎至七分，食后温服去滓。

葛根汤方　治脾瘅面黄口甘，烦渴不止。

葛根锉，二两半　麻黄去根节，一两　桂去粗皮，三分　石膏碎，三两　芍药一两一分　甘草炙，一两

上六味，粗捣筛，每服三钱匕，水一盏，煎至七分，去滓不拘时温服。

竹叶汤方　治脾瘅烦懊口甘，咽干烦渴。

淡竹叶切，一两　柴胡去苗，二两　犀角镑屑　芍药各一两半　黄芩去

黑心　大黄锉炒

上七味，粗捣筛，每服五钱匕，水一盏半，煎至一盏，去滓下朴硝半钱匕，温服。

麦门冬汤方　治脾瘅发黄，口干烦渴。

麦门冬去心，生用，三两　芍药　黄芩去黑心，各一两半　栀子仁五枚　石膏碎，三两　犀角镑屑，一两

上六味，粗捣筛，每服五钱匕，水一盏半，煎至一盏，去滓入朴硝半钱匕，食后温服。

知母汤方　治脾瘅身热口甘，咽干烦渴。

知母一两半　石膏碎，三两　升麻锉　甘草炙，锉，各一两　竹叶一握　白粳米一合　枇杷叶拭去毛，三分

上七味，粗捣筛，每服五钱匕，水一盏半，煎至一盏，去滓温服。

前胡汤方　治脾瘅口甘，烦渴不止。

前胡去芦头，一两半　赤茯苓去黑皮，二两　桂去粗皮，三分　犀角镑屑，一两　槟榔锉，三枚

上七味粗捣筛，每服五钱匕，水一盏半，煎至一盏，去滓温服。

茯苓汤方　治脾瘅口甘，咽干烦渴。

赤茯苓去黑皮　厚朴去粗皮，生姜汁炙，锉，各四两　甘草炙，锉　人参　黄芩去黑心，各二两　桂去粗皮，五两　半夏汤洗七遍，五两

上七味，粗捣筛，每服五钱匕，水一盏半，生姜三片，煎至一盏去滓，不拘时温服。

三和饮子方　治脾瘅烦渴。

生姜研取汁，半两　糯米淘研，半合　蜜一合

上三味相和，分为五服，每服以新水一盏调下，不拘时候。

羚羊角丸方　治脾瘅口甘，内热中满。

羚羊角镑 枳壳去瓤，麸炒 大黄锉，炒 木通锉 大麻子仁 槟榔锉 桑根 白皮锉，各一两

上九味，为细末，炼蜜丸如梧桐子大，每服二十丸，不拘时温水下。

麦门冬煎方 治脾瘅内热烦渴。

生麦门冬汁 生地黄汁各半斤 蜜半升 栝楼根二两 地骨皮锉 葳蕤 知母 淡竹叶切 犀角镑屑 升麻各一两 甘草炙，半两 石膏碎研 凝水石碎研，各二两

上一十四味，除前三味外，粗捣筛，以水七升，煎药取三升，滤去滓，次入前三味，再以慢火熬如稀饧，以瓷合盛，每服一匙，温汤化下，不拘时。

（《圣济总录·脾脏门》）

张子和

三消火为祟

张子和（1156~1228），名从正，金代医家

消病有三：曰消渴，曰消中，曰消肾。又有五石过度之人，真气既竭，石性独留，阳道兴强，不交精泄，谓之强中。消渴轻也，消中甚焉，消肾又甚焉，若强中则其毙可待矣。《仁斋直指》八卦之中，离能烜物；五行之中，火能焚物；六气之中，火能消物。故火之为用，燔木则消而为炭，焚土则消而为伏龙肝，炼金则消而为汁，煅石则消而为灰，煮水则消而为汤，煎海则消而为盐，干汞则消而为粉，熬锡则消而为丹。故泽中之潦，涸于炎晖；鼎中之水，干于壮火。盖五脏，心为君火正化，肾为君火对化；三焦为相火正化，胆为相火对化。得其平，则烹炼饮食，糟粕去焉；不得其平，则燔灼脏腑，津液竭焉。故入水无物不长，入火无物不消。夫火甚于上，为膈膜之消；甚于中，为肠胃之消；甚于下，为膏液之消；甚于外，为肌肉之消。上甚不已，则消及肺；中甚不已，则消及脾；下甚不已，则消及肝肾；外甚不已，则消及筋骨。四脏消尽，则心自焚而死矣。故《素问》有消瘅、消中、消渴、风消、膈消、肺消之说。消之证不同，归之火则一也。消瘅者，从消之总名。消中者，善饥之通称。消渴者，善饮之同谓。惟风消、膈消、肺消三说，不可不分。风消者，二阳之病也。又曰：二阳结谓之消。此肠胃之消也。善食而瘦者，名曰食㑊，

此肌肉之消也。膈消者，心移热于肺，传为膈消，此膈膜之消也。肺消者，心移寒于肺，饮一溲二者死。膈消不为寒所薄，阳气得宣散于外，故可治；肺消为寒所薄，阳气自溃于中，故不可治，此消及于肺脏者也。又若脾风传之肾，名曰疝瘕。少腹冤热而痛，出白，名曰蛊，此膏液之消也。夫消者必渴，渴者有三：有肥甘之渴，有石药之渴，有火燥之渴。肥者令人内热，甘者令人中满，故其气上溢，传为消渴，此肥甘之渴也。夫石药之气悍，适足滋热，与热气相遇，必内伤脾，此药石之渴也。阳明司天，四之气，嗌干引饮；少阳司天，三之气，炎暑至，民病渴；太阳司天，甚则渴而饮水；少阴之复，渴而欲饮；少阳之复，嗌络焦槁，渴饮水浆；又伤寒五日，少阴受之，口燥舌干而渴；肾热病者，若渴数饮；此皆燥热之渴也。膏粱之人，多肥甘、石药之渴；藜藿之人，多燥热之渴，二者虽殊，其实一也。

（《子和医集》）

虞抟

三 消 正 传

虞抟（1438~1517），字天民，明代医家

《内经》曰：二阳结谓之消。又曰：瘅成为消中。东垣曰：二阳者阳明也，手阳明大肠主津液，若消则目黄口干，乃津液不足也。足阳明胃主血，若热则消谷善饥，血中伏火，乃血不足也。结者津液不足，结而不润，皆燥热为病也。此因数食甘美而多肥，故其气上溢，转为消渴，治当以兰，除陈气也。不可服膏粱芳草石药，其气慓悍，能助燥热也。岐伯曰：脉实病久，可治；脉弦小病久，不可给。当分三消而治之，高消者，舌上赤裂，大渴引饮，经云心移热于肺，传为膈消者是也，以白虎加人参汤治之。中消者，善食而瘦，自汗，大便硬，小便数，叔和云口干饮水，多食饥虚，瘅成为消中者是也，以调胃承气汤、三黄丸治之。下消者，烦渴引饮，耳轮焦干，小便如膏，叔和云焦烦水易亏，此肾消也，以六味地黄丸治之。总录所谓末传能食者，必发脑疽背痈；不能食者，必传中满臌胀，皆为不治之证也。张洁古分而治之，能食而渴者，白虎加人参不能食而渴者钱氏白术散倍加葛根治之，上中既平，不复传消矣。先哲用药，厥有旨哉。然脏腑有远近，亦宜斟酌。如心肺位近，宜制小其服，肾肝位远，宜制大其服，皆适其至所为故，如过与不及，皆诛罚无过之地也。如高消、中消制之太急，速过病所，久而成中满之病，正所谓上热未除，中寒

复生者也，非药之罪，失其缓急之制也，治斯疾者宜审焉。

脉　　法

《脉经》曰：厥阴之为病，消渴气上冲心，心中疼热，饥而不欲食，食即吐，下之不肯止。伤寒厥阴篇云：食则吐扰，下之利不止。寸口脉浮而迟，浮则为虚，迟则为劳，浮则卫气不足，迟则荣气竭。趺阳脉浮而数，浮则为气，数则消谷而紧（《金匮要略》作消谷而大坚），气盛则溲数，溲数则紧（《金匮要略》作坚），紧数相搏，则为消渴。男子消渴，小便反多，以饮一斗，小便一斗，肾气丸主之。心脉滑为渴，滑者阳气胜。心脉微小为消瘅。消瘅，脉实大病久可治，悬小坚急病久不可治。脉数大者生，沉小者生；实而坚大者死，细而浮短者死。

方　　法

丹溪曰：养肺降火生血为主，分上中下治。上消者肺也，多饮水而少食，大小便如常。中消者胃也，多饮食而小便赤黄。下消者肾也，小便浊淋如膏之状。

大法，黄连、天花粉二味为末，藕汁、人乳汁、生地黄汁、佐以蜜、姜汁为膏，和二味，留舌上，徐徐以白汤少许送下。能食者，加石膏。

猪肚丸

黄连五两　麦门冬去心　知母去毛　栝楼根各四两

上为细末，入雄猪肚内缝之，蒸熟乘热于石臼中捣烂，如干加炼蜜，丸如梧桐子大，每服一百丸，食后米饮下，可以清心止渴（一云治消中）。

天花粉，治消渴之圣药也。凡消渴药中，大禁半夏，及不可发汗。

三消者，琼玉膏最妙。

（以上丹溪方法凡五条）

和血益气汤（东垣）　治口干舌干，小便数，舌上赤脉。此药生津液，除干燥，生肌肉。

柴胡　炙甘草　生甘草　麻黄根各三分　当归梢酒洗，四分　知母酒洗　汉防己酒洗　羌活各五分　石膏另研，六分　生地黄酒洗　黄连酒洗，各八分　黄柏酒洗　升麻各一钱　杏仁去皮，另研，六分　红花少许桃仁去皮，另研，六分

上细切，作一服，水二盏，煎至一盏，去渣温服，忌酒醋热湿面。

当归润燥汤　治消渴，小便多，大便秘涩干燥结硬，燥渴喜好温饮，阴头退缩，舌燥口干，眼涩难开，及于黑处见浮云。

细辛一分　生甘草　炙甘草　熟地黄各三分　柴胡去芦，七分　黄柏酒洗　知母酒洗　石膏　桃仁泥　当归身　麻仁　防风　荆芥穗各一钱升麻一钱五分　红花少许　杏仁另研为泥，七个　小椒炒出汗，三粒

上细切，作一服，水二盏，煎至一盏，热服食远，忌辛热物。

生津甘露汤（一名清凉饮子）（东垣）　治消中能食而瘦，口舌干，自汗，大便结燥，小便频数。

升麻四分　防风去芦　生甘草　汉防己　生地黄各三分　当归身六分柴胡　羌活　炙甘草　黄芪　酒知母　酒黄芩各一钱　酒草　龙胆　石膏　黄柏各一钱五分　红花少许　桃仁另研，十个　杏仁研，十个

上细切，作一服，水二盏，煎至一盏，加酒一匙，稍热服。

辛润缓肌汤（一名清神补气汤）（东垣）　前消渴证才愈，只有口

干、腹不能努，此药主之。

生地黄　细辛各一分　熟地黄　石膏各四钱　黄柏酒洗　黄连
生甘草　知母各五分　柴胡去芦　当归身　荆芥各一钱　升麻一钱五分
桃仁泥　防风各一钱　红花少许　杏仁另研，六个　小椒炒出汗，二粒

上细切，作一服，水二盏，煎至一盏，稍热食远服。

生津甘露饮子　治消渴，上下齿皆麻，舌根强硬肿痛，食不能
下，时有腹胀，或泄黄如糜，名曰飧泄，浑身色黄，目睛黄甚，四肢
痿弱，前阴如水，尻臀腰背寒，面生黧色，胁下急痛，善嚏，喜怒不
常，健忘。

藿香二分　柴胡　黄连　木香各三分　白葵花　麦门冬去心　当归
身酒洗　兰香各五分　荜澄茄　生甘草　山栀子　白豆仁　白芷　连
翘　姜黄各一钱　石膏一钱二分　杏仁去皮尖　酒黄柏各一钱五分　炙甘
草　酒知母　升麻　人参各二钱　桔梗三钱　全蝎去毒，五个

上为细末，汤浸蒸饼和匀成剂，捏作片子，日中晒半干，擦碎如
黍米颗大，每服一钱，津唾下，或白汤送下，食远服。

黄芪饮（东垣）　治三消。

黄芪蜜炙，六两　炙甘草一两

上细切，每服二钱，水煎服。

人参白术汤（东垣）　治胃膈瘅热烦满，饥不欲食，瘅成为消中，
善食而瘦，燥热郁甚而成消渴，多饮水而小便数。兼疗一切阴虚阳
实，风热燥郁，头目昏眩，中风偏枯，酒过积毒，肠胃燥涩，并伤寒
杂病产后烦渴，气液不得宣通。

人参　白术　当归　芍药　大黄酒浸纸裹，煨　栀子炒　荆芥
穗　薄荷　桔梗　知母　泽泻各五钱　茯苓去皮　连翘　栝楼根　干
葛各一两　甘草三两　藿香叶　青木香　官桂各二钱　石膏四两　寒水
石二两　白滑石半斤

上为细末，每服抄五钱，水一盏，入芒硝半两，生姜三片，煎至半盏绞汁，入蜜少许，温服，渐加至十余钱，得脏腑流利取效。如常服，以意加减。如肠胃郁结、湿热内甚自利者，去大黄、芒硝服。

绛雪散 治消渴、饮水无度、小便数者，大有神效。

黄芩酒炒 黄丹炒飞 汉防己 瓜蒌各等份

上为细末，每服二钱，温浆水调下，临卧时并进三服即止。

人参散（东垣） 治肾消善饮，而小便频数，白浊如膏。

人参一分 白术 泽泻 栝楼根 桔梗 栀子 连翘各二分 葛根 黄芩 大黄酒浸,纸裹煨 薄荷 白茯苓各五分 甘草七分 石膏一钱 滑石 寒水石各一钱五分 缩砂少许

上细切，作一服，为末，水一盏半，煎至一盏，入蜜少许，再煎三两沸，肾消食前服，上消食后服。

大黄甘草饮子（河间） 治男子、妇人一切消渴不能止者。

大豆先煮二三沸，出火去苦，水再煮，五升 大黄一两五钱 甘草长四指,段捶碎，四两

上用井水一桶，将前药同煮三五时，如稠黏更添水煮，豆软为度，盛于盆中放冷，令病人食豆，渴饮汤汁，无时候。食尽，如燥渴止，罢药；未止，依前再煮食之，不过三剂，其病悉愈。

麦门冬饮子（河间） 治心移热于肺，名曰膈消，心膈有热，久则引饮为消渴。

麦门冬去心,一钱 栝楼根 知母 甘草 五味子 生地黄 人参 葛根 茯神各一钱五分

上细切，作一服，加竹叶七片，用水一盏，煎至七分，温服。

丹溪活套云：三消者，多属血虚不生津液，俱宜四物汤为主治。上消者，本方加人参、五味子、麦门冬、天花粉煎，入生藕汁、生地黄汁、人乳。饮酒人，加生葛汁。中消者，本方加知母、石膏、滑

石、寒水石，以降胃火。下消者，本方加黄柏、知母、熟地黄、五味子之类，以滋肾水，又间当饮缫丝汤为上策。

祖传方

原蚕茧汤 治肾消白浊，及上中二消，饥渴不生肌肉，其效如神。盖此物属火，有阴之用，大能泻膀胱中相火，引阴水上潮于口而不渴也。

原蚕，即再养晚蚕也，其缫丝汤极效。如无缫丝汤，以茧壳、丝绵煎汤，皆可代之。

（《医学正传》）

方 谷

消 渴 绳 墨

方谷（1508~1600），明代医家

消渴之证有三。欲饮而无度者是也。盖水包天，先贤之说异矣，然则人身之水，亦可以包涵五脏乎？夫天一之水，肾实主之。膀胱为津液之腑，所以宣行化令，而肾水上乘于肺，故识者以肺为津液之脏，通彻上下，随气升降，是以三焦脏腑，皆囿乎真水之中，《素问》以水之本在于肾，末在于肺者。此也，真水不竭，安有所谓渴哉，人惟淫欲恣情，酒色是耽，好食炙煿辛辣动火之物，或多服升阳金石之剂，遂使水火不能既济，火挟热而上行，脏腑枯涸而燥炽，津液上竭而欲水，日夜好饮而难禁，以成三消者也，然三消者何，彼多饮水而少食，大小便甚常，或数而频少，烦躁舌赤，此为上消，乃心火炎于肺也，宜当泻心火补肾水，使肺得清化之令，则渴自止；若饮水多而小便赤黄，善饥不烦，但肌肉消瘦者，乃为中消，此邪热留于胃也。宜当清胃火而益肾水，则脾得健运之机，水得清化之令，自然不渴者矣；若小便淋如膏糊，欲饮不多，随即溺下，面黑体瘦，骨节酸疼，是为下消，此邪积于肾也，宜当清膀胱之湿热，益肾水之本源，使健运之令有常，生化之机不失，渴自无矣；又有强中消渴，其死可立而待也，此虚阳之火，妄动于下，强中之气，泄而不休，致使肾脏枯竭，欲得茶水相救，殊不知愈饮而愈渴也，元气衰弱，水积不行，小腹胀满，小便疼而难出，事岂宜乎有必死之理也，慎之慎之。三消者，当以白术散养脾生津为主，或用五味、乌梅、参、麦、地黄、天花粉之类。上消者，加山栀、黄芩；中消者，加黄连、白术；下消者，加黄柏、知母亦可。切不可投大寒冷之药，而使脾阴愈伤者也，治宜谨之。

愚按：河间曰：饮水多而小便多者，名曰消渴，饮食多而不甚渴，小便数而消瘦者，名曰消中，渴而饮水不绝，腿消瘦而小便有脂液者，名曰肾消，此三者，其燥热一也。《内经》曰：二阳结谓之消，正此谓也。是故治此症者，补肾水阴寒之虚，而泻心火阳热之极，除肠胃燥热之胜，济阴中津液之衰，使阴阳和而不结，腑脏和而不枯，气血利而不涩，水火济而不滞，此治之大法也，如消渴初起，用人参白虎汤，久而生脉散。中消初发，调胃承气汤，久则参芩白术散；肾消初起，清心莲子饮，久而六味地黄丸，强中者，谓小便强硬不能软，皆因虚阳之气妄动，下焦不交自泄。或泄而又欲交媾（原本作构），动彻不已，痒麻难过，或精道妄来，如血如脂，肌肤日减，荣卫空虚，谓之强中，毙不久矣。虽用茋苠丸亦可回生，临此证者，治当慎之。若初起时，可用归、芍、牛膝、枸杞子、五味、熟地、黄连、青皮之类。绝房劳可救，否则不治。

治法注意：消渴虽是燥热，不可大用苦寒，致使脾气不行，结成中满，不可久与香燥，助热内结，发而痰喘，至要绝欲以生津，饮水多不禁。

（《医林绳墨》）

王肯堂

消瘅临证准绳

王肯堂（1549~1613），字宇泰，明代医家

渴而多饮为上消，经谓膈消；消谷善饥为中消，经谓消中；渴而便数有膏为下消，经谓肾消。刘河间尝著《三消论》谓：五脏六腑四肢，皆禀气于脾胃，行其津液，以濡润养之。然消渴之病，本湿寒之阴气极衰，燥热之阳气太盛故也。治当补肾水阴寒之虚，而泻心火阳热之实，除肠胃燥热之甚，济身中津液之衰。使道路散而不结，津液生而不枯，气血和而不涩，则病自已矣。况消渴者，因饮食服饵之失宜，肠胃干涸，而气不得宣平，或精神过违其度而耗乱之，或因大病阴气损而血液衰，虚阳剽悍而燥热郁甚之所成也。若饮水多而小便多，曰消渴。若饮食多，不甚渴，小便数而消瘦者，名曰消中。若渴而饮水不绝，腿消瘦而小便有脂液者，名曰肾消。一皆以燥热太甚，三焦肠胃之腠理怫郁结滞，致密壅滞，虽复多饮于中，终不能浸润于外，荣养百骸，故渴不止，小便多出或数溲也。张戴人亦著三消之说，一从火断，谓火能消物，燔木则为炭，燔金则为液，燔石则为灰，煎海水则为盐，鼎水则干。人之心肾为君火，三焦胆为相火，得其平则烹炼饮食，糟粕去焉。不得其平，则燔灼脏腑而津液耗焉。夫心火甚于上为膈膜之消，甚于中为肠胃之消，甚于下为膏液之消，甚于外为肌肉之消。上甚不已则消及于肺，中甚不已则消及于脾，下甚

不已则消及于肝肾，外甚不已则消及于筋骨，四脏皆消尽，则心始自焚而死矣。故治消渴一证，调之而不下，则小润小濡，固不能杀炎上之势。下之而不调，亦旋饮旋消，终不能沃膈膜之干。下之调之而不减滋味，不戒嗜欲，不节喜怒，则病已而复作。能从此三者，消渴亦不足忧矣。然而二公备引《内经》诸条言消渴者，表白三消所由来之病源，一皆燥热也。虽是心移寒于肺为肺消者，火与寒皆来乘肺，肺外为寒所薄，气不得施，内为火所烁故，然太阳寒水司天，甚则渴饮者，水行凌火，火气内郁，二者固属外之寒邪，则已郁成内之燥热也。或曰：夫寒与热反，若冰炭之不同炉，而今之燥热，由外寒所郁也。将用凉以治内热，必致外寒增而愈郁；用温以散外寒，必致内热增而愈渴。治之奈何？曰：先治其急，处方之要，备在《本经》，谓处方而治者，必明病之标本，达药之所能，通气之所宜，而无加害者，可以制其方也。所谓标本者，先病而为本，后病而为标，此为病之本末也。标本相传，先当救其急也。又六气为本，三阴三阳为标。假若胃热者，热为本，胃为标也。处方者，当除胃中之热，是治其本也。故六气乃以甚者为邪，衰者为正，法当泻甚补衰，以平为期。养正除邪，乃天之道也，为政之理也，捕贼之义也。即此观之，处方之要，殆尽此矣。若太阳司天，寒水之胜，心火受郁，内热已甚，即当治内热为急；内热未甚，即当散寒解郁为急。如《宣明论》立方，著《内经》诸证条下者，其治漏风而渴，用牡蛎、白术、防风，先治漏风为急也。若心移寒于肺为肺消者，则以心火乘肺，伤其气血为急，所移之寒，非正当其邪也。故用黄芪、人参、熟地黄、五味子、桑白皮、麦门冬，枸杞子，先救气血之衰，故不用寒药泻内热也。若心移热于肺，传为膈消者，则以肺热为急，用麦门冬治肺中伏火止渴为君。天花粉、知母泻热为臣。甘草、五味子、生地黄、葛根、人参，生津益气为佐。然心火上炎于肺者，必由心有事焉，不得其正，以致其脏气血之虚，故厥阳之火上逆也。所以用茯神安心定志养精神，竹叶以凉之，用麦门冬之属以安其宅，则火有所归息矣。因是三条消渴之方，便见河间处方，酌量标本缓急轻重之宜，通脏腑切当之药者，如此可谓深得仲景处方之法者也。仲景云：男子消渴，小便反多，饮一斗而小便一斗，肾气丸主之。脉浮，小便不利，微热消渴者，与渴欲饮水，水入即吐者，皆以五苓散利之。脉浮发热，渴欲饮水，小便不利者，猪苓汤主之。兼口干舌燥者，白虎汤加人参主之。即此便见表里分经，因病用工，岂非万世之准则哉。坎三，乾水也，气也，即小而井，大而海也。兑三，坤水也，形也，即微而露，大而雨也。一阳下陷于二阴为坎，坎以气潜行乎万物之中，为受命之根本，故润万物莫如水。一阴上彻于二阳为兑，兑以形普施于万物之上，为资生之利泽，故说万物者，莫说乎泽。明此二水，以悟消渴、消中、消肾三消之义治之，而兼明导引之说，又有水火者焉。三焦为无形之火，内热烁而津液枯，以五行有形之水制之者，兑泽也，权可也。吾身自有上池真水，亦气也，亦无形也，天一之所生也。以无形之水，沃无形之火，又常而可久者，是为真水火，升降既济，而自不渴矣。

上 消 者

上焦受病。《逆调论》云：心移热于肺，传为膈消是也。舌上赤裂，大渴引饮，少食，大便如常，小便清利，知其燥在上焦，治宜流湿润燥，以白虎加人参汤主之。能食而渴为实热，人参石膏汤，加减地骨皮散。不能食而渴为虚热，白术散、门冬饮子。有汗而渴者，以辛润之。无汗而渴者，以苦坚之。太阳经渴，其脉浮无汗者，五苓散、滑石之类主之。太阳无汗而渴，不宜服白虎汤，若得汗后脉洪大而渴者，宜服之。阳明经渴，其脉长有汗者，白虎汤、凉膈散之类主之。阳明汗多而渴，不宜服五苓散，若小便不利，汗少，脉浮而渴者，宜服之。少阳经渴，其脉弦而呕者，小柴胡汤加瓜蒌之类主之。太阴经渴，其脉细，不欲饮，纵饮思汤不思水者，四君子、理中汤之类主之。少阴经渴，其脉沉细，自利者，猪苓汤、三黄丸之类主之。厥阴经渴，其脉微引饮者，宜少少与之。小便不利而渴，知有热也，五苓散、猪苓散泄之。小便自利而渴，知内有燥也，甘露饮、门冬饮润之。大便自利而渴，先用白芍、白术各炒为末调服，后随证用药。大便不利而渴，止渴润燥汤。上焦渴，小便自利，白虎汤。中焦渴，大小便不利，调胃承气汤。下焦渴，小便赤涩，大便不利，大承气汤。戴院使云：心消之病，往往因嗜欲过度，食啖辛热，以致烦渴，引饮既多，小便亦多，当抑心火使之下降，自然不渴，宜半夏泻心汤（半夏非所宜用），去干姜，加瓜蒌、干葛如其数，吞猪肝丸，或酒煮黄连丸，仍佐独味黄连汤，多煎候冷，遇渴恣饮，久而自愈。若因用心过度，致心火炎上而渴者，宜黄芪六一汤，加莲肉、远志各一钱，吞玄兔丹，仍以大麦煎汤，间下灵砂丹。渴欲饮水不止，仲景以文蛤一味杵为散，沸汤和服方寸匕。经验方用大牡蛎，于腊月或端午日，黄泥裹煅通赤，放冷，取出为末，用鲫鱼煎汤下一钱匕。盖二药性收涩，最能回津，《本草纲目》以为咸软非也。《三因极一病证方论》用糯谷旋炒作爆、桑根白皮厚者切细，等份。每服一两，水一碗，煮至半碗，渴即饮之，夫水谷之气上蒸于肺而化为津，以溉一身，此金能生水之义，二药固肺药也，而又淡渗，故取之。《保命集》用蜜煎生姜汤，大器倾注，时时呷之，法曰，心肺之病，莫厌频而少饮。经云：补上治上宜以缓。又云：辛以润之。升腠理，致津液，肺气下流，故火气降而燥衰矣，有食韭苗而渴愈者，亦辛润之意也，丹溪云：消渴饮缫丝汤，能引清气上朝于口。子谓蚕与马同属午也，心也，作茧成蛹，退藏之际，故能抑心火而止渴焉。饮多停积，有化水丹，又有神仙减水法。东垣治张芸夫病消渴，舌上赤裂，饮水无度，小便数，制方名曰生津甘露饮子。《内经》云：热淫所胜，佐以甘苦，以甘泻之。热则伤气，气伤则无润。折热补气，非甘寒之剂不能，故以石膏之甘寒为君。王太仆云：壮水之主，以制阳光，故以柏、连、栀子、知母之苦寒，泻热补水为臣。以当归、杏仁、麦门冬、全蝎、连翘、白葵花、兰香、甘草甘寒和血润燥为佐。升麻、柴胡苦平，行阳明、少阳二经。荜澄茄、白豆蔻、木香、藿香反佐以取之。又用桔梗为舟楫，使浮而不下也。为末汤浸，蒸饼和成剂，晒干杵碎，如黄米大。每于掌内舐之，津液送下，不令药过病处也。许学士治一卒病渴，日饮水三斗，不食已三月，心中烦闷，此心中有伏热。与火府丹，每服五十丸，温水下，日三。次日渴止，又次日食进。此方本治淋，用以治渴效。信乎！药贵变通用之。经云：少阳司天之政，三之气，炎暑至，民病渴。又云：少阴之复，渴而欲饮。又云：少阳之复，嗌络焦槁，渴引水浆。是热助心盛而渴，治以诸寒剂，世之所知也。经云：太阳司天，寒气下临，心火上从，嗌干善渴。又云：太阳司天，寒淫所胜，民病嗌干，渴而欲饮。又云：寒水太过，上临太阳，民病渴而妄冒。是寒攻心虚而渴，治以诸热剂，则世之所未知也。东垣云：消渴末传，能食者，必发脑疽背疮，不能食者，必传中满膨胀。《圣济总录》皆为必死不治之证，洁古分而治之，能食而渴者，白虎加人参汤主之。不能食而渴者，钱氏白术散倍加葛根主之。上下既平，不复传下消矣。或曰：末传疮疽者，何也？此火邪胜也，其疮痛甚而不溃，或溃赤水者是也。经曰：有形而不痛者，阳之类也。急攻其阳，无攻其阴，治在下焦，元气得强者生，失强者死。末传中满者，何也？以寒治热，虽方士不能废绳墨而更其道也。然脏腑有远近，心肺位近，宜制小其服，肾肝位远，宜制大其服，皆适其至所为故。知过与不及，皆诛罚无过之地也。如膈消、中消，制之太急，速过病所，久而成中满之疾。正谓上热未除，中寒复生者，非药之罪，失其缓急之宜也。处方之际，宜加审焉。

虽为三条，而分经止渴，中下亦同例，当参考焉。

中 消 者

胃也，渴而多饮，善食而瘦，自汗，大便硬，小便频数赤黄，热能消谷，知热在中焦也。宜下之以调胃承气汤，又三黄丸主之。胃热则善消水谷，可饮甘辛降火之剂，用黄连末，生地、白藕各自然汁，牛乳各一升，熬成膏，和黄连末一斤，丸如桐子大。每服三五十丸，少呼白汤下，日进十服。消渴中消，自古只治燥止渴，误矣。三阳结谓之消，三阳者，阳明也。手阳明大肠主津液所生病，热则目黄口干，是津液不足也。足阳明主血所生病，热则消谷善饥，血中伏火，是血不足也。结者、津液不足，结而不润，皆燥热为病也。此因数食甘美而多肥，故其气上溢，转为消渴，治之以兰，除陈气也。不可服膏粱、芳草、石药，其气悍烈，能助热燥也。越人云：邪在六腑则阳脉不和，阳脉不和则气留之，气留之则阳脉盛矣，阳脉太盛则阴气不得荣也。故肌肉皮肤消削是也，和血益气汤主之。戴云：消脾缘脾经燥热，食物易化，皆为小便，转食转饥。然脾消又自有三，曰消中，曰寒中，曰热中。宜用莲茗饮，加生地黄、干葛各一钱。或乌金散，或只用莲茗饮、顺利散、参蒲丸、加味钱氏白术散、和血益气汤、清凉饮子、甘露膏、黄连猪肚丸、烂金丸、天门冬丸、猪肾荠苨汤。《内经》言大肠移热于胃，善食而瘦，谓之食㑊。胃移热于胆，亦曰食㑊。食㑊者，谓食移易而过，不生肌肤，亦易饥也。

东垣云：善食而瘦者，胃伏火邪于气分则能食，脾虚则肌肉削也，即消中也。运气消中皆属热。经云：少阴之胜，心下热善饥。又云：少阳之胜，热客于胃，善饥，治以寒剂是也。针灸消中，皆取于胃。经云：邪在脾胃，阳气有余，阴气不足，则热中善饥，取三里灸。又云：胃足阳明之脉气盛，则身以前皆热，于胃则消谷善饥。热则清之，盛则泻之。

下 消 者

病在下焦，初发为膏淋，谓淋下如膏油之状，至病成，烦躁引饮，面色黧黑，形瘦而耳焦，小便浊而有脂液，治宜养血以分其清浊而自愈矣，以六味地黄丸主之。益火之源以消阴翳，则便溺有节，八味丸。壮水之主以制阳光，则渴饮不思，六味丸。《金匮要略》治男子消渴，小便反多，如饮水一斗，小便亦一斗，肾气丸主之。子和治肾消，以肾气丸本方内加山药一倍外，桂、附从四时加减，冬一两，春秋五钱，夏二钱半。又法，肾气丸去附子，加五味子一两半。娄全善云：肾消者，饮一溲二，其溲如膏油，即膈消、消中之传变。王注谓肺腑消燥，气无所持是也。盖肺藏气，肺无病则气能管摄津液，而津液之精微者，收养筋骨血脉，余者为溲。肺病则津液无气管摄，而精微者亦随溲下，故饮一溲二而溲如膏油也。筋骨血脉无津液以养之，故其病成，渐形瘦焦干也。然肺病本于肾虚，肾虚则心寡于畏，妄行凌肺，而移寒与之，然后肺病消。故仲景治渴而小便反多，用肾气丸补肾救肺，后人因名之肾消及下消也。或曰：经既云肺消死不治，仲景复用肾气丸治之何也？曰：饮一溲二者，死不治。若饮一未至溲二者，病尚浅，犹或可治。故仲景肾气丸治饮水一斗，小便亦一斗之证。若小便过于所饮者，亦无及矣。肾消服滋补丸药外，宜多煎黄芪汤饮之。戴院使云：若因色欲过度，水火不交，肾水下泄，心火自炎，以致渴浊，不宜备用凉心冷剂，宜坚肾水以济心火，当用黄芪饮，加苁蓉、五味各半钱，吞八味丸，及小菟丝子丸、玄菟丹、鹿茸丸、加减安肾丸，或灵砂丹。消肾为病，比诸消为重，古方谓之强中。谓之内消。多因恣意色态，或饵金石，肾既衰，石气独在，精水无所养，故常发虚，不交精出，小便无度，唇口干焦，黄芪饮吞玄菟丹。八味丸、鹿茸丸、加减肾气小菟丝子丸、灵砂丹，皆可选用。未效，黄芪饮加苁蓉、五味、山茱萸各四分，荮莄、苁蓉丸、天王补心丹、双补丸、肾沥散、银箔丸、白茯苓丸。

通　　治

三消丸，用好黄连洗净为细末，不拘多少，切冬瓜肉，研取自然汁，和成饼，阴干，再为细末，用汁浸和，加至七次，即和冬瓜汁为丸桐子大。每服三十丸，以大麦仁汤入冬瓜汁送下。寻常渴，止一服效。酒色过度，积为酷热，熏蒸五脏，津液枯燥，血泣，小便并多，肌肉消烁，专嗜冷物寒浆，勿凉剂，以龙凤丸主之。戴云：诸消不宜用峻补之剂，惟当滋养，除消脾外，心肾，宜用黄芪六一汤，或参芪汤吞八味丸、玄菟丹，或小菟丝子丸。又用竹龙散皆可，用六神饮，亦治肾消。惟脾消则加当归去黄芪，三消小便既多，大便必秘，宜常服四汤，润其大肠，如加人参、木瓜、花粉在内，仍煮四皓粥食之，糯米泔折二，亦可冷选。三消久而小便不臭，反作甜气，在溺桶中涌沸，其病为重。更有浮在溺面如猪脂，溅在桶边如柏烛泪，此精不禁，真元竭矣。

消渴小便甜，许学士论之甚详，其理未畅。大抵水之在天地与人身，皆有咸有甘，甘者生气，而咸者死气也，坡仙乳泉赋备矣。小便本咸反甘，是生气泄也。生气泄者，脾气下陷入肾中也。脾气入肾者，土克水也。三消久之，精血既亏，或目无见，或手足偏废如风疾，然此证消肾得之为多，但用治下消中诸补药，滋生精血自愈。三消病退后而燥渴不解，此有余热在肺经，可用参、苓、甘草少许，生姜汁冷服，虚者可用人参汤。渴病愈后再剧，舌白滑微肿，咽喉咽津觉痛，溢肿，时渴饮冷，白沫如胶，饮冷乃止，甘草石膏丸。渴疾愈，须预防发痈疽，黄芪六一汤下忍冬丸。凡诸虚不足，胸中烦躁，时常消渴唇口干燥，或先渴而欲发疮，或病痈疽而后渴者，并宜黄芪六一汤多服。已发者，蓝叶散、玄参散、荠苨丸。消渴后成水气，方书虽有紫苏汤、瞿麦汤、葶苈丸，皆克泄之剂，不若五皮饮送济生肾气丸，及东垣中满分消诸方为妥。

（《证治准绳》）

龚廷贤

消 渴 保 元

龚廷贤（1522~1619），字子才，江西金溪人，明代名医

消渴脉数大者活，虚小病深厄难脱。

夫消渴者，由壮盛之时，不自保养，任情纵欲，饮酒无度，善食脍炙或服丹石，遂使肾水枯竭，心火燔炽，三焦猛烈，五脏干燥，由是渴利生焉。口烦渴、口燥渴、口强中三证者，消渴也。多渴而利，燥渴者，热中所作。但饮食皆作小便，自利不渴，令人虚极短气。强中者，阳具不交而精溢自出。凡消渴之人，当防患痈疽。所怕者，一饮酒，二房劳，咸食及面，俱可忌也，大抵脉大者易治，细小者难医也。

一论消渴，引饮无度，脉实者是也。

黄连　牛乳汁　生地黄汁　生藕汁各等份

上二味及汁为膏，入和牛乳、黄连，佐姜和蜜为膏，徐徐以舌上，以白汤些少送下。或将前二味药和汁为丸，如梧桐子大。每服五十丸，白汤送下，一日进十次。

一论治三消总治之方，服之立应。

人参　白术去芦　白茯苓去皮　当归酒洗　生地黄各一钱　黄柏酒炒　知母去皮　黄连　麦门冬去心　天花粉　黄芩各八分　桔梗五分　甘草三分

上锉一剂，水煎服。

天池膏 治三消如神。

天花粉 黄连各半斤 人参 知母去毛 白术炒，去芦，各四两 五味子三两 麦门冬去心，六两 怀生地黄汁二碗 藕汁二碗 人乳 牛乳各一碗 生姜汁二酒盅

先将天花粉七味切片，用米泔水十六碗，入砂锅内浸半日，用桑柴火慢熬至五六碗，滤清。又将渣捣烂，以水五碗煎至二碗，用前汁又煎去二三碗，入生地等汁，慢熬如饧，加白蜜一斤，煎去沫，又熬如膏，收入瓷罐内，用水浸三日，去火毒。每用二三匙，安舌咽之，或用白汤送下。

一论消渴，口干心热，用天花粉一味水煎，当茶服之，立效。

一论治消渴，神效，用缲丝汤。如无缲丝汤，却以原蚕茧壳、丝绵煎汤，皆可代之。无时饮之，极效。盖此物属火，有阴之用，大能泻膀胱中伏火，引阴水上潮于口而不渴也。

一论阴虚火盛，烦渴引饮无度。

养血清火汤

当归一钱 川芎八分 白芍酒炒一钱 生地黄酒洗，一钱 黄柏蜜水炒，五分 知母一钱 麦门冬一钱 石莲肉五分 天花粉七分 黄连八分乌梅肉五分 薄荷五分 甘草五分

上锉，水煎温服。

一治消渴病通用。

生地黄膏

生地黄，束如碗大一把，洗切研细，以新水一碗调开。入冬蜜一碗，同煎至半取出，入人参五钱、白茯苓（去皮）一两为末，拌和，瓷器密收。用匙挑服，夏月可加五味子、麦门冬。

一治消渴。

玉泉丸

人参　黄芪半生，半蜜炙　白茯苓　干葛　麦门冬　乌梅肉焙　甘草各一两　天花粉一两五钱

上为细末，炼蜜为丸，如弹子大。每服一丸，温汤嚼下。

一人消渴引饮无度，或令食韭苗，或炒或作羹，勿入盐，日两三次，其渴遂止。

一人消中，日夜尿七八升者，鹿角烧令焦为末。以酒调服五分匕，日三次，渐加至方寸匕。

一治消渴。

天华散

天花粉一两　生地黄一两　麦门冬五钱　粉葛五钱　甘草五钱

上锉，糯米一撮，水煎服。

一论肾水枯竭，不能运上，作消渴，恐生痈疽。

参芪救元汤

黄芪蜜炒　人参　粉草炙　麦门冬去心　五味子各等份

上锉水煎，入朱砂少许，不拘时服。

一论常人平日口干作渴，因饮酒、食炙煿、补剂，房劳，凡若此类过多，致令肾水虚竭，不能上制心火，故有此证，后必有疽发也。宜先服比以绝其源，及痈疽后服此，尤其益也。

八味丸

怀生地黄酒浸，瓦焙干，二两　山药一两　白茯苓去皮，八钱　牡丹皮八钱　山茱萸去核，瓦焙，一两　泽泻酒浸，焙干，八钱　五味子微焙，一两五钱　肉桂五钱

上为细末，炼蜜为丸，如梧桐子大。每服五六十丸，五更时淡盐汤送下，温酒亦可。

一论心肾不交，消渴引饮，有人病渴用渴药，累年不愈，用加减

八味丸而愈。其疾本以肾水枯竭，不能制火，心火上炎，是以生渴。此药降心火，生肾水。

一人不时发热，日饮水数碗。寒药二剂，热渴益甚，形体日瘦，尺脉洪大而数，时或无力。王太仆曰：热之不热，责其无火；寒之不寒，责其无水。又云：倏热往来，是无火也。时则时止，是无水也。法当补肾，用加减八味丸，不月而愈。

一治肾水不足，虚火上炎，发热作渴，口舌生疮。或牙龈溃蚀，咽喉作痛。或形体憔悴，寝汗发热，五脏齐损。以六味丸加肉桂一两，五味子四两。

一人形体魁伟，冬日饮水，自喜壮实。余曰：此阴虚也。不信，一日口舌生疮，或用寒凉之剂，肢体倦怠，发热恶寒。以八味丸、补中益气汤而愈。

一晡热内热，不时而热，作渴痰唾，小便频数而作口舌生疮者，此下焦阴火也，以六味丸效。

（《寿世保元》）

张景岳

卓识洞幽微，宏论倡阴消

张景岳（1563~1640），名介宾，明代医家

三消之病，三焦受病也。上消者，渴证也，大渴引饮，随饮随渴，以上焦之津液枯涸，古云其病在肺，而不知心脾阳明之火，皆能熏炙而然，故又谓之膈消也；中消者，中焦病也，多食善饥，不为肌肉，而日加削瘦，其病在脾胃，又谓之消中也；下消者，下焦病也，小便黄赤，为淋为浊，如膏如脂，面黑耳焦，日渐消瘦，其病在肾，故又名肾消也。此三消者，古人悉认为火证，然有实火者，以邪热有余也，有虚火者，以真阴不足也，使治消证而不辨虚实，则未有不误者矣。消证有阴阳，尤不可不察。如多渴者曰消渴，善饥者曰消谷，小便淋浊如膏者曰肾消，凡此者多由于火，火盛则阴虚，是皆阳消之证也。

至于阴消之义，则未有知之者。盖消者，消烁也，亦消耗也，凡阴阳血气之属日见消败者，皆谓之消，故不可尽以火证为言。何以见之？如《素问·气厥论》曰：心移寒于肺为肺消，饮一溲二，死不治。此正以元气之衰而金寒水冷，故水不化气而气悉化水，岂非阳虚之阴证乎？又如《灵枢·邪气脏腑病形》言：五脏之脉细小这皆为消瘅。岂以微小之脉而为有余之阳证乎？此《内经》阴消之义，固已显然言之，而但人所未察耳。故凡治三消证者，必当察其脉气、病气、

形气，但见本元亏竭，及假火等证，必当速救根本，以资化源，若但知为火而专务清理，未有不阴阳俱败者矣。凡治消之法，最当先辨虚实。若察其脉证果为实火致耗津液者，但去其火，则津液自生而消渴自止；若由真水不足，则悉属阴虚，无论上中下，急宜治肾，必使阴气渐充，精血渐复，则病必自愈。若但知清火，则阴无以生而日见消败，益以困矣。

上消善渴，中消善饥，虽曰上消属肺，中消属胃，然总之火在上中二焦者，亦无非胃火上炎而然，但当微为分别以治之。若二焦果有实火，则皆宜白虎汤主之。若渴多饥少，病多在肺者，宜人参白虎汤主之。若水亏于下，火炎于上，不得不清者，宜玉女煎或加减一阴煎之类主之。一云上焦渴是心火刑金所致，宜降火清金，以兰香叶、白葵花、黄柏、知母，少加升麻以引清气上升，而渴自止。此说亦可酌用。

中消火证，以善饥而瘦，古法直以调胃承气汤及三黄丸之类主之，然既已善饥，其无停积可知，既无停积，则止宜清火，岂堪攻击？非有干结不通等证而用此二剂，恐非所宜。若其果属胃火，别无虚证，则三补丸、玉泉散、白虎汤及抽薪饮之类，皆可择而用之。下消证，小便淋浊，如膏如油，或加烦躁耳焦，此肾水亏竭之证，古法用六味地黄丸之类主之，固其宜矣，然以余观之，则亦当辨其寒热滑涩，分而治之，庶乎尽善。若淋浊如膏，兼热病而有火者，宜补而兼清，以加减一阴煎，或补阴丸、大补阴丸，或六味地黄丸加黄柏、知母之类主之；若下消而兼涩者，宜补宜利，以六味地黄丸之类主之；若下焦淋浊而全无火者，乃气不摄精而然，但宜壮水养气，以左归饮、大补元煎之类主之；若火衰不能化气，气虚不能化液者，犹当以右归饮、右归丸、八味地黄丸之类主之；若下焦无火而兼滑者，当以固肾补阴为主，宜秘元煎、固阴煎及苓术菟丝丸之类主之。三消证，古人以上焦属肺，中焦属胃，下焦属肾，而多从火治，是固然矣，然以余论之，则三焦之火多有病本于肾，而无不由乎命门者。夫命门为水火之府，凡水亏证固能为消为渴，而火亏证亦能为消渴者，何也？盖水不济火火不归原，故有火游于肺而为上消者，有火游于胃而为中消者，有火烁阴精而为下消者，是皆真阴不足，水亏于下之消证也。又有阳不化气则水精不布，水不得火则有降无升，所以直入膀胱而饮一溲二，以致泉源不滋，天壤枯涸者，是皆真阳不足，火亏于下之消证也。阴虚之消，治宜壮水，固有言之者矣，阳虚之消，谓宜补火，则人必不信，不知釜底加薪，氤氲彻顶，槁禾得雨，生意归巅，此无他，皆阳气之使然也，亦生杀之微权也。余因消证多虚，难堪剥削，若不求其斫丧之因，而再伐生气，则消者愈消，无从复矣。故再笔于此，用以告夫明者。

（《景岳全书》）

赵献可

消 渴 论 辨

赵献可，字养葵，明代医家

上消者，舌上赤裂，大渴引饮，《逆调论》云"心移热于肺，传为膈消"者是也，以白虎汤加人参治之。中消者善食而瘦，自汗，大便硬，小便数，叔和云"口干饮水，多食饥，虚瘅成消中"者是也，以调胃承气汤主之。下消者，烦躁引饮，耳轮焦干，小便如膏，叔和云"焦烦水易亏"，此肾消也，六味丸治之。古人治三消之法，详别如此。余又有一说焉。人之水火得其平，气血得其养，何消之有？其间摄养失宜，水火偏胜，津液枯槁，以致龙雷之火上炎。熬煎既久，肠胃合消，五脏干燥，令人四肢瘦削，精神倦怠。故治消之法，无分上、中、下，先治肾为急。惟六味、八味及加减八味丸，随症而服，降其心火，滋其肾水，则渴自止矣。白虎、承气，皆非所治也。

楼全善云："肺病本于肾虚。肾虚则心寡于畏，妄行凌肺，而移热与之，故肺病消。仲景治渴而小便反多，用八味丸补肾救肺，后人因名之肾消也。"

《总录》谓不能食而渴者，末传中满；能食而渴者，必发脑疽、背痈。盖不能食者，脾之病。脾主浇灌四旁，与胃行其津液者也。脾胃既虚，则不能敷布其津液，故渴。其间纵有能食者，亦是胃虚引谷自救。若概用寒凉泻火之药，如白虎、承气之类，则内热未除，中寒复生，能不末传膨胀耶？惟七味白术散、人参生脉散之类，恣意多饮，复以八味丸滋其化源，才是治法。及能食而渴、发疽者，乃肥贵人膏粱之疾也，数食甘美而肥多，故其上气转溢而为消渴。不可服膏粱、芳草、金石药，其气剽悍，能助燥热。经云："治之以兰，消陈积也。"亦不用寒凉。及发痈疽者何也？经曰："膏粱之变，足生大疔。"此之谓也。其肾消而亦有脑疽、背痈者，盖肾主骨，脑者髓之海，背者太阳经寒水所过之地。水涸海竭，阴火上炎，安得不发为痈疽。其疮甚而不溃，或赤水者是。甚则或黑或紫，火极似水之象，乃肾水已竭，不治。或峻补其阴，亦可救。

或曰：人有服地黄汤而渴仍不止者，何也？曰：此方士不能废其绳墨，而更其道也。盖心、肺位近，宜制小其服；肾、肝位远，宜制大其服。如上消、中消，可以前九缓而治之。若下消已极，大渴大燥，须加减八味丸料一升，内肉桂一两，水煎六七碗，恣意冷饮之，熟睡而渴病如失矣。处方之制，存乎人之通变耳。

或问曰：下消无水，用六味地黄丸以滋少阴之肾水矣，又加附子、肉桂者何？盖因命门火衰，不能蒸腐水谷，水谷之气不能熏蒸、上润乎肺，如釜底无薪，锅盖干燥，故渴。至于肺亦无所禀，不能四布水精、并行五经。其所饮之水，未经火化，直入膀胱，正谓饮一升溺一升，饮一斗溺一斗。试尝其味，甘而不咸可知矣。故用桂附之辛热壮其少阴之火，灶底加薪，枯笼蒸溽，槁禾得雨，生意维新，惟明者知之，昧者鲜不以为迂也。昔汉武帝病渴，张仲景为处此方，至圣玄关，今尤可想。八味丸诚良方也。疮疽痊后，及将痊口渴甚者，舌黄坚硬者，及未患先渴，或心烦躁渴，小便频数，或白浊、阴痿，饮食少思，肌肤消瘦，及腿肿脚软，口舌生疮，服之无不效。

一贵人病疽，疾未安而渴作，一日饮水数升。愚遂献加减地黄方。诸医大笑云："此药若能止渴，我辈当不复业医矣。"皆用木瓜、紫苏、乌梅、人参、茯苓、百花煎等生津液之药止之，而渴愈甚。数剂之后，茫无功效。不得已而用余前方，三日渴止，因相信。久服不特渴疾不作，气血亦壮，饮食加倍，强健过于少壮之年。盖用此药，非予敢自执鄙见，实有源流。薛氏家藏此方，屡用有验，故详著之。使有渴疾者信其言，专志服饵取效，无为庸医所惑，庶广前人之志。久服轻身，耳目聪明，令人光泽。（内北五味，最为得力。独能补肾水，平补，降心气。其肉桂一味不可废，若去肉桂，服亦不应。）

一男子患此，欲治以前丸。彼谓肉桂性热，乃易黄柏、知母等药，渴不止，发背疽而殁。夫肉桂，肾经药也。前症乃肾经虚火炎上无制为患，用桂导引诸药以补之，及引虚火归原，故有效。成无己云：桂犹圭也，引导阳气，若执以使。若夫上消者，谓心移热于肺；中消者，谓内虚胃热。皆认火热为患，故或以白虎，或以承气，卒致不救。总是下焦命门火不归原，游于肺则为上消，游于胃即为中消，以八味肾气丸引火归原，使火在釜底，水火既济，气上熏蒸，肺受湿气，而渴疾愈矣。

有一等渴欲引饮，但饮水不过一二口即厌，少顷复渴，饮亦不过若此，但不若消渴者饮水无厌也。此证中气虚寒，寒水泛上，逼其浮游之火于咽喉口舌之间，故上焦一段欲得水救，若得至中焦，以水见水，正其所恶也。治法如面红烦躁者，理中汤送八味丸。

又有一等口欲饮水，但饮下少顷即吐，吐出少顷复求饮，药、食毫不能下。此是阴盛格阳，肾经伤寒之症。仲景以白通汤，加人尿、胆汁，热药冷探之法，一服即愈。女人多有此症（陶节庵名曰回阳返本汤）。

（《医贯》）

喻 昌

辨析三消独重于胃，急救金水勿过寒凉

喻昌（1585~1664），字嘉言，明末清初医家

喻昌曰：消渴之患，常始于微而成于著，始于胃而极于肺肾。始如以水沃焦，水入犹能消之；既而以水投石，水去而石自若。至于饮一溲一，饮一溲二，则燥火劫其真阴，操立尽之术，而势成熇熇矣。《内经》有其论无其治，《金匮》有论有治矣，而集书者采《伤寒论》厥阴经消渴之文凑入，后人不能抉择，斯亦不适于用也。盖伤寒传经，热邪至厥阴而尽，热势入深，故渴而消水，及热解则不渴，且不消矣，岂杂证积渐为患之比乎？谨从《内经》拟议言之。经谓凡治消瘅仆击、偏枯痿厥、气满发逆、肥贵人则膏粱之疾也，此中消所由来也。肥而不贵，食弗给于鲜；贵而不肥，餐弗过于饕；肥而且贵，醇酒厚味，孰为限量哉？久之食饮，酿成内热，津液干涸，求济于水，然水入尚能消之也，愈消愈渴，其膏粱愈无已，而中消之病遂成矣。夫既瘅成为消中，随其或上或下，火热炽盛之区，以次传入矣。上消者胃以其热上输于肺，而子受母累，心复以其热移之于肺，而金受火刑。金者生水而出高源者也，饮入胃中，游溢精气而上，则肺通调水道而下。今火热入之，高源之水，为暴虐所逼，合外饮之水，建瓴而下，饮一溲二，不但不能消外水，且并素酝水精，竭绝而尽输于下，较六腑之暴注暴泄，尤为甚矣，故死不治也。所谓由心之肺谓之

死阴，死阴之属，不过三日而死者，此之谓也。故饮一溲二，第一危候也。至于胃以其热，由关门下传于肾，肾或以石药耗其真，女色竭其精者，阳强于外，阴不内守，而小溲浑浊如膏，饮一溲一，肾消之证成矣。经谓石药之性悍，又谓脾风传之肾，名曰疝瘕，少腹冤热而痛，出白液，名曰蛊，明指肾消为言。医和有云：女子阴物也，晦淫则生内热惑蛊之疾，此解冤热及蛊义甚明。王太仆谓消烁肌肉，如蛊之蚀，日渐损削，乃从消字起见，浅矣浅矣。夫惑女色以丧志，精泄无度，以至水液浑浊，反从火化，亦最危候。经云：君火之下，阴精承之。故阴精有余，足以上承心火，则其人寿。阴精不足，心火直下肾中，阳精、所降，其人夭矣。故肾者胃之关也，关门不开？则水无输泄而为肿满；关门不闭，则水无底止而为消渴。消渴属肾一证，《金匮》原文未脱，其曰：饮一斗溲一斗者，肾气丸主之。于以蒸动精水，上承君火，而止其下入之阳光，此正通天手眼。张子和辄敢诋之，既诋仲景，复谀河间，谓其神芎丸以黄芩味苦入心，牵牛、大黄驱火气而下，以滑石引入肾经，将离入坎，真得《黄庭》之秘。颠倒其说，阿私所好，识趣卑陋若此，又何足以人仲景之门哉？何柏斋《消渴论》中已辨其非。昌观戴人吐下诸案中，从无有治消渴一案者，可见无其事，即无其理矣。篇首论火一段，非不有其理也，然以承气治壮火之理，施之消渴，又无其事矣。故下消之火，水中之火也，下之则愈燔；中消之火，竭泽之火也，下之则愈伤；上消之火，燎原之火也，水从天降可灭，徒攻肠胃，无益反损。夫地气上为云，然后天气下为雨，是故雨出地气，地气不上，天能雨乎？故亟升地气以慰三农，与亟升肾气以溉三焦，皆事理之必然者耳。不与昔贤一为分辨，后人亦安能行其所明哉？

昌著消渴论，聊会《内经》大意，谓始于胃而极于肺肾，走为中上下之三消。其他膈消亦积食证，要亦中上之消耳，然未得《金匮》之实据，心恒不慊。越二岁，忽忆《内经》云：有所劳倦，形气衰少，谷气不盛，上焦不行，胃气热，热气熏胸中故内热。恍然悟胸中受病消息，惟是胃中水谷之气，与胸中天真灌注环周，乃得清明在躬，若有所劳倦，伤其大气宗气，则胸中之气衰少。胃中谷气因而不盛，谷气不盛，胸中所伤之气愈益难复，而不能以克行。于是谷气留于胃中，胃中郁而为热，热气熏入胸中，混合其衰少之气，变为内热，胸胃间不觉易其冲和之旧矣。求其不消不渴，宁可得乎？透此一关，读《金匮》所不了了者，今始明之。其云：寸口脉浮而迟，浮即为虚，迟即为劳，虚则卫气不足，劳则荣气竭。趺阳脉浮而数，浮则为气，数则消谷而大坚，气盛则溲数，溲数则坚，坚数相搏，即为消渴。举寸口以候胸中之气，举趺阳以候胃中之气，显然有脉之可循，显然有证之可察，然且难解其微焉。盖阴在内为阳之守，阳在外为阴之固，寸口脉浮，阴不内守，故卫外之阳浮，即为虚也。寸口脉迟，阳不外固，故内守之阴迟，即为劳也，总因劳伤荣卫，致寸口脉虚而迟也。然荣者水谷之精气，卫者水谷之悍气，虚而且迟，水谷之气不上充而内郁，已见膈虚胃热之一斑矣。更参以趺阳脉之浮数，浮则为气，即《内经》热气熏胸中之变文，数则消谷而大坚。昌前论中既如以水投石，水去而石自若，偶合胃中大坚，消谷不消水之象，可见火热本足消水也，水入本足救渴也。胃中坚燥，全不受水之浸润，转从火热之势，急奔膀胱，故溲数。溲去其内愈燥，所以坚数相搏，即为消渴。直引《内经》味过于苦，久从火化，脾气不濡，胃气乃厚之急，为消渴之源，精矣微矣。晋唐以后，代不乏贤，随其聪敏，揣摩《内经》，各自名家，卒皆不入仲景堂奥，其所得于《内经》者浅耳。使深则能随证比类，各出脉证方治，以昭成法，而《金匮》遗编，家传户诵之矣，即如消渴证，相沿谓中消者宜下之，共守一语，更无别商，岂一下可了其局乎？抑陆续徐下之乎？夫胃已大坚，不受膏沐，辄投承气，坚者不受，瑕者受之矣。膀胱不受，大肠受之矣。岂不乘其药势，传为痢下、鹜溏、中满、肿胀之证乎？《总录》谓末传能食者，迎发脑疽背疮；不食者，必传中满膨胀，皆为不治之证。诸家不呕呕于始传中传，反于末传多方疗治，如忍冬蓝叶荠苨丸散，及紫苏葶苈中满分消汤丸，欲何为耶？《金匮》于小溲微觉不利，早用文蛤一味治之，方书从不录用。讵知软坚之品，非劫阴即伤阴，独此一种平善无过，兼可利水，诚足宝乎。洁古谓能食而渴者，白虎加人参汤；不能食而渴者，钱氏白术散加葛根。

末传疮疽者，火邪盛也，急攻其阳，无攻其阴。下焦元气得强者生，失强者死，末传中满者膈消，中消制之太过，速过病所。上热未除，中寒复起，非药之罪，用药时失其缓急之制也。洁古老人可谓空谷足音矣！所云无攻其阴，得强者生，失强者死，皆虑泉竭之微言，令人耸然起敬。于是追步后尘，徐商一语曰：三消总为火病，岂待末传疮疽，始为火邪胜耶？然火之在阳在阴，分何脏腑，合何脏腑，宜升宜降宜折宜伏，各各不同。从其性而治之，使不相扦格，乃为良法。若不治其火，但治其热，火无所归，热宁有止耶？如肾消阴病用六味丸，阳病用八味丸，此亦一法。若谓下消只此一法，其去中消宜下之说，能以寸哉！

《内经·阴阳别论》曰：二阳结谓之消。二阳者阳明也，手阳明大肠主津，病消则目黄口干，是津不足也。足阳明胃主血，病热则消谷善饥，血中伏火，乃血不足也。结者津血不足，结而不行，皆燥之为病也。

《内经》曰：心移热于肺，传为膈消。张子和谓膈消犹未及于肺，至心移寒于肺，乃为肺消。如此泥文害意，非能读《内经》者也。岂有心移热于肺，肺传其热于膈，犹未及肺之理，必变经文为心移热于膈，传为肺消，乃不泥乎？要识心肺同居膈上，肺为娇脏，移寒移热，总之易入。但寒邪入而外束，热邪入而外传，均一肺消，而治则有分矣。

刘河间论三消之疾，本湿寒之阴气极衰，燥热之阳气太甚。六气中已遗风火二气矣。且以消渴、消中、消肾，分明三消，岂中下二消，无渴可言耶？及引经言，有心肺气厥而渴；有肝痹而渴；有痹热而渴；有胃与大肠结热而渴；有脾痹而渴；有肾热而渴；有小肠痹热而渴，愈推愈泛。其不合论消渴，但举渴之一端，为燥热亡液之验，诚不可解。玉机微义，深取其说，发暖药补肾之误，吾不知暖药果为何药也！世岂有以暖药治消渴之理哉？其意盖在非《金匮》之主肾气丸耳，夫肾气丸蒸动肾水，为治消渴之圣药，后世咸知之。而何柏斋复辨之，昌恐后学偶阅子和宗厚之说，反滋疑眩，故再陈之。

瘅成为消中，胃热极深，胃火极炽，以故能食易饥多渴，诸家咸谓宜用大承气汤下之矣。不知渐积之热，素蕴之火，无取急下，下之亦不去，徒损肠胃，转增其困耳，故不得已而用大黄。当久蒸以和其性，更不可合枳实、厚朴同用，助其疾趋之势。洁古用大黄，更其名曰顺利散，隐然取顺利，不取攻劫之急。方下云：治中消热在胃而能食，小便色黄微利，至不欲食为效，不利多利。昌恐微利至不欲食，胃气已不存矣。承气非微利之法，而可渎用哉？子和更其方为加减三黄丸，合大黄、芩、连用之，不用枳、朴矣。方下云：治丹石毒及热渴。以意测度，须大实者方用。曾不思消渴证，真气为热火所耗，几见有大实之人耶？然则欲除胃中火热，必如之何而后可。昌谓久蒸大黄，与甘草合用，则急缓互调；与人参合用，则攻补兼施。如充国之屯田金城，坐困先零，庶几可图三年之艾。目前纵有乘机斗捷之著，在所不举，如之何欲取效眉睫耶？昔贤过矣。

律 五 条

凡治初得消渴病，不急生津补水，降火彻热。用药无当，迁延误人，医之罪也。

凡治中消病成，不急救金水二脏，泉之竭矣。不云自中，医之罪也。

凡治肺消病而以地黄丸治其血分，肾消病而以白虎汤治其气分，执一不通，病不能除，医之罪也。

凡消渴病少愈，不亟回枯泽槁，听其土燥不生，致酿疮疽无救，医之罪也。

凡治消渴病，用寒凉太过，乃至水胜火湮，犹不知反，渐成肿满不救，医之罪也。

（《医门法律》）

李用粹

消 渴 汇 补

李用粹（1662~1722），字修之，号惺庵，清代医家

1. 大意

二阳结，谓之消渴。《内经》二阳者，手阳明大肠，主津液。足阳明胃，主血气。津血不足，发为消渴。（《入门》）

2. 内因

水之本在肾，末在肺。（《内经》）真水不竭，何渴之有。人惟酒色是耽，辛热太过，或以甘肥煿炙适其口，或以丹砂玉石济其私，于是火炎上熏，津液干枯而病生焉。

3. 外候

上消者，心也。多饮少食，大便如常，溺多而频。中消者，脾也。善渴善饥，能食而瘦，溺赤便闭。下消者，肾也。精枯髓竭，引水自救，随即溺下，稠浊如膏。（《医鉴》）

4. 三消移热

上消于心，移热于肺。中消于脾，移热于胃。下消于肾，移热于膀胱。传染既久，肠胃合消，五脏干燥。（《辨疑》）故上轻，中重，下危。（《入门》）

5. 三消传变

凡消病火炎日久，气血凝滞。能食者，末传脑疽背痈。不能食者，末传噎膈膨胀，皆不治之症也。(《总录》)

6. 死症

上消心火亢极，肺金受囚，饮一溲二者死。中消胃阳独旺，脾阴困败，下利而厥，食已善饥者死。下消肾阴枯涸，邪火煎熬，精溺时泄，如油如脂者死。

7. 脉法

胃脉浮数者消谷。肺脉滑数者消渴。大率数大者生，细微者死。沉小者生，牢实者死。

8. 治法

治宜补肾水，泻心火，除肠胃燥热，济身中津液。使道路散而不结，津液生而不枯，气血利而不涩，则病自已矣。(《玉机》)

9. 血分气分

气分渴者，因外感传里，或过食香燥，热耗津液，喜饮冷水，当与寒凉渗利以清其热，热去则阴生，而渴自止。血分渴者，因内伤劳役，精神耗散，胃气不升，或病后亡津，或余热在肺，口干作渴，喜饮热汤，当与甘温酸剂以滋其阴，阴生则燥除而渴自止。(《入门》)

10. 治宜滋补

初起宜养肺清心，久病宜滋肾养脾。盖五脏之津液，皆本乎肾。故肾暖则气上升而肺润，肾冷则气不升而肺枯，故肾气丸为消渴良方也。又五脏之精华，悉运乎脾。脾旺则心肾相交，脾健而津液自化，故参苓白术散为收功神药也。(《汇补》)

11. 治无太峻

如上消、中消，治之太急，久成中满之证。所谓上热未除，中寒复起也。

用药上消初起，人参竹叶汤；久则麦冬饮子。中消初起，加减甘露饮；久则钱氏白术散。下消初起，生地饮子；久则小八味丸。若心肾不交，水下火上，无以蒸气而消者，桂附八味丸。若脾胃虚衰，不能交媾水火，变化津液而渴者，参苓白术散。夏月伏暑心胞，患消渴者，香薷散主之。其他如缫丝汤、天花粉、芦根汁、淡竹叶、麦冬、知母、牛乳，皆消渴之神药也。不可不审。

12. 消渴选方

人参竹叶汤　治上消属实者。

人参　淡竹叶　炙甘草　麦门冬　栀子　黄连　黄芩

麦冬饮子　治上消属虚者。

人参　麦门冬　五味子　茯神　生地　干葛　炙甘草　花粉　知母各等份　竹叶二四片

水煎服。

生津甘露饮加减　治中消属实。

石膏二钱半　甘草　升麻　人参各一两　知母二钱　桔梗　山栀各一钱　兰叶　麦冬　当归各五分　白豆蔻　白芷　连翘各一钱　黄连　木香　藿香各三分　柴胡三分

为末，浸饼捏作饼子晒干。每服杵碎二钱末，随津咽下。此方制治之缓，不惟不成中满，亦不作痈疽下消矣。

钱氏白术散　治中消属虚者。

茯苓　藿香　甘草各一钱　干葛二两　桔梗五钱　人参　白术　白蜜十匙

生地黄饮子　治下焦虚火者。

人参　生地　甘草　茯苓

磁石荠苨丸　治强中消渴，不交精泄者。

　　荠苨　大豆　茯苓　磁石　玄参　石斛　花粉　地骨皮　鹿茸各一两
沉香　人参各五钱　熟地四两

　　猪肾一具，煮烂，捣和蜜丸，空心盐汤下。

加味地黄丸

即六味丸加麦冬、五味。

一方水梨取汁，和蜜熬成，不时调服。或藕汁亦妙。

一方消渴能食，防其将生痈疽。用忍冬不拘根茎花叶，酒浸火煨晒干，入甘草、花粉为末，蜜丸服。

（《证治汇补》）

程国彭

消 渴 心 悟

程国彭（1662~1735），字钟龄，清代医家

经云，渴而多饮为上消，消谷善饥为中消，口渴小水膏者为下消，三消之证，皆燥热结聚也。大法，治上消者，宜润其肺，兼清其胃，二冬汤主之；治中消者，宜清其胃，兼滋其肾，生地八物汤主之；治下消者，宜滋其肾，兼补其肺，地黄汤生脉散并主之。夫上消清胃者，使胃火不得伤肺也；中消滋肾者，使相火不得攻胃也；下消清肺者，滋上源以生水也。三消之治，不必专执本经而滋其化源则病易痊矣。书又云：饮一溲一，或饮一溲二，病势危急，仲景用八味丸主之，所以安固肾气也；而河间则用黄芪汤和平之剂。大抵肺肾虚而不寒者，宜用此法。又按仲景少阴篇云：肾经虚，必频饮热汤以自救，乃同气相求之理，今肾经虚寒，则引水自灌，虚寒不能约制，故小便频数，似此不必与消证同论，宜用理中汤加益智仁主之。然予尝见，伤暑发喘之证，小便极多，不啻饮一而溲二者，用六味加知柏而效，可见此证又由肾经阴虚而得，治宜通变，正当临证制宜，未可一途而取也。

（《医学心悟·三消》）

尤在泾

消渴方治，羽翼金匮

尤在泾（1650~1749），字在泾，清代医家

消渴病有三：一渴而饮水多，小便数，有脂如麸片，甜者是消渴也。二吃食多，不甚渴，小便少，似有油而数者，是消中也。三渴饮水不能多，但腿肿脚先瘦小，阴痿弱，数小便者，是肾消也。

消渴大禁有三：一饮酒，二房室，三咸食及面，能慎此者，虽不服药，自可无他。不知此者，纵有金丹，亦不可救，慎之，慎之。

李词部曰：消渴之疾，发则小便味甜。

《洪范》云：稼穑作甘。以理推之，淋饧醋酒作脯法，须臾即皆能甜也。人饮食之后，滋味皆甜，积在中焦，若腰肾气盛，则上蒸精气，化入骨髓，其次为脂膏，其次为肌肉，其余则为小便。气臊者，五脏之气；味咸者，润下之味也。若腰肾虚冷，不能蒸化于上，谷气则尽下而为小便，故甘味不变，下多不止，食饮虽多而肌肤枯槁。譬如乳母，谷气上泄，皆为乳汁。消渴疾者，谷气下泄，尽为小便也。又肺为五脏之华盖，若下有暖气上蒸，即润而不渴；若下虚极，即阳气不能升，故肺干而渴。譬如釜中有水，以板盖之，若下有火力，则暖气上腾而板能润；若无火力，则水气不能上，板终不可能得而润也。故张仲景云：宜服八味肾气丸，并不可食冷物，及饮冷水，此颇得效，故录正方于后。

八味肾气丸 服讫后，再服后方以压之。

黄连二十分 麦冬十二分 苦参十分 生地七分 知母七分 牡蛎七分 栝楼根七分

为末，牛乳为丸，桐子大，曝干，浆水或牛乳下二十丸，日再服。病甚者，瘥后须服一载以上，即永绝病根。一方有人参五两。以上见《本事方》。

又疗消渴、口苦舌干方。

麦冬五两 花粉三两 乌梅十个 去核小麦三合 茅根 竹茹各一升

水九升，煎取三升，去滓分四五服。细细含咽。

疗饮水不消、小便中如脂方（崔氏）：

黄连 栝楼根各五两，为末

生地汁和，并手丸如桐子大，每食后牛乳下五十丸，日一服。一方用生瓜蒌汁、生地汁、羊乳汁和黄连任多少，众手捻为丸，如桐子大，麦冬饮服三十丸，渐加至四十五丸。轻者三日愈，重者五日愈，名羊乳丸。

麦冬饮子 治膈消胸满，烦心短气。

人参 茯神 麦冬 知母 五味子 生地 生甘草 葛根 栝楼根

上等份咬咀，每服五钱，水二盏，竹叶十四片，煎至七分，去滓温服。

河间云：心移热于肺为膈消。膈消者，心肺有热，胸满烦心，津液燥少，短气，久则引饮为消渴也。麦冬饮子主之。

麦冬丸 消渴之人，愈与不愈，常须虑有大痈，以其内热而小便数故也。小便数则津液竭，津液竭则经络涩，经络涩则营卫不行，营卫不行则热气留滞，必于大骨节间发痈疽而卒。当预备此药，除肠胃实热，兼服消渴方。

麦冬　茯苓　黄芩　石膏　玉竹各八分　人参　龙胆草各六分　升麻四分　枳实五分　生姜　栝楼根各十分　枸杞根

为末，蜜丸桐子大，茅根粟米汁下十丸，日二服。若渴则与后药。

栝楼根　生姜　麦冬汁　芦根各三升

水一斗，煮取三升，分三服。

冬瓜饮子　治消渴，能食，小便如脂麸片，日夜无度。

冬瓜一个，割开去瓤，入黄连末十两，仍将顶盖好，热灰中煨热，去皮细切，研烂，用布取汁，每服一盏，日三夜二服。

葶苈丸　疗消渴成水病浮肿方。

甜葶苈隔纸炒　栝楼根　杏仁麸炒黄　汉防己各一两

为末，蜜丸桐子大，每服三十丸，茯苓汤下，日三。

白术散　治诸病烦渴，津液内耗，不问阴阳，皆可服之，大能止渴生津。

干葛二两　白术　人参　茯苓　炙草　藿香　木香各一两

为粗末，每三钱，水一盏半，煎至一盏，温服。

猪肚丸　治消渴。

猪肚洗净，一具　黄连　白粱米各五两　花粉　茯神各四两　知母三两　麦冬二两

上六味为末，内猪肚中缝密，置甑中蒸极烂，乘热入药臼中捣为丸。若硬加蜜丸梧子大，每服三十丸，加至五十丸，日二。

（《金匮翼》）

沈金鳌

析三消源流，详证治法则

沈金鳌（1717~1776），字芊绿，清代医家

三消，燥病也。三消之证，分上中下。上消者，舌赤裂，咽如烧，大渴引饮，日夜无度。中消者，多食易饥，肌肉燥，口干饮水，大便硬，小便如泔。下消者，烦躁引饮，耳轮焦，便溺不摄，或便如胶油。

三消之由：上消肺也，由肺家实火，或上焦热，或心火煅炼肺金。中消脾也，由脾家实火，或伏阳蒸胃。下消肾也，由肾阴虚，或火伏下焦。经曰：心移寒于肺，为肺消，肺消者，饮一溲二，死不治。又曰：心移热于肺，传为膈消。又曰：奇病有消渴，皆上消也，多饮而渴不止者也。盖肺主气，其能通调水道而有制者，赖心君火，时与以温气而为之主，以润燥金，故肺之合皮，其主心也，若心火不足，不能温金，而反移以寒，寒与金化，则金冷气沉而不得升，犹下有沟渎，上无雨露，是以饮一溲二也，是肺气以下而枯索也，故曰肺消死不治，此因于寒者也。肺本燥金，心腹以热移之，为火燥相印，因而膈上焦烦，饮水多而善消，此因于热者也。可见上消之由，有阴有阳，不可不辨。而多饮易消，火气炎郁，所以为奇病也。经又曰：瘅成为消中。又曰：胃中热则消谷，令人善饥。又曰：二阳结，谓之消，皆中消也。此盖结于本气，阳明气盛热壮，然以血多津守，未尝

有所结，今言其结，则阳邪盛而伤阴，枯其津液，故结在中焦。阳明亢甚，故消谷善饥。又热亢能消，精液不荣肌肉，故名曰消也。经又曰：溲便频而膏浊不禁，肝肾主之，此下消也。盖缘肾水亏损，津液枯竭，水亏火旺，蒸烁肺金，肺被火邪，不能生肾，故成下消也。

赵献可言三消之证，总由煎熬既久，五脏燥烈，能食者必发胸疽背痈，不能食者必发中满膨胀，治者不必分上下，概用清肺滋肾之药，上消小剂，中消中剂，下消大剂，宜概用六味丸加麦冬、五味子。其或命门火衰，火不归原，游于肺为上消，游于胃为中消，必用引火归原之法，渴病若失矣，宜八味丸，冷水服之。若过用寒凉，恐内热未除，中寒又起。献可此言诚能于消病中寻源讨流，但必切脉合症，确然审是命门火衰，然后可用桂附，若由热结所致，下咽立毙矣，慎之谨之。

大约善治三消者，必补肾水真阴之虚，泻心火燔灼之热，除肠胃燥热之邪，济心中津液之衰，使道路散而不结，津液生而不枯，气血利而不涩，则消证无不愈矣。夫三消之成，总皆以水火不交，偏胜用事，燥热伤阴之所致，而要之五行之气相成，阳胜固能消阴，阴胜亦能消阳，如经言二阳之病，传为风消。二阳者，阳明也，阳明既病，木邪起而胜之，既胜，则精血不荣，肌肉风消也，故由燥阳伤阴，而气不化水固为消。由阴邪偏胜，而阳不帅阴，其水不化气亦为消，其消一也。

总治三消，宜人参白术散、桑白皮汤、活血润燥生津饮、大黄甘草饮子。又有中消而口甘者，由脾热，中消而口苦者，由胆热，此二种《内经》谓之瘅证，与消病一类却非即消病。盖口甘者，脾瘅，肥美之所发。肥令人内热，甘令人中满，中满热郁，其气上溢，久亦转为消渴也，经则治之以兰草，除陈气也。兰性味甘寒，能利水道，其清气能生津止渴，除陈积蓄热也。口苦者，胆瘅。肝取决于胆，而数谋虑不决，胆气虚，其气上溢，而口为之苦，以胆之脉会于咽也。治法俱同三消，特各加引经药使归于肝脾。

至三消分治之方，可详举之：有烦渴能食者宜人参白虎汤。有消渴胸满心烦，无精神者宜人参宁神汤。有消渴便干，阴头短，舌白燥，口唇裂，眼涩而昏者宜止消润燥汤。有消渴后身肿者宜紫苏汤。有消渴面目足膝肿，小便少者宜瞿麦饮。有消渴咽干面赤烦躁者宜地黄饮。有消渴盛于夜者宜加减地黄丸。有消渴由心火上炎，肾水不济，烦渴引饮，气血日消者宜降心汤。有心火炽热，口干烦渴，小便赤涩者宜清心莲子饮。有消渴小便数，舌上赤脉，肌体枯瘦者宜和血益气汤。有消渴而上焦烦热，为膈消者宜人参石膏汤。有消渴不能食者宜麦门冬饮子。有老人虚人大渴者宜人参麦冬汤。以上皆上消之属。通治上消宜生津养血汤、黄芩汤。

有消中饮食多，不甚渴，小便数，肌肉瘦者宜加减白术散。有消谷善饥者宜加减白术散。有能食而瘦，口干自汗，便结溺数者宜清凉饮。有消中而瘦，二便秘者宜兰香饮子。有消中由胃热者宜藕汁膏。有消中而中焦燥热，肌肉瘦削，大便硬，小便数而黄赤者宜生津甘露饮。有消中后腿渐细，将成肾消者宜茯苓丸。以上皆中消之属通治消中，宜调胃承气汤、加减三黄丸、黄连猪肚丸、顺气散。

有肾消大渴饮水，下部消瘦，小便如脂液者宜玄菟丹。有肾虚水涸燥渴者宜双补丸。有肾消大渴便数，腰膝疼者宜肾沥丸。有肾消尿浊如膏者宜人参茯苓散。有肾消口燥烦渴，两脚枯瘦者宜加减肾气丸。有肾虚消渴，小便无度者宜鹿茸丸。有肾消茎长而坚，精自出者，此孤阳无阴，即强中症也，最难治，盖此亦由耽好女色，或服丹石以恣欲，久则真气脱而热气盛，故饮食如汤沃雪，肌肤削，小便如膏油，阳易兴而精易泄也。宜六味丸、石子荠苨汤、黄连猪肝丸。以上皆下消之属。通治下消，宜补肾地黄丸、加减八味丸。

消证之不同如此。此外又有食㑊证。经曰：大肠移热于胃，善食而瘦，谓之食㑊。胃移热于胆，亦名食㑊。注云：㑊者，易也。饮食移易而过，不生肌肉也，治与消中同。而又有酒渴证，由平日好酒，热积于内，津液枯燥，烦渴引饮，专嗜冷物也，宜乌梅木瓜汤。而又有虫渴证，由虫在脏腑之间，耗其精液，而成消渴也，宜苦楝汤。而又有类消证，其人渴欲求饮，饮一二口即厌，不比消渴之无厌，此由中气虚寒，寒水泛上，逼出浮游之火于喉舌间，故上焦欲得水救，水到中焦，以水遇水，故厌也，宜理中汤送八味丸。

又经云：二阳之病发心脾，有不得隐曲，女子不月。阳明位太阴之表而居中，于腑则胃当之，非若手阳明大肠之以经络为阳明比也。其病发心脾者，胃与心为生土之母子，而脾与胃行津之表里。发者，发足之义。人之情欲，本以伤心，劳倦忧思，本以伤脾，脏既伤，则必连及于腑，又必从其能连及者，如母病必及子。故凡内而伤精，外而伤形者，皆能病及胃，此二阳之病，发自心脾也。然阳明为生化之本，其气盛，其精而下行，化荣卫而润宗筋，化源既病，则阳道外衰，故不得隐曲而枯涩，女子则不月。盖心脾为真阴之主，胃为真阳之主，伤真阴必使真阳无守，二阳既病，仓廪空而饷道绝，为生死之关，然必自真阳之伤为之，故曰发心脾也。治亦同三消，参其证而用方主之可也。

至于消渴既久，其传变之证，在能食者必发痈疽背疮，不能食者必至中满膨胀，何也？津液竭则火邪胜，故发痈脓，且痛甚而或不溃，或流赤水也。又如上中二消，制之太急，寒药多而胃气伤，故成中满，甚而水气浸渍，溢于皮肤，则为肿胀，所谓上热未除，中寒之症复生也。夫至痈疽胀满，亦与强中等症，皆为传变而不易治矣。

《入门》曰：饮水而安者，实热也；饮水少顷即吐者，火邪假渴耳。丹溪曰：三消多属血虚不生津液，宜以四物汤为主。上消加人参、五味、麦冬、花粉煎，入藕汁、地黄汁、牛乳。酒客生葛根汁冲服。中消加知母、石膏、寒水石、滑石。下消加黄柏、知母、熟地、五味子。又曰：养肺降火生血为主，分上中下治之。又曰：消渴证，小便反多，如饮水一斗，小便亦一斗，宜肾气丸。

徐忠可曰：仲景云：厥阴之为病，消渴，气上冲心，心中疼热，饥而不欲食，食即吐，下之不肯止。夫厥阴之为病消渴七字，乃消渴之大原，然或单渴不止，或善食而渴，或渴而小便反多，后人乃有上中下之分，不知上中下似不同，其病原总属厥阴。厥阴者，风木之脏也，与风相得，故凡中风，必先中肝。然风善行而数变，故在经络，在血脉，在肌肉，各各不同。而又有郁于本脏者，则肝得邪而实。因而乘其所胜。阳明受之，乘其所生，少阴受之，于是上中下或有偏胜，现症稍殊，皆为消渴，皆由厥阴风郁火燔，故曰厥阴之为病消渴。《内经》亦有风消二字，消必兼风言之，亦此意也。

又曰：《内经》云：二阳结，谓之消。仲景独言厥阴，似乎互异，不知邪气浸淫，病深肠胃，气聚不散，故曰结，其使肠胃之气不能健运而成三消，则厥阴实为病之本。如果病专肠胃，则下之为中病，消渴宜无不止矣。然多食而饥不止为中消，此又云饥不欲食，则知消渴之病，亦有不欲食者，但能食而渴者，全重二阳论治。饮一溲二，重在肾虚论治。其不能食而气冲者，重在厥阴论治。此又临证时微细之辨乎。

缪仲淳曰：三消渴疾，以鲇鱼涎和黄连末为丸，每五七丸，乌梅下，日三服取效。又曰：用白芍、甘草等份为末，每一钱，水煎，日三服。有人患消渴九年，服药止而复作，得是方服之，七日顿愈。古人处方，殆不可晓，不可以平易而忽之。又方，用栝楼根、黄连各三两，为末蜜丸，每三十丸，麦冬汤下，日二服。其饮水无度，小便数者，用田螺五升，水一斗浸一夜，渴即饮之，每日一换水及螺，或煮食饮汁亦妙。其饮水无度，小便赤涩者，用秋麻子仁一升，水三升，煮三四沸饮，不过五升瘥。其肾消饮水，小便如膏油者，用茴香、苦楝子等份炒，为末，每食前酒服二钱。其消渴饮水，骨节烦热者，用芭蕉根捣汁，时饮一二合。其消渴不止，下元虚损者，用牛膝末五两，生地汁五升浸之，日晒夜浸，汁尽为度，蜜丸，空心酒下三丸。久服壮筋骨，驻颜色，黑须发，津液自生。其胃虚消者，羊肚煮烂，空腹服之。其消渴烦乱者，干冬瓜瓤一两，水煎服。其消渴羸瘦，小便不禁者，兔骨和大麦苗煮汁服极效。其消中易饥者，用苁蓉、山萸、五味，蜜丸，每盐酒下二十丸。其三消骨蒸者，以冬瓜自然汁浸晒黄连末七次，又以冬瓜汁和丸，每三四十丸，大麦汤下。寻常口渴，只一服见效。其强中消渴者，用猪肾一具，荠苨、石膏各三两，人参、茯苓、磁石、知母、葛根、黄芩、花粉、甘草各二两，黑大豆一升，水一斗半，先煮猪肾大豆取汁一斗，去渣，下药再煮三升，分三服，名猪肾荠苨汤，后人名为石子荠苨汤。

消瘅 肝心肾三经之阴虚而生内热病也。即经所谓热中，与三消异。《灵枢经》言：五脏皆柔弱者，善病消瘅。夫皆柔弱者，天元形体不充也。其本大气不足，五脏气馁，阴虚生内热，自是内热不解，而外消肌肉，故五脏之脉，皆以微小者为消瘅，是五脏之气，不能充满于荣分，而内有郁热以烁之也。故法以脉实大者为顺，虽病可治。若脉悬小而坚，则精枯血槁，必不能耐久矣。是知消瘅之病，本起于不足，必以滋阴平肝清热为主也，宜生地黄饮子、玉泉丸。

《内经》注曰：瘅，谓消热病也。多饮数溲，谓之热中。多食数溲，谓之消中。《内经》曰：凡消瘅，肥实人则膏粱之疾也。此人因数食甘美而多肥，故其气上溢，转为消渴。注曰：食肥则腠理密，而阳气不得外泄，故肥令人内热。甘者，性气和缓而发散逆，故甘令人中满。然内热则阳气炎上，炎上则欲饮而嗌干，中满则阳气有余，有余则脾气上溢，故转为消渴。《入门》曰：消者，烧也，如火烹烧物者也。

　　鳌按：消为肌肉烁，瘅为内郁热，二字连读，为一证之名，非如《内经》言瘅成为消中，消为三消，瘅为瘅病也。即《内经》言肥甘之病，亦消渴之类，非消瘅，姑附于此。

（《杂病源流犀烛》）

华岫云

脾瘅论

华岫云（1696~1753），字南田，清代医家

脾瘅证，经言因数食甘肥所致。盖甘性缓，肥性腻，使脾气遏郁，致有口甘内热中满之患，故云治之以兰，除陈气也。陈气者，即甘肥酿成陈腐之气也。夫兰草即为佩兰，俗名为省头草，妇人插于髻中，以辟发中油秽之气。其形似马兰而高大，其气香，其味辛，其性凉，亦与马兰相类，用以醒脾气、涤甘肥也。今二案中虽未曾用，然用人参以助正气，余用苦辛寒以开气泄热，枳实以理气滞，亦祖兰草之意，即所谓除陈气也。此证久延即化燥热，转为消渴，故前贤有膏粱无厌发痈疽，热燥所致；淡薄不堪生肿胀，寒湿而然之论。余于甘肥生内热一证，悟出治胃寒之一法。若贫人淡薄茹素，不因外邪，亦非冷饮停滞，其本质有胃寒证者，人皆用良姜、丁香、荜茇、吴萸、干姜、附子等以温之，不知辛热刚燥能散气，徒使胃中阳气逼而外泄，故初用似效，继用则无功，莫若渐以甘肥投之，或稍佐咸温，或佐酸温，凝养胃阳，使胃脂胃气曰厚，此所谓药补不如食补也。又有肾阳、胃阳兼虚者，曾见久服鹿角胶而愈，即此意也。未识高明者以为然否。

（《临证指南医案·消渴按语》）

黄元御

肝郁脾陷，胆胃上逆，消渴根源

黄元御（1705~1758），名玉路，一字坤载，号玉楸子，清代医家

消渴者，足厥阴之病也。厥阴风木与少阳相火，相为表里，风木之性，专欲疏泄，土湿脾陷，乙木遏抑，疏泄不遂，而强欲疏泄，则相火失其蛰藏。手少阳三焦以相火主令，足少阳胆从相火化气，手少阳陷于膀胱，故下病淋癃，足少阳逆于胸膈，故上病消渴，缘风火合邪，津血耗伤，是以燥渴也。

淋因肝脾之陷，消因胆胃之逆，脾陷而乙木不升，是以病淋，胃逆而甲木不降，是以病消。脾陷胃逆，二气不交，则消病于上而淋病于下。但是脾陷，则淋而不消，但是胃逆，则消而不淋。淋而不消者，水藏而木不能泄也，消而不淋者，木泄而水不能藏也。木不能泄，则肝气抑郁而生热，膀胱热涩，故溲便不通，水不能藏，则肾阳泄露而生寒，肾脏寒滑，故水泉不止。

肝木生于肾水而胎心火，火之热者，木之温气所化，木之温者，水之阳根所发。水主蛰藏，木主疏泄，木虚则遏抑子气于母家，故疏泄不行，而病淋涩，木旺则盗泄母气于子家，故蛰藏失政，而善溲溺。

《素问·气厥论》：心移热于肺，肺消，肺消者，饮一溲二，死不治。此上下俱寒，上寒则少饮，下寒则多溲。饮一溲二，是精溺之各

半也，是以必死。《金匮》：男子消渴，小便反多，饮一斗，小便一斗。此下寒上热，下寒则善溲，上热则善饮。饮一溲一，是溺多而精少也，则犹可治。渴欲饮水，小便不利者，是消淋之兼病者也。

肾气丸

地黄二两八钱　山萸一两四钱　山药一两四钱　丹皮一两　茯苓一两　泽泻一两　桂枝三钱五分　附子三钱五分

炼蜜丸梧子大，酒下十五丸，日再服。不知，渐加。

《金匮》：消渴，饮一斗，小便一斗，上伤燥热，下病湿寒，燥热在肝肺之经，湿寒在脾肾之脏。肾气丸，茯苓、泽泻，泻湿燥土，地黄、丹、桂，清风疏木，附子温肾水之寒，薯蓣、山萸，敛肾精之泄，消渴之神方也。

肝主疏泄，木愈郁而愈欲泄，泄而不通，则小便不利，泄而失藏，则水泉不止。肾气丸能缩小便之太过，亦利小便之不通，《金匮》：小便一斗者主之，小便不利者亦主之，以其泻湿而燥土，清风而疏木也。

猪苓汤

猪苓三钱　茯苓三钱　泽泻三钱　滑石研，三钱　阿胶三钱

煎大半杯，入阿胶，烊化，温服。

治上消下淋者。

上渴而下淋者，土湿木郁，而生风燥。猪、茯、滑、泽，泻湿燥土，阿胶滋木清风，解渴通淋之良法也。

若木郁不能疏泄，宜加桂枝，以达木气。若消淋兼作而发热脉浮者，是土湿木郁而感风邪，当以五苓发其汗也。

桂附苓乌汤

茯苓三钱　泽泻三钱　桂枝三钱　干姜三钱　附子三钱　龙骨煅，研，三钱　牡蛎煅，研，三钱　首乌蒸，三钱

煎大半杯，温服。

治饮一溲二者。

《素问》饮一溲二，水寒土湿，木气 疏泄，宜苓、泽，泻湿燥土，姜、附，暖水温中，桂枝、首乌，达木荣肝，龙骨、牡蛎，敛精摄溺。病之初起，可以救药，久则不治。

（《四圣心源》）

俞 震

消渴医案按

俞震（1709~1799），字东扶，清代医家

罗谦甫治顺德安抚张耘夫　年四十五岁，病消渴，舌上赤裂，饮水无度，小便数多。东垣先师以生津甘露饮子治之，旬日良愈。古人云：消渴多传疮疡，以成不救之疾。今效后不传疮疡，享年七十五岁而终。其论曰：消之为病，燥热之气胜也。《内经》云：热淫所胜，治以甘苦，以甘泻之。热则伤气，气伤则无润。折热补气，非甘寒之剂不能，故以人参、石膏、炙甘草、生甘草之甘寒为君。启玄子云：益水之源，以镇阳光。故以知、柏、黄连、栀子之苦寒，泻热补水为臣。以当归、麦冬、杏仁、全蝎、连翘、白芷、白葵、兰香，甘辛寒和血润燥为佐。以升、柴之苦平，行阳明少阳二经；白豆蔻、荜澄茄、木香、藿香，反佐以取之。

重用桔梗为舟楫，使浮而不下也。为末。每服二钱，抄在掌内，以舌舐之。此制治之缓也。

震按：古今治消渴诸方，不过以寒折热，惟苦与甘略不同耳。要皆经径真，无甚深义。独此方委蛇曲折，耐人寻味。

《东坡集》载眉山揭颖臣　长七尺，素健饮啖。急得渴疾，日饮水数斗，饭亦倍进，小便频数，服消渴药逾年，病日甚，自度必死。蜀医张铉，取麝香当门子，以酒濡湿，作十余丸，用枳椇子煎汤，服之

遂愈。问其故，张曰：消渴消中，皆脾衰而肾败，土不胜水，肾液不上诉，乃成此疾。今诊颖臣，脾脉极热，肾脉不衰，当由酒果过度，积热在脾，所以多食多饮，饮多溺不得不多，非消渴也。麝香坏酒果，枳椇能化酒为水，故假二物去其酒果之毒也。

震按：此人似消渴，实非消渴。张公之见识殊高，用药最巧。

汪石山治一妇　年逾三十，常患消渴善饥，脚弱，冬亦不寒，小便白浊，浮于上者如油，脉皆细弱而缓，右脉尤弱。曰：此脾瘅也。宜用甘温助脾，甘寒润燥。以参、芪各钱半，麦冬、白术各一钱，白芍、花粉各八分，黄柏、知母各七分，煎服病除。

张景岳治周公　年逾四旬，因案牍积劳，神困食减，时多恐惧。自冬春达夏，通宵不寐者，半年有余。而上焦无渴，不嗜汤水，或有少饮，则沃而不行。然每夜必去溺三升，莫知其所从来，且半皆如膏浊液。尪羸至极，自分必死。岂意诊之，脉犹带缓，肉亦未脱，知其胃气尚存，慰以无虑。乃用归脾汤去木香，及大补元煎之属。一以养阳，一以养阴，出入间用。至三百余剂，计人参二十斤，乃得痊愈。此神消于上，精消于下之证。可见消有阴阳，不得尽言火。

震按：此条与汪案略同。但无渴，且不能饮，已具有虚无火之象。景岳喜用温药，然所谓养阳者，并不参以桂、附，则知消而且渴，必非桂、附所宜矣。予请下一转语曰消有虚实，不得误诊为寒。

孙东宿治一书办　年过五十，酒色无惮。忽患下消证，一日夜小便二十余度，清白而长，味且甜，少顷凝结如脂，色有油光。他医治半年不验，腰膝以下皆软弱，载身不起，饮食减半，神色大瘁。孙诊之，六部大而无力。经云：脉至而从，按之不鼓，诸阳皆然，法当温补下焦。以熟地六两为君；鹿角霜、山茱萸各四两，桑螵蛸、鹿角胶、人参、茯苓、枸杞、远志、菟丝、山药各三两为臣；益智仁一两为佐；桂、附各七钱为使，蜜丸。早晚盐汤送四五钱，不终剂而愈。

此证由下元不足，无气升腾于上，故渴而多饮，以饮多小便亦多也。今大补下元，使阳气充盛，熏蒸于上，则津生而渴止矣。

震按：生生子此条，实宗仲景"饮一斗，小便亦一斗，肾气丸主之"之法也。张杲治黄沔久病渴，极疲瘁，劝服八味丸数两而安。其学甚高，然治一水二火者患消渴而用此方，则大误。又阅滑伯仁案，一消渴者，医谓肾虚津不上升，合附子大丸服之，渴益甚，目疾亦作。滑斥之曰：此以火济火，不焦则枯。令弃前药，以寒剂下之，荡去火毒，继以苦寒清润之剂乃愈。是不可同日而语矣。《泊宅编》载，一仕人患消渴，医者断其逾月死。又一医令急致北梨二担，食尽而瘥。隋炀帝服方士丹药，荡思不可制，日夕御女数十人，入夏烦躁，日引饮数百杯而渴不止。莫君锡进冰盘于前，俾时刻望之，是皆法外之法也。他如本草载淡煮韭苗，于清明前吃尽一斤；刘完素以生姜自然汁一盆，置室中具杓于旁，给病人入室锁之，渴甚，不得已而饮，饮渐尽，渴反减，是皆《内经》辛以润之之旨。而《交州记》曰：浮石体虚而轻，煮饮治渴。故《本事方》神效散浮石为君，实神效无比。

又按：风寒暑湿燥火，六淫之邪也。江氏分类集案，不立燥之一门。缘诸病有兼燥者，已散见于各门，却无专门之燥病可另分一类耳。故于湿之下，火热之上，间以消渴，盖消渴有燥无湿也。其见解极是，允宜配列在此。

（《古今医案按》）

林珮琴

三 消 治 裁

林珮琴（1772~1839），号羲桐，清代医家

消分上中下三证，谓消渴、消谷、消肾也。皆水火不交，燥热伤阴所致。故经云二阳结谓之消。手阳明大肠主津，足阳明胃主液，二经燥结失润，故为消。上消主肺，肺热化燥，渴饮无度，是为消渴，经所谓心移热于肺，传为膈消也。中消主胃，胃热善饥，能食而瘦，是为消谷，经所谓瘅，成为消中也。下消主肾，虚阳烁阴，引水自救。溺浊如膏，精髓枯竭，是为肾消，经所谓肾热病苦渴数饮身热也。三消之症，上轻、中重、下危。然上中不甚，则不传下矣。故肾消者乃上中消之传变，肺胃之热入肾，消烁肾脂，饮一溲二，溲如膏油。盖肺主气，肺病则不能管束津液，上朝咽嗌，而尽输于下，其精微亦随溲下也，且消之由于火盛者，阳消证也。亦有气血乏消而为阴消症者，如经曰：心移寒于肺，为肺消，饮一溲二，死不治。景岳以为元阳大衰，金寒水冷，水不化气，而气悉化为水也。

《脉经》曰：心脉微小为消瘅，可知证多阳虚，而火多假火。故治三消者，必察其脉气病气形气；但见本源亏竭，及假火症，当速效根本以滋化源，勿专以清火为急。故《金匮》云：男子消渴，小便反多，饮一斗，小便一斗，八味丸主之。所以助气化，使津液得升也。赵养葵亦曰：治消证无分上中下，但滋肺肾。上消小剂，中消中剂，

下消大剂。概用六味丸加麦冬、五味。或命门火不归原，游于肺为上消，游于胃为中消，惟引火归原，宜八味丸。使火归釜底，水火既济，气上熏蒸，肺受津润，消渴自止。若过用寒凉，恐内热未除，中寒又起。古法以人参白虎汤治上消，以调胃承气汤治中消者，非也。必右寸滑数，热伤肺气，乃可人参白虎汤。必右关数实，湿热内蕴，乃可调胃承气汤。又经云：二阳之病发心脾，有不得隐曲，其传为风消。谓忧伤心，思伤脾，郁结不遂，则营液暗耗，胃大肠俱失通润，中肌肉风消也。宜归脾汤送固本丸，或生脉散。此亦阴消之类，今统论之。消证气分渴者，喜饮冷水，宜寒凉渗剂以清热。血分渴者，喜饮热茶，宜甘温峻剂以和阴。须细诊脉之上下左右滑数沉细，以定其有余不足而审治之。如上消气分燥渴者，黄芩汤。血分燥热者，易简地黄饮之。气血燥热者，竹叶黄芪汤。肺火消渴，咽干便秘者，生津饮。心火消渴，小水赤涩者，清心莲子饮。心火上炎，肾水不济，气血日消者，降心汤。消渴夜甚者，加减地黄丸。消渴溺少身肿者，紫苏汤。消渴脉浮微热，小水不利者，五苓散。膈消胃满心烦者，麦门冬饮子。老人虚人消渴者，人参麦冬汤。通治上消，天花粉散。中消能食而瘦，渴饮便秘溺数者，兰香饮子。食已如饥，胃热脉盛，面黄肌瘦，胸满胁胀者，七味白术散。胃火易饥，热在肌肉者，泻黄散。胃热干渴，水亏火炎者，玉女煎。心肺热渴者，丹溪藕汁膏。脾肺津干，不思饮食者，本事黄芪汤。通治中消，黄连猪肚丸。中消后，胃热传肾，消烁脂液，腿细足痿者，白茯苓丸。下消渴饮，溺如膏油者，治宜摄固，玄菟丸、秘元煎。肾消虚涩者，通摄兼施，双补丸。肾消淋浊有火者，补而兼泻，六味丸加知、柏，或大补地黄丸。淋浊无火者，补而兼摄，左归饮，或大补元煎。火衰不能化气，气虚不能化液者，益火之源，加减肾气丸，或八味丸、右归饮。无火而滑，小溲无度者，益阳固阴，鹿茸丸。肾消强中，茎长而坚，精自出者，此孤阳外张，阴不内守，难治。由好色纵淫，或饵丹石，阳起石、钟乳粉之类。《直指》曰：服五石者，真气既尽，石性独留，阳道兴举，不交精泄，名曰强中，不可治。其饮食如汤沃雪，久则阳强精脱，石子荠苨汤。通治下消，加减八味丸。三消久，小水不臭反甜者，此脾气下脱，证最重，七味白术散。若溺后，溺面浮脂者，此膏液下流，肾不约制，白术散、肾气丸。外有脾热口甜，为消瘅。经谓数食肥甘，其气上溢，转为消渴，经用兰草汤效。肥乏人内热，甘乏人中满，治之以兰，除陈气也。此膏粱酿热涸津，即消中之渐，宜地黄饮子、玉泉丸。有食㑊，㑊，易也。饮食移易而过，不生肌肉也。经谓大肠移热于胃，善食而瘦，胃移热于胆，皆名食㑊，治同中消。有酒渴，由嗜酒积热烦渴，专嗜冷物，乌梅木瓜汤。有虫渴，脏腑生虫，耗津液而成消渴，苦楝子汤。其有渴饮一二口即厌，少顷复渴，但不若消渴者之无厌，此中气虚寒，寒水上泛，逼其浮游之火于喉舌间，故上焦欲得水救，水到中焦，以水遇水，即厌也。如面赤烦躁，宜理中汤送八味丸。凡渴而不能食者，末传。中满，膨胀，能食而渴者，必发脑疽、背痈，皆不治。此又消渴之传变，所必防者。《本事》曰：消渴全因坎水衰少，肾阳不升。肺为华盖，譬板覆釜，暖气上腾，则板能润。若肾气能蒸化，则饮食精液上升，自免干渴，宜八味丸。

徐忠可曰：消因肾虚，或因二阳结，或为厥阴病。其能食而渴者，宜重二阳论治。其饥不欲食，气撞心者，宜重厥阴论治。仲景《伤寒论》，厥阴之为病，消渴，气上撞心，饮而不欲食，皆由厥阴风郁火燔也。其饮一溲二者，宜重肾虚论治，此临证时所宜细辨也。

缪仲淳曰：三消渴疾，以鲇鱼涎，和黄连末为丸，每五七丸，乌梅汤下，日三服效。以白芍、甘草等份为末，每一钱水煎，日三服。有患消渴九年，服药止而复作，得是方服之，七日顿愈。不可以其平易而忽之。以栝楼根即天花粉、黄连各三两为末，蜜丸，每三十丸，麦冬汤下，日二服。其饮水无度，小便数者，用田螺五升，水一斗，浸一夜，渴即饮之，每日一换水及螺，或煮饮汁亦妙。饮水无度，小便赤涩者，用秋麻子仁一升，水三升，煮三四沸，饮不过五升瘥。肾消饮水，溺如膏油者，用茴香、苦楝子等份炒，研末，食前酒服二钱。消渴下元虚者，用牛膝末酒蒸五两，生地汁五升浸，日晒夜浸，汁尽为度，蜜丸，酒下三十丸。久服津液自生。胃虚消渴者，羊肚煮烂，空腹食之。消渴烦乱者，干冬瓜瓤一两，水煎服。消渴羸瘦，小便不禁者，兔骨和大麦苗煮汁，服极效。消中易饥者，用苁蓉、山萸、五味，蜜丸，每盐、酒下三十丸。三消骨蒸者，以冬瓜自然汁，浸晒黄连末七次，又以冬瓜汁和丸，每三四十丸，大麦汤下，寻常口渴，一服效。

（《类证治裁》）

王学权

消 渴 随 笔

王学权（1728~1810），字秉衡，清代医家

善食形瘦曰消，善饮口燥曰渴，《宣明论》列消渴于燥病，盖此证有燥无湿也。《易》云火就燥，风自火出，《内经》云其传为风消，正如暑月南风，赤地千里。病由阴虚火炽，热极生风者，乃劳证之末传，或由膏粱石药积热所发者，亦无异乎误药以成劳。析而言之，饮不解渴曰上消，即《内经》之膈消，《难经》之上损，以肺居膈上，而金受火刑，故成渴病；食不充饥曰中消，亦曰消中，《伤寒论》谓之除中，以胃位中枢而土为火烁，故成消病，胃阳发越则为除中；小溲如膏曰下消，即强中证，亦谓之肾消，以肾处下极，而精被火灼，故成枯病。统名之曰三消者，谓其肌肉消瘦也。万物得水则丰腴，得火则干瘪。善饮善食而干瘦，岂非火燔其液，风耗其津乎？

注：上消，宜用小剂频服，以清火救肺，白虎加人参汤主之。善饮而小溲少者，热能消烁其水也，加花粉、麦冬以滋液。小溲多者，水液不能渗泄于外也。加葛根以升清。小溲有而不利者，恐变水肿，桂苓甘露饮清上以开下，俾火降湿行。治中消，宜直清胃热，体实者三黄丸或调胃承气汤，体虚者黄连猪肚丸。治下消，宜泻火救阴，知柏八味丸或大补阴丸。除中证乃阴竭而胃阳外越也，主死。

刊：饮多溲多，其常也，不可谓之病，必其肌渐瘦削，始于消

渴。雄自幼至今，非酷暑不饮茶汤，惟侵晨必以淖糜为早膳，而昼夜小溲五六行，既清且长，较一日之所饮：奚止倍出哉？体气虚寒则固然，设泥移寒之说，何以至今无恙乎？三复《医碥》，服其卓见。

（《重庆堂随笔》）

汪文琦

培养元气，俾熏蒸以生津血

汪文琦，字蕴谷，清代医家

消渴一证，责在于下，肾水亏虚，则龙火无所留恋，而游行于中上，在胃则善食易饥，在肺则口渴喜饮，亦有渴而不善食者，亦有善食而不渴者，亦有渴而亦善食者，火空则发是也。若火灼在下，耳轮焦而面黑，身半以下肌肉尽削，小便所出白浊如膏，较之上、中二消为尤甚。亦有上、中二消，而及于下消者，勿泥着也。治法壮水生津，制火保元，而尤惓惓于救脾胃。盖水壮则火息，土旺则精生，真火归原，在上则肺不渴矣，在中则胃不饥矣，在下则肉不消矣。倘补阴之法不应，正治之法不效，不得不从反佐之法，益火之源，以消阴翳，而投八味，救脾胃之药，亦不可缺也，但白术宜慎用耳。

张景岳专以救肾为主，而进八味丸，谓枯禾得雨，生气归巅，必须肾中元气熏蒸，津液生而精血旺，三消之证，方可渐愈。不然徒用白虎之方，暂解一时，多服寒凉，反能助火，真火自焚，五脏灼枯，肌肉受敌，络脉不通，荣气不从，逆于肉理，疽发而病不救矣。若其人壮实，脉洪有力，人参白虎亦未尝不可投，但在临证者，神明变化耳！

培养元气，俾熏蒸以生津液精血，愈三消之法，莫善于此，与古法用寒凉者，奚啻霄壤之隔。若实火在胃，第患口渴，即进茶汤，亦可解免，以此思消证岂白虎所能治者哉！

（《杂症会心录》）

陈修园

消 渴 指 要

陈修园（1753~1823），名念祖，清代医家

消渴证，医者喜用龟甲、鳖甲、玄参、枸杞子、天门冬、麦门冬、天花粉、五味子、生地黄、玉竹、女贞子、石斛、蛤蜊、牡蛎之类。开口便云戒用苦寒，急生津液，药品惟取中和，求效勿期旦夕。斯语也，近情近理，谁敢也道其非者。而不知似是之言，最为误事。治病如治国，国中不患有真小人，惟患有伪君子也。盖彼既以津液为重，亦知津液本吾身之真水乎！水不自生，一由气化，一由火致。

黄芪六一汤取气化为水之义也，崔氏肾气丸取火能致水之义也。七味白术散，方中有藿木之香燥，而《金匮翼》谓其香能生津。理中汤方中有干姜之辛热，而"侣山堂"谓其上升水液，此理甚微，非浅学者所能解。若以滋润甘寒为生津养液，实所以涸精液之源，而速其死也。

（《医学实在易》）

陈 歧

消 渴 传 灯

陈歧，字德求，清代医家

　　《内经》曰：二阳结，谓之消。东垣曰：二阳者，阳明也。手阳明大肠主津液，若热则目黄、口渴，乃津液不足也；足阳明胃主血，若热则消谷善饥，血中伏火，乃血不足也。结，谓热结也。虽有三消之分，其原皆本于胃。土者，万物所归，无所不有。凡煎炒炙煿，过饮醇酒，助其胃火，耗竭津液，传于气分，则为上消；传于血分，则为下消。若房事搏节，阴气未损者，燥热只在胃经，但见消谷善饮而已。上消其病在肺，舌上赤裂，大渴引饮，此因胃火先传于肺，心复继之。经云：心移热于肺，传为膈消。

　　举其最重者而言，其实先由胃火而起也。中消其病在胃，善食而饥，自汗时出，大便坚硬，小便频数，亦有口干饮水者，较之上消、下消为少耳。今医治此，俱用甘露饮子，非不有理，但滋阴养血，落后一层，而清热生津，尤为急着，柴胡芍药汤，良不易也。仲景治伤寒论云：口渴者，风发也，以饮食消息止之。见得口中作渴，不但胃火所使，而肝胆风热亦复乘之，徒求药石，不能速愈，须以饮食之中，甘蔗、梨汁频频食之，庶可免死，此亦治消渴之妙法也。此言历练有准，非虚伪浮夸之谈。下消其病在肾，耳轮焦枯，小便如膏，其中伏有此理，人所不知。盖小便如膏，似属肾虚，凉药治之无益，不知肾消一证，不但胃热下流，而心之阳火，亦因下趋于肾，宜用当归六黄汤，或六味地黄汤，加犀角以治心火，其消乃愈。向使见其遗精，不敢用凉，岂不误乎？《总录》云：末传能食者，必发脑疽背疮，为其邪火太盛也。不能食者，必传中满臌胀，以其治之太过，上热未除，中寒复生也。岐伯曰：脉实病久可治，脉弦小病久不可治。盖洪数之脉，邪火有余，津液犹未枯竭，若脉细无力者，津液既绝，胃气亦亡，故不可治。不得已而药之，宜于柴芍汤中，加入人参，甚则八味地黄丸，或可起死。

（《医学传灯》）

罗国纲

三 消 会 约

罗国纲，字振召，号整斋，清代医家

上消者，渴证也，随饮随渴，上焦之津液枯涸，其病在肺，而心脾阳明之火，皆能熏蒸而然，故又谓之膈消。中消者，中焦脾胃病也，多食善饥，而身日瘦，又谓之消中。

下消者，下焦肾经病也，小便黄赤，或为淋浊，或如膏脂，面黑体瘦，又谓之肾消。此三消者，属火证也。然有实火者，以邪热之有余也；有虚火者，以真阴之不足也。若不辨虚实治之，则未有不误者矣。

白虎汤　治上焦、中焦实热，脉证悉实，身热舌黄，溺赤口渴。

生石膏二两　知母三钱　甘草钱半　糯米一撮

温服。如渴多饥少，汗甚，右寸脉虚者，加人参一钱。中焦火证善饥者，亦用白虎汤。

玉女煎　治水亏火甚，六脉浮洪滑大，烦热干渴。若溏泄者忌用。

生石膏三五钱　熟地五钱，或七八钱　麦冬二钱　知母　牛膝各钱半

温服，或冷服。如火盛者，加栀子、地骨皮之属。如多汗者，加北五味十四粒。如小水不利，或火不能降者，加泽泻钱半，茯苓一钱。

六一甘露散　治阳明内热，口渴斑黄，及热痰喘嗽，二便闭结。

石膏生用，六两　甘草一两

研细末，用凉水或用温水，每调服三钱。

凡中消善饥，古以调胃承气汤下之。既已善饥，自无停积，何堪攻击！如有闭结，或可暂用，否则用上三方火可也。或各加升麻四五分，引清气上升，而渴自止，亦妙法也。

大补阴丸　治肾水亏败，小便淋浊如膏，阴火上炎，左尺空虚。

黄柏　知母各用盐酒炒，俱四两　熟地　龟甲酥炙或酒炙，各六两

上为细末，地黄捣膏，用猪脊髓同蒸熟，加炼蜜为丸，盐汤送下五六钱。用滋肾丸亦可。六味地黄丸加黄柏、知母更妙。

滋肾丸　治证同前。

黄柏　知母盐炒，各二两　肉桂二钱

蜜丸。方中用肉桂为引者，借辛热引入肾中之虚热处，俾知析以成功也。

以上诸方，悉属阴寒，中病即止。或于病减一半时，宜中时间服补脾之药，如四君、归脾之属，或加麦冬、五味，补土生金，消金生水，庶无后患。

八味地黄丸　治火衰不能化气，气虚不能生液，而水涸消渴者。

真怀庆大地黄用砂仁四钱微炒，研末、同米酒蒸晒，八两　怀山药四两　枣皮酒蒸，四两　白茯苓人乳拌蒸更妙，四两　粉丹皮酒浸晒干，二两　建泽泻淡盐水浸，晒干，一两五钱　桂面拣肉厚甜多辣少者，忌火，三两　附子制法载本草，四两

除地黄、枣皮先捣成膏外，余药研细末，加炼蜜为丸，每早用淡盐水送七八钱。

凡三焦之火，多有病本于肾，而无不由乎命门。夫命门为水火之腑，水无者，固能为消为渴，此肾中之阴虚也，宜用六味。火甚加黄

柏、知母，或再加麦冬、五味。壮水清金以制火，人固有知之者，谓阳虚无火，亦能为消、为渴，则人不信。不知水不得火，是无阳不化，有降无升，所以饮水直入膀胱，而饮一溲二，以致泉源不滋而枯涸为病者，是皆真阳不足，火亏于下之消证也。知用桂附于滋阴药中，则水得火而温，如釜底加薪，而氤氲上顶矣。此生杀之微权，若不详明，再用苦寒以伐生气，则消者日甚，不能止矣。凡内伤劳病，有火亏不能归原，泛游于外，而为假热证者，亦宜知此，而用之乃妙。阅者宜深思之，不得忽过。

保元汤（新）治肾虚无火而下焦滑遗者，以补阴固涩为主。

熟地三五钱　枣皮二钱　山药半钱　菟丝子炒香，捣碎，二三钱　五味三分　益智仁酒炒，一钱　附子钱半　肉桂一二钱

水煎，空心服。如虚滑遗甚者，加金樱子净肉二钱，或加乌梅二个。如兼大便溏泄，加补骨脂、吴茱萸之属。

凡消渴能食，病久而小便数者，津液必竭，则经络涩而荣卫不行，气血凝滞，定成痈疽。又有不能食而阴虚水泛，反来克土，土虚不能渗湿而生热，湿热相搏，不能传化，发于皮肤，身必肿胀。法载肿胀门，所当参用。渴家不可发汗，虽有外邪，当从轻治，以津液之源竭也。凡下消小便浊，而有脂液，治宜养阴以分清浊，切勿用渗湿之药。肾消，小便甜者为重，是生气泄，脾气下陷于肾中，为土克水也，治宜脾肾两补，或中时用归脾汤加升麻，早夜服六味、八味之类。

全真一气汤　治脾肾两虚，补土以生金，养金以滋阴。

一气相生，故中、下二消同治，凡脾肾两经虚证，皆可用也。

熟地三五钱，阴虚甚者加重　麦冬去心，拌米炒黄，肺虚者用半，二钱　白术炒黄，不用土，三钱　怀牛膝酒炒，一钱　北五味五分，或多用　附子由一钱加至二钱

水煎服。

备拣古来治三消至简至稳神方于后，以便取用。

天花粉，治消渴神药也。消渴，宜养肺、降火、生血为主。三消者，多属津液枯涸，补后天，以四物汤为主。上消者加五味、人参、麦冬、花粉煎成，入生藕汁、生地黄汁。酒病加生葛汁。中消者，本方加知母、石膏、滑石，以降胃火。下消者，本方加黄柏、知母、熟地、以滋肾水。三消忌半夏。能食而渴者，白虎加人参汤。不能食而渴者，用四君子加花粉，或加干葛。上中既平，不传下消。兼泄者，用白术、白芍之类。病后燥渴者，余热在肺也，用参、苓、甘草末少许，生姜汁调，冷服。消渴亦有因虫者，用苦楝根皮煎就，入麝少许，空心服，虽危亦救。止渴生津，用乌梅、豆豉煎服。又方用五倍子研末，水调二钱，每日服三次。消渴变水肿，用真苏子、萝卜子等份，微炒，研末，桑白皮煎汤，调末三钱，每日服三次，水从小便出，渴止肿消。消渴，用晚蚕沙焙研，冷水调二钱频服。伤寒变证，有百合病，欲卧不卧，欲食不食，口苦便赤，得药则吐，病名百合，变成消渴。用牡蛎（煅）二两，天花粉二两，共研末，米汤调三钱，每服三次。消渴，单用黄连煎服。消渴喜水，用泥鳅十尾，焙干，去头尾，烧灰，干荷叶等份为末，每用二钱，水调下，日二服妙。又方：浮石、蛤粉、蝉蜕等份为末，鲫鱼胆七个，调服三钱，神效。大约此病系膏粱肥甘之变，酒色劳伤之过，富贵者多有之，而贫者鲜也。有此病者，宜减嗜欲，薄滋味，却思虑，治或可瘳；若徒恃药饵，则难愈矣。

（《罗氏会约医镜》）

郑寿全

风火相煽，病求厥阴

郑寿全（1824~1911），字钦安，晚清医家

问曰：三消证起于何因？

答曰：消证生于厥阴，风木主气，盖以厥阴下木而上火，风火相煽，故生消渴诸证。消者化之速，如风前之烛，易于化择。诸书称渴而多饮者为上消，为心包之火挟肝风而上刑于肺，肺金受克，不能资其化源，海枯水涸，不能上升，欲乞外水为援，故渴而多饮，古人用人参白虎汤以救之。心包之火挟肝风而刑于胃，胃中风火相煽，食入犹如转轮，食而易饥，故为中消，以调胃承气汤治之。心包之火挟肝风而搅动海水，肾气不能收摄，遂饮一溲二而为下消，以大剂麦味地黄汤治之。此皆对症之方，法可遵从。更有先天真火浮游于上，而成上消，浮游于中，而成中消，浮游于下，而成下消，即以辨阳虚诀辨之，法宜导龙归海，如潜阳、封髓二丹，或四逆、白通皆可酌用。查此病缘因风、火为本，厥阴风木在下，厥阴心包在上，风借火势，火借风威，澈上澈下，而消证从此生矣。但治其火，火息而风亦息；治其风，风散而火亦亡。推其至极，风即是气，气即是火，以一火字统之便了，即以一风字括之亦可。风字宜活看，一年六气，即是六风，佛家以风轮主持大世界，人之一呼一吸，便是风，离风人即死，人活风犹鱼之活水，鱼离水顷刻即死，学者须知。

（《医法圆通》）

臧达德

消渴辨治心要

臧达德（1750~1820），清代医家

经曰：二阳结，为之消。二阳者，阳明也。手阳明大肠主津液，消则目黄、口干，乃津液不足也。足阳明胃主血，热则消谷易饥，血中伏火，乃血不足也。结者，结而润，燥热而渴，皆真水消耗所致。宜分三消而治之。上消者，肺也，多饮水而少食，小便如常。治宜以肺胃为急，麦冬、花粉、生甘草、生地、干葛、人参之类；然必由心有事，以致虚火上攻，以茯神安心，竹叶清火。能食而渴为实热，人参石膏汤；不能食而渴为虚热，白术散。中消者，胃也，善食易饥，自汗，大便硬，小便数黄赤。治宜甘辛降火，地连丸或猪肚丸。下消者，肾也。人之有肾，犹木之有根。因色欲过度，肾水虚衰，足膝痿弱，面黑，形瘦，耳焦，小便频数，稠浊如膏，较诸病为重。治宜壮水之主，则渴饮不思，六味丸。若元阳衰败，宜兼益火之原，八味丸或加减八味丸，盖无阳无以生阴也。

《医贯》曰：治消之法，无分上、中、下，总是下焦命门火不归原，游于肺则为上消，游于胃则为中消；先治肾为急，其间摄养失宜，水火偏胜，惟六味、八味、加减八味丸，逐症而服，降其心火，滋其肾水，则渴自止。渴病愈，多发脑疽、背痈，宜预先服忍冬膏，黄酒下，可免。

赵氏曰：人有服地黄酒，而渴仍不止者，何也？盖心、肺位近，宜制小其剂；肾、肝位远，宜制大其剂。如上消、中消，可以前丸缓治；若下消已极，大渴大燥，须加减八味丸料一斤，内有肉桂一两，如煎五六碗，恣意冰冷服之，熟眠，而渴病如失。亦在乎平人之变通耳！

有一等渴，饮一二口即厌者，此中气寒，寒水泛上，迫其浮火于口舌之间，故上焦一段欲得水救，若到中焦，以见水自然恶之。治法：如面红烦躁者，理中汤送八味丸。

三消脉多洪数无力，洪数是虚火，无力是气血不足。宜滋养不宜燥剂，俱宜服玄菟丸，禁半夏及发汗，更戒厚味酒面、房事等项。

（《履霜集》）

王旭高

不月并消案

王旭高（1798~1862），名泰林，清代医家

脉沉细数而涩，血虚气郁，经事不来。夫五志郁极，皆从火化。饥而善食，小溲如脓，三消之渐。然胸痛吐酸水，肝郁无疑。

川连　麦冬　蛤壳　鲜楝树根皮洗，一两　建兰叶

又：服药后，大便之坚难者化溏粪而出，原得苦泄之功也。然脉仍数涩，郁热日盛，脏阴日消。舌红而碎，口渴消饮，血日干而火日炽。头眩、目花、带下，皆阴虚阳亢之征。当寓清泄于补正之中。

川连　淡芩　黑山栀　大生地　当归　阿胶　川芎　白芍　建兰叶大黄䗪虫丸，早晚各服五丸。

渊按：建兰叶不香无用，徐灵胎论之矣。

又：诸恙皆减。内热未退，带下未止，经事未通。仍从前法。

川连　当归　洋参　白芍　女贞子　茯苓　麦冬　丹参　沙苑子　大生地

又：经曰：二阳之病发心脾，女子不月，其传为风消。

风消者，火盛而生风，渴饮而消水也。先辈谓三消为火疾，久必发痈疽。屡用凉血清火药为此。自六七月间足跗生疽之后，消证稍重。其阴愈伤，其阳愈炽。今胸中如燔，牙痛齿落，阳明之火为剧。考阳明气血两燔者，叶氏每用玉女煎，姑仿之。

鲜生地　石膏　知母　玄参　牛膝　大生地　天冬　川连　麦冬　茯苓　生甘草　枇杷叶

古称三消为火病，火有余，由水不足也。十余年来常服滋阴降火，虽不加甚，终莫能除。然年逾六旬，得久延已幸。今就舌苔黄腻而论，中焦必有湿热。近加手足麻木，气血不能灌溉四末，暗藏类中之机。拟疏一方培养气血之虚，另立一法以化湿热之气。标本兼顾，希冀弋获。

大生地　当归　山萸肉　麦冬　洋参　怀山药　龟甲　建莲肉

猪肚丸三钱，另服，开水下。

（《王旭高医案》）

张大曦

消渴举隅

张大曦，字仲华，清代医家

乍纳又饥；消烁迅速，如火之燎于原，遇物即为灰烬。病此半月，肌肉尽削。询系失意事多，焦劳苦思，内火日炽，胃液日干，脏阴既损，而充斥之威愈难扑灭耳。姑拟玉女煎加味。

大生地一两　麦冬三钱　玄参一钱五分　阿胶一钱五分　知母二钱　石膏一两　炒白芍一钱五分　女贞子一钱五分　旱莲草一钱　甘草一钱

再诊：两进甘凉救液，大势仅减二三，渴饮反甚，溲浑而浊，上中之消，又转到肾消矣。三焦兼涉，津液必至告竭，证情极险。再拟从治之法，宗河间甘露法，必得十减七八乃幸。

熟地六钱　石膏七钱　肉桂五分　生地八钱　麦冬三钱　炙草五分　白芍一钱五分　人参一钱　盐水炒黄柏一钱五分

三诊：从治之法，始也依然，药三进而纳日退矣。小水浑浊转清，舌苔光红亦淡。拟宗前方小其制，仍与上中下三焦并治。

熟地八钱　乌梅三分　炙草五分　川连五分　川椒廿粒　生地四钱　肉桂三分　人参一钱　麦冬二钱

四诊：连进固本从治之法，并参苦辛酸安胃，允推应手。今胃纳安常，诸恙皆平，而津液受伤已极。善后之法，自当立中育阴，以冀其复。

人参一钱　熟地五钱　天冬一钱五分　洋参一钱五分　北沙参三钱
知母一钱五分　麦冬一钱五分　石斛四钱　炙草三分

　　诒按：第一方力量之大，二方立法之巧，三四方用意之周匝，随机而应，步伐井然。具此见解，庶可谈医，然已难其人矣。

（《柳选四家医案》）

马培之

消渴医案两则

马培之（1820~1903），清代名医

某　肺胃阴亏，脾有积湿，渴而多饮，溺频色若米泔，肚腹不畅，鼻红烦劳即发，阴损阳浮，脾不转运，虑成消证。当养胃调脾，以渗湿邪。

合欢皮　橘白　莲子　北沙参　怀山药　茯苓　苡仁　牡蛎　芡实　黑料豆　石斛　女贞子

某　经以二阳结谓之消，谓手足阳明，胃与大肠经也。胃为水谷之海，大肠为传送之官，二经热结，则运纳倍常，传送失度，故善消水谷，不为肌肤，名曰消中。诚危假也，谨防疽发。

生地　石膏　木通　怀牛膝　知母　麦冬　甘草　滑石

（《马培之医案》）

膏淋肾消案

张聿青（1844~1905），名乃修，清代医家

杨左　膏淋之后，湿热未清，口渴溲浑酸浊，为肾消重证。

天花粉二钱　川萆薢二钱　蛇床子一钱五分　川石斛四钱　秋石三分 天冬一钱五分　麦冬一钱五分　覆盆子二钱　海金沙二钱　炙内金入煎，一 钱五分　川连二分

再诊：小溲稍清，口渴略减。再清下焦湿热。

寒水石三钱　淡竹叶一钱五分　海金沙一钱五分　赤苓二钱　白苓二钱 泽泻二钱　龟甲心五钱　炒黄柏二钱　车前子三钱　滑石三钱　大淡 菜两只

三诊：脉症俱见起色。效方出入，再望转机。

海金沙三钱　秋石二分　滑石块三钱　茯苓二钱　茯神二钱　龟甲 心五钱　福泽泻一钱五分　车前子三钱　炒牛膝三钱　川柏片一钱　大淡 菜二只　鲜藕汁冲，一杯

（《张聿青医案》）

贺季衡

肾亏肺燥，湿热中阻，三消并见案

贺季衡（1856~1933），名贺钧，清代医家

孙男　善饥为中消，善饮为上消，小水淋沥如粉碱为下消。三消并见者少。是以甫经半月，即肉削神疲，入夜两足筋搐作痛，痰多白沫，舌苔滑腻，脉细滑小数。肾虚胃热，湿火煎熬津液也。延非所宜。

大生地五钱　川黄柏盐水炒，一钱五分　大麦冬二钱　肥知母一钱五分　玄参心四钱　川石斛四钱　天花粉四钱　北沙参四钱　云苓三钱　泽泻一钱五分　怀牛膝一钱五分　淡竹叶二十片

二诊：善饥善饮俱退减，淋沥带浊如碱亦折，两足筋搐亦已，惟神疲形瘦如故，口腻不清，舌苔白腐。高年肺肾之阴久亏，肠胃湿火煎熬，水谷之精华不归正化。此三消并见而挟湿热之候，最虑再增枝节。

原方去玄参心、怀牛膝、淡竹叶，加萆薢四钱、淡秋石八分。

三诊：善饥善饮，溲后澄浊俱减，舌苔腐白亦化，惟仍神迷嗜卧。肾亏于下，肺燥于上，湿热又蕴于中也。原法更进。

原方去生地、知母，加茵陈三钱、净萸肉（盐水炒）一钱五分、炒白术二钱。

四诊：前述已退之症未见反复，惟舌苔仍腐腻满布。积湿积痰，

久结阳明，欲从燥化而不果，古人之六味滋水，白虎清金，皆非所宜，仿甘露饮立法。

原方去北沙参、萸肉，加藿香一钱五分、南沙参四钱、麻仁丸（另下）四钱。

五诊：经治来，上消之渴饮大减，中消之善饥亦折，下消之溲浊如盐霜者，少而复多，口腻就减，舌苔尚腐腻，沉迷嗜卧，大腑八日不通，切脉仍沉细带滑，两关小数。阳明湿火初退，肠胃之湿浊未能下趋。姑以通阳化浊为事。

干薤白四钱　郁李仁四钱　瓜蒌子五钱　炒白术二钱　泽泻二钱　川石斛四钱　云苓三钱　炒苡仁五钱　陈橘皮一钱　川萆薢四钱　淡秋石八分

六诊：昨为通阳化浊，大腑畅通，饥渴俱减，小溲亦渐少，但仍溲浊如盐霜状，神疲嗜卧，口腻未清，舌苔化为腐白，脉沉细缓滑。湿化之火已退，肠胃余湿与痰浊未清，此乃三消中之变象也。刻当化湿调中，以挫陈腐。

南沙参三钱　藿香一钱五分　大砂仁八分　炒白术二钱　泽泻一钱五分　法半夏一钱五分　陈橘皮一钱　干薤白杵，四钱　全瓜蒌五钱　炒苡仁五钱　云苓三钱　冬瓜子四钱

七诊：大腑畅通之后，渴饮虽减，而又饥嘈多食，小水甚多，溲浊如盐霜，口腻齿黏，沉迷嗜卧，切脉仍缓细滑，舌苔腐白日化。可见火邪已解，余湿及痰浊尚毗薄未清，诚属三消中之变象也。守原意更增辛宣苦导。

炒茅术一钱五分　上川连酒炒，五分　藿香一钱五分　新会皮一钱　云苓三钱　西茵陈三钱　川黄柏一钱五分　佩兰叶二钱　炒建曲四钱　法半夏一钱五分　生熟苡仁各四钱

改方：加知母、干荷叶，因腑气畅通故。

八诊：经治来，三消并见之大势已退，腑阳畅通，小溲澄浊如盐霜者益少，惟饥渴复甚，脉亦较数，舌苔腐白。

余湿又将化火之象，以原方更增古人白茯苓丸一法。

上川连酒炒，五分　川萆薢四钱　白茯苓四钱　乌玄参四钱　北沙参四钱　川石斛四钱　肥知母一钱五分　陈橘皮一钱　泽泻二钱　川黄柏盐水炒，一钱五分　鸡内金一钱五分

九诊：三消初退，阳明湿火未清，偶复上升，又复饥渴，小水勤短且多，澄浊仍如盐霜，大腑又数日不通，舌苔糙白如刺，脉浮分较数，久取仍细滑。积湿又从热化，水不上承，液不下达也。古人以此症非传中胀满，即发脑疽痈疮者是也。

原方去玄参、北沙参、泽泻、鸡内金，加枳壳一钱五分、麦冬三钱、生竹茹一钱五分、甘蔗一两。

十诊：饥渴复减，小水勤短且多，澄浊仍如盐霜，大便坚结，沉迷嗜卧，舌苔腐白已化，右畔尚浊。原方增芳香化浊之品。

上川连五分　佩兰二钱　炒茅术一钱五分　肥知母一钱五分　川黄柏一钱五分　新会皮一钱　云苓三钱　藿香一钱五分　大生地五钱　西茵陈三钱　生熟苡仁各四钱

十一诊：三消并发，经治以来，饥渴俱减，小水仍多，澄浊如盐霜，大便艰结，口齿仍腻，神疲嗜卧，脉细数而滑。积湿积热俱有化机，顾肾胃之阴，已为湿热所耗，又当滋肾养胃，兼清湿热。

大熟地五钱　川石斛四钱　大麦冬三钱　肥知母一钱五分　川黄柏盐水炒，一钱五分　川萆薢四钱　北沙参四钱　青蛤粉四钱　淡秋石八分　莲子七粒

十二诊：改进滋肾养胃，兼清湿热，上消之渴、中消之饥，俱复大减，而下消如故，溲多白沫，仍起盐霜，神疲嗜卧，幸口齿之甜腻步退，脉转沉细小滑，舌起白苔。阴中之火亦虚，阳不化湿，水精不

布也。立法又当温肾，取水火同居一窟意。

大熟地五钱　怀山药四钱　净萸肉一钱五分　云苓三钱　川石斛四钱　大麦冬二钱　五味子五分　远志苗一钱五分　泽泻二钱　淡苁蓉四钱　金匮肾气丸包煎，五钱

十三诊：经治来，饥渴大退，而溲后仍澄浊如盐霜，神疲嗜卧，大便又六日不通，切脉沉滑中又见数象，舌苔砂白复化。此三消已久，津液耗灼，加以阳不化气，阴中之火亦虚，与阳结之消，又复不同，立法最难。

淡苁蓉四钱　川石斛四钱　五味子五分　大麦冬二钱　西洋参一钱五分　大熟地五钱　净萸肉盐水炒，一钱五分　云苓三钱　泽泻二钱　远志肉一钱五分　莲子连心，七粒

另：更衣丸三钱，开水另下。

另：西洋参一钱五分，大麦冬三钱，五味子五分，煎以代茶。

十四诊：日来腑气叠通，三消之饥渴已减，神疲渐振，脉之数象复平，惟小水勤短，澄浊仍如盐霜。耗灼之津液初复，肾阴尚亏，阳不化气，气不化精也，不宜再增枝节。

西洋参一钱五分　大熟地五钱　大麦冬二钱　五味子五分　煅牡蛎先煎，五钱　云苓三钱　净萸肉盐水炒，一钱五分　泽泻二钱　肥知母一钱五分　乌玄参四钱　淡苁蓉四钱　淡秋石八分

另：五倍子三钱，炙存性　煅龙骨五钱　黄柏一钱　益智仁盐水炒，三钱

共为末，用童女津调糊为丸，纳入脐中。

十五诊：经治以来，三消之饥渴日退，口齿之甜腻步清，神疲亦渐振，左脉数象亦转静，右手尚虚数，下消溲后如盐霜未少，此肺胃之邪火初平，肾阴未复，下元湿火未清，阳不化气，气不化精，分泌失职也。

大熟地五钱　淡苁蓉四钱　净萸肉盐水炒，一钱五分　肥知母一钱五分西洋参一钱五分　大麦冬三钱　五味子五分　云苓三钱　川黄柏盐水炒，一钱五分　泽泻二钱　淡秋石八分　连心莲子七粒

后服方：俟上中二消之饥渴全退，再服此方。益肾滋水，汰浊留清，使气能化精，分泌有力，则下消之溲盐霜自止矣。

大熟地五钱　菟丝子四钱　西洋参一钱五分　煅牡蛎先煎，五钱　淡苁蓉四钱　净萸肉盐水炒，一钱五分　川黄柏盐水炒，一钱五分　潼沙苑盐水炒，四钱　甘杞子盐水炒，二钱　云苓三钱　淡秋石八分

膏方：大熟地五两　淡苁蓉四两　菟丝子盐水炒，四两　怀山药四两怀牛膝两五钱　煅牡蛎五两　西洋参二两　净萸肉盐水炒，一两五钱　川黄柏盐水炒，二两　甘杞子盐水炒，三钱　莲子五两　泽泻二两　潼沙苑盐水炒，四两　五味子五钱　云苓三两　川石斛四两　肥知母二两　巴戟肉二两　川杜仲四两

如法煎取汁，用白蜜二斤收膏。

十六诊：历治以来，上中二消之饥渴先退，日来下消之沥浊如盐霜者，亦日见少，下元之分泌有权，即是气能化精之佳兆，舌苔前畔已化，惟脉尚细滑少力，足见肾之阴气未复。守原意增补摄下元可也。

大熟地五钱　泽泻盐水炒，二钱　大麦冬三钱　淡苁蓉四钱　北沙参四钱　菟丝子盐水炒，四钱　云苓三钱　川石斛四钱　净萸肉盐水炒，一钱五分　五味子五分　淡秋石八分　连心莲子七粒

十七诊：历治以还，上中二消之饥渴次第见退，下消沥浊如盐霜继少；舌苔浮白满布，舌心尚干燥，间或作渴喜饮，脉濡滑少力；肺胃之火日清，肾之阴气未复，故便难。当仿地黄饮子用意。

大熟地盐水炒，五钱　淡苁蓉四钱　五味子五分　净萸肉盐水炒，一钱五分　川石斛四钱　潼沙苑盐水炒，四钱　麦冬二钱　云苓三钱　陈橘

白一钱　泽泻二钱　淡秋石八分　连心莲子七粒

丸方：大熟地二两　川黄柏_{盐水炒，一两五钱}　云苓二两　净萸肉一两　煅牡蛎五两　淡苁蓉二两　泽泻一两五钱　甘杞子一两五钱　女贞子二两　潼沙苑二两　五味子三钱　怀山药二两　怀牛膝_{盐水炒，一两五钱}　菟丝子_{盐水炒，二两}　肥知母一两五钱　大麦冬一两五钱

如法研取细末，蜜水法丸。

十八诊：三消延久，经治以来，口渴善饥已退，溲后如盐霜溅出者，转为腐浊成条，澄底如糊，口腻，耳听不聪，舌心滑白，脉沉细濡滑，便结不润。种种合参，肺胃之热已退，湿火未清，分泌失职，清浊不分也。先当清阴化浊。

川石斛四钱　天麦冬各二钱　北沙参四钱　黑料豆四钱　泽泻二钱　云苓三钱　炒苡仁五钱　川黄柏_{盐水炒，一钱五分}　白知母一钱五分　大生地五钱　知柏地黄丸_{包煎，五钱}

十九诊：三消历治以来，枝节互有出入，日来增舌本自觉厚胀，入夜呛咳痰黄，舌苔腐白。原方加减。

原方去黑料豆、天冬、生地。

加黄连（五分）酒炒，蔓荆子三钱，建全瓜蒌一煎代水，枇杷叶去毛，炙，三钱。

廿诊：由饮食不节而致水泄如注，改从清养和胃为法。

原方去连、麦、知母等苦降、滋清之品，加西洋参、白术、扁豆、煨葛、青荷叶等扶脾胃、生津、升清之品。

廿一诊：水泄止后，饥渴减，而舌端倍大如故。改用清心益肾，淘汰湿浊。

原方以知柏地黄为主，加菟丝子、萆薢、莲须等。

廿二诊：饥、渴、溲等均有好转，惟舌端倍大如故。

原方加别直须一钱五分，巴戟肉一钱五分，九节菖蒲五分。

廿三诊：自觉舌端倍大已减。前方既合，旧章再进。

大熟地五钱　净萸肉盐水炒，一钱五分　菟丝子盐水炒，四钱　五味子五分　大麦冬二钱　别直须一钱五分　潼沙苑盐水炒，四钱　云苓三钱　川黄柏盐水炒，一钱五分　泽泻一钱五分　巴戟肉一钱五分　九节菖蒲五分　莲子连心皮，七粒

廿四诊：口舌更觉干槁，舌尖绛赤，舌端倍大。下焦湿火未清，温摄难进，再以清润分化。

知柏地黄为主，更增西洋参一钱五分、麦冬二钱、五味子五分。

廿五诊：三消兼患已久，经治以来，更迭多方，偶进温摄，屡屡不易受；刻下溲时溅浊如盐霜渐少，而饥渴复甚，舌本觉大，舌苔亦化，脉复细数。肾胃之火内炽，消烁真阴，煎熬不已。拟古人玉女煎出入。

大熟地五钱　生石膏五钱　大麦冬二钱　云苓三钱　肥知母一钱五分　川黄柏一钱五分　北沙参四钱　川石斛四钱　五味子五分　泽泻一钱五分　藕切片，二两

廿六诊、廿七诊：两进玉女煎加味（廿七诊加更衣丸三钱开水下），三消之饥渴随减，舌端倍大已觉束小，舌苔亦化。

廿八诊：三进玉女煎加更衣丸为法，饥渴日减，溲时溅浊如盐霜亦少，口腻亦步清，舌端倍大亦觉束小，舌苔亦化，惟小溲仍勤急，甚则不禁。阳明湿热虽化，肾气之亏折未复。仍守原意略参清摄之品。

西洋参一钱五分　乌玄参四钱　大麦冬二钱　天花粉四钱　大熟地五钱　五味子五分　川石斛四钱　炙甘草八分　肥知母一钱五分　云苓三钱　泽泻盐水炒，一钱五分　黑料豆盐水炒，四钱

廿九诊：用玉女煎，更增滋水清金，三消俱获效机，饥渴先减，溲时溅浊如盐屑亦步少，口舌秽腻亦折，舌端倍大亦小，惟仍干槁少

津，舌白而糙，脉转沉细小数。上焦积热未清，下元真水未复，以原方日增滋水为事，《内经》所谓"阴平阳秘，精神乃治"者是也。

西洋参一钱五分　泽泻一钱五分　川黄柏一钱五分　乌玄参四钱　五味子五分　大麦冬二钱　云苓三钱　大熟地五钱　川石斛四钱　肥知母一钱五分　净萸肉一钱五分

膏方：三消俱退，当再滋水清金，以泽胃土之燥。再立膏方，期收全功。

西洋参二两　北沙参四两　大熟地五两　肥知母二两　泽泻一两五钱　净萸肉盐水炒，一两五钱　天麦冬各二两　天花粉四两　甘杞子盐水炒，二两　乌玄参四两　川石斛四两　云苓三两　五味子五钱　杭菊花二两

如法煎取浓汁，文火熬糊，入白蜜一斤收膏。

张男　饮一溲二为之下消，延今半载有余，大肉日削，饮食如常，切脉沉弦细数，两关带滑，左尺濡缓，唇红舌白。心阳木火初平，肾阴未复，兼有湿热混处其间，徒施滋补，必多流弊，当仿王太仆"壮水之三，以制阳光"，其中有知、柏、泽泻，于积湿积热最妙。

生熟地各五钱　川黄柏盐水炒，一钱五分　净萸肉盐水炒，一钱五分　泽泻二钱　肥知母一钱五分　川石斛四钱　云茯神四钱　煅牡蛎先煎，五钱　潼沙苑盐水炒，四钱　粉丹皮盐水炒，一钱五分　黑料豆四钱

二诊：从王太仆"壮水之主，以制阳光"立法，下消就减，脉之数象亦平，言苔浮黄。此下元积湿积热未清之故，再拟膏方以善后。

西洋参二两　生熟地各五两　潼沙苑四两　黑料豆四两　大麦冬三两　北沙参四两　净萸肉盐水炒，一两五钱　女贞子四两　川石斛四两　云茯神四两　川黄柏盐水炒，一两五钱　煅牡蛎五两　粉丹皮二两　菟丝子盐水炒，四两

鱼鳔胶（三两）烊化，再入白蜜一斤收膏。

三诊：下消渐退，渴饮亦减，肌肉就丰，脉之弦象亦折，惟右关尚小数，初春得此脉，心阳木火已具潜降之机，舌根浮黄，肺胃之积热积湿，尚未肃清。当清其上，而滋其下。

北沙参四钱　大麦冬二钱　川石斛四钱　黑料豆四钱　大生地五钱　粉丹皮一钱五分　海蛤粉四钱　云苓神各三钱　川黄柏盐水炒，一钱五分　肥知母一钱五分　柿霜一钱

（《贺季衡医集》）

张锡纯

上消非尽病在肺，中消清热举气陷

张锡纯（1860~1933），字寿甫，晚清民国医家

消渴之名，首见于《内经》。《灵枢·五变》曰："五脏皆柔弱者，善病消瘅。"指出了五脏虚弱是发生消渴的重要因素。后世在此基础上，对本病研究又有进展。根据本病"三多"症状的孰轻孰重，把本病分为上、中、下三消，如《证治准绳》云："渴而多饮为上消；消谷善饥为中消；渴而便数有膏为下消。"从而明确了辨证规范。消渴的病变脏腑，着重在肺、胃、肾。上消多肺燥，中消多胃热，下消多肾虚，三者之中以肾为关键，症状上虽有偏重，往往又相互影响，故《临证指南医案》指出，"三消一证，虽有上、中、下之分，其实不越阴亏阳亢，津涸热淫而已"，可见本病病机特点在于阴虚为本，燥热为标。

张锡纯先生在立足于前人认识的基础上，知常达变，对消渴发病机制及病变脏腑又作了深入探讨，提出：上消口干舌燥，饮水不能解，渴之证不全在肺热不能生水，而与心移热于肺亦有关。对上消的治疗，医界惯用白虎加人参汤，而张氏则"曾试验多次，然必胃腑兼有实热者，用之方的"。中消多食犹饥者，多系脾胃蕴有实热。然间或有因中气不足者，此系胸中大气下陷，中气亦随之而下陷。所致脾胃蕴有实热者，当用调胃承气下之，使用之时"须细为斟酌"，应以"其右部之脉滑而且实"为其适应证。如"其人饮食甚勤，一时不食即

心中怔忡，且脉象微弱者……，宜用升补气分之药，而佐以收涩之品与健补胃脾之品"，以升陷汤治之，并指出"若误用承气下之，则危不旋踵"。下消，饮一斗溲也一斗，多责在肾，张氏认为此"系相火虚衰，肾关不固，宜用八味丸"治之。

消渴的发病古有上、中、下之分，谓其证皆起于中焦而极于上、下，其病发在脾，"至谓其证起于中焦，是诚有理，因中焦脽病，而累及于脾也。盖脽为脾之副脏，……脽病累及于脾，致脾气不能散精达肺，则津液少，不能通调水道则小便无节，是以渴而多饮多溲也"。消渴的发病与元气不升亦有关。

新拟治消渴方

生箭芪五钱　大怀生地六钱　生猪胰切作小块，二钱

将前二味煎汤送服猪胰一钱，至煎渣时又送服一钱，服药后觉热者生地可酌加重。

《医学衷中参西录》载有拙拟治消渴方，名玉液汤。方中以黄芪为主药，后阅辛酉沪报，载有胡适之者，以勤力用功过度，患消渴证，就京中协和医院医治。西医云是糖尿证（即消渴证）不可为矣，宜速归备后事。胡君归殊焦灼，为西医某素有名望，信其言之必不误也。一友人谓可请中医一治，胡曰，中医之学，无科学系统之研究，不足凭也。友谓西医已束手矣，与其坐以待毙，曷必不屑一试，胡勉从之。遂延中医诊视，饮以黄芪汤，病霍然竟愈。后胡又至协和医院，西医得诊之，曰病愈矣。谁为君谋者，胡以实告。西医遂托胡取去所用之黄芪化验之，此时正在化验中也（此则《绍兴医药学报》亦载之）。此案与拙拟之玉液汤，见解略同，足征黄芪果为治消渴之要药矣。又俗传治消渴方，用猪胰子一具，切作小块，如黄豆粒大，生吞服五六块，多至七八块，日服三次，数日可愈。按此方甚有理，盖消渴之证，实因脾胃虚弱，不能将饮食中所含之糖质，化为津液，以濡润诸

脏腑，所以心中时作渴，而小便成糖尿也。胰子乃猪之副脾脏（在人身亦有胰子，即《难经》之所谓散膏，亦即西人所谓甜肉经，东人之所谓脺也），用之有以脾补脾之妙，是以病消渴者，用其方恒有效验。又金匮肾气丸治男子消渴，饮一斗溲亦一斗，愚恒用之。无论治男女消渴皆有效验，其方以干地黄为主药，即药房中之生地黄也，是生地黄亦治消渴之要药也。今取三方之义，而汇集为一方，黄芪、地黄凉热相济，阴阳俱补，大能强健脾胃，封固肾关，水饮自不速于下趋，饮一斗溲亦一斗也。又用猪胰生服，以补助副脾脏之散膏，使之输入小肠，尽化糖质为乳糜，以吸收于肠壁乳糜管中，为全身之养料。其小便不至再为糖尿，即消渴之证可蠲除矣。

李某 年二十六岁，得大气下陷兼消食证。

病因：其未病之前二年，常觉呼吸短气，初未注意。继因校中功课劳心短气益剧，且觉食量倍增，因成消食之证。

证候：呼吸之间，觉吸气稍易而呼气费力，夜睡一点钟许，即觉气不上达，须得披衣起坐，迟移时，气息稍顺，始能再睡。一日之间，进食四次犹饿，饥时若不急食，即觉怔忡。且心中常觉发热。大便干燥，小便短赤，其脉浮分无力，沉分稍实，至数略迟。

诊断：此乃胸中大气下陷，兼有伏气化热因之成消食也。为其大气下陷，是以脉象浮分无力，为其有伏气化热，是以其沉分犹实，既有伏气化热矣，而脉象转稍迟者，因大气下陷之脉原多迟也。盖胃中有热者，恒多化食，而大气下陷其胃气因之下降甚速者，亦恒能多食。今既病大气下陷，又兼伏气化热，侵入胃中，是以日食四次犹饥也。此宜升补其胸中大气，再兼用寒凉之品以清其伏气所化之热，则短气与消食原不难并愈也。处方：

生箭芪六钱　生石膏捣细，一两　天花粉五钱　知母五钱　玄参四钱
升麻钱半　柴胡钱半　甘草钱半

共煎汤一大盅温服。

复诊：将药连服四剂，短气已愈强半，发热与消食亦大见愈，遂即原方略为加减俾再服之。处方：

生箭芪六钱　天花粉六钱　知母六钱　玄参六钱　净萸肉三钱　升麻钱半　柴胡钱半　甘草钱半

共煎汤一大盅，温服。

方解：方中去石膏者，以伏气所化之热所余无多也。既云石膏而又将花粉、知母诸凉药加重者，因花粉诸药原用以调剂黄芪之温补生热，而今则兼用之以清伏气所化之余热，是以又加重也。至于前方之外，又用萸肉者，欲以收敛大气之涣散，俾大气之已升者不至复陷，且又以萸肉得木气最厚，酸敛之中大具条畅之性，虽伏气之热犹未尽消，而亦不妨用之也。

效果：将药又连服四剂，病遂痊愈。俾停服汤药，再用生箭芪、天花粉等份，轧为细末，每服三钱，日服两次以善其后。

或问：脉之迟数，恒关于人身之热力，热力过盛则脉数，热力微弱则脉迟，此定理也。今此证虽有伏气化热，因大气下陷而脉仍迟，何以脉之迟数与大气若斯有关系乎？答曰：胸中大气亦名宗气，为其实用能斡旋全身，故曰大气，为其为后天生命之宗主，故又曰宗气。《内经》谓宗气积于胸中以贯心脉而行呼吸，深思《内经》之言。知肺叶之阖辟，因为大气所司，而心机之跳动，亦为大气所司也。今因大气下陷而失其所司，是以不惟肺受其病，心机之跳动亦受其病而脉遂迟也。

（《医学衷中参西录》）

范文甫

健脾益气，温阳滋肾，要策扶本

范文甫（1870~1936），名赓治，又字文虎，晚清民国医家

付老婆婆　消渴证。

大生地八钱　萸肉四钱　怀山药四钱　百合四钱　泽泻三钱　茯苓三钱　贝母三钱　天花粉五钱

此案所用方药，从肾气丸化出，而改用凉润之品，具清养肺金之功，合乎金生水之义，是肺肾并治之法。

老澄兄　脾胃为水谷之海，生气之源。真火者，胃得之则戊土降，脾得之则己土升，真阳一馁，水寒土湿，久之，而中消之疾成矣。溺有糖分，脾之味下泄也。脉沉弱，苔薄白，舌不红，消瘦无力，多食善饥。

生黄芪一两　落水桂一钱　生白芍四钱　炙甘草一钱半　小生地五钱麦冬四钱　生姜一钱　红枣六枚

二诊：见效。

附桂八味丸，每日一两，用人乳一杯吞服。

中消之证，多谓胃火炽盛，火热伤津所致。先生则认为，肾阳虚衰，脾胃不得温煦，无力运化水谷精微，以致从溺中下泄，亦可引起本病。是案用黄芪建中汤温中健脾；加麦冬、生地滋养津液。《类证治裁》谓："脉经曰心脉微小为消瘅。可知证多阳虚，而火多假火。故治

三消者，必定其脉气、病气、形气，但见本源亏竭及假火证，当速救根本，以滋化源，勿专以清火为急。"消渴属慢性病，非短期能愈。中消、下消虚实互根。症状见瘥之后，改用金匮肾气丸温阳滋肾以扶其本。人乳亦可治消渴，如《中药大辞典》谓："人乳能补血润燥，治虚劳羸瘦、虚风瘫痪、消渴等症。"

患糖尿病，余处方用川百合一两，生黄芪四钱，天冬四钱，麦冬四钱，小生地八钱，泽泻二钱。案云：此消渴证也，中医书中多有之，当用隔一隔二治法。并劝其慎房室，慎饮食。不听，吃大菜、吃汽水，云愈冷愈好，后甚至绝粥饭，余窃笑，后必生他变也。惜终不觉悟，有力莫助，可叹可恨！

本病治疗需依靠一定药物外，更需自我保养，诸如避免过度精神紧张，节制性欲，饮食宜适当控制，禁忌辛辣刺激之品，《备急千金要方·消渴》曰："治之愈否，属在病者。若能如方节慎，旬月而瘥，不自爱惜，死不旋踵……其所慎有三，一饮酒，二房室，三咸食及面。"若不听医生劝告，不测之祸，在所难免。

（《范文甫专辑》）

汪逢春

消渴陡然形瘦夜溲频数案

汪逢春（1884~1949），民国医家

许左 四十八岁，一月二十六日。

陡然形瘦，面黄，口渴，舌本发木，夜间小溲频数，两腿酸软。病乃消渴，由浅入深，亟以《金匮》法加味。

潞党参五钱　枳壳一钱　白米同炒，三钱　全瓜蒌五钱　麸炒白术三钱　焦麦芽四钱　南沙参三钱　块滑石布包，五钱　陈莱菔缨布包，一两　丝瓜络三钱　肥玉竹三钱　瞿麦穗三钱　肥知母盐水炒，五钱

猪胰子二个，用料酒洗净，煎汤代水。

二诊：一月二十八日。

药后小溲渐爽，渴饮不已；昨夜咳嗽颇剧，两耳鸣响，舌苔黄厚，口味作苦，两脉细数。消渴重证，治之非易，拟再以前法加味。

潞党参五钱　枳壳一钱　白米三钱，同炒　全瓜蒌一两　瞿麦穗三钱　川贝母去心，三钱　南沙参三钱　鲜枇杷叶布包，三钱　冬瓜子皮各五钱　苦杏仁去皮尖，三钱　肥玉竹盐水炒，三钱　块滑石布包，五钱　陈莱菔缨布包，三钱　新会皮一钱　赤苓皮四钱　丝瓜络三钱　嫩桑枝五钱　猪胰用料酒洗净，煎汤代水，二个

（《泊庐医案》）

仝小林

消瘅脾瘅发皇古义，郁热虚损穷源竟委

仝小林（1956~ ），中国中医科学院广安门医院主任医师

中医关于糖尿病的认识与研究，尤其是对于糖尿病的主体——2型糖尿病的研究，无论在临床或实验方面，已是硕果累累并且逐步深入。但是，在疾病的归属上，绝大多数临床医生始终把糖尿病等同于古代消渴病，始终按照消渴病理论辨治糖尿病。事实上，在经过了一个多世纪后，现代临床中所见糖尿病较过去人们所认识的消渴已经发生了很大变化。现代临床中，有典型多食、多饮、多尿、消瘦（简称"三多一少"）特征的糖尿病病人已较少见，相反，以肥胖为特征的糖尿病成为 2 型糖尿病的主要人群，这与古代消渴有很大不同，二者在临床特征、诊断方法、病程阶段、病机治法等方面均存在较大差异，不能够简单地划等号。

糖尿病应首先区分胖与瘦。现代糖尿病主要表现为两大类型，即肥胖型和消瘦型。类型不同，发病的原因、病理特征、进程和预后都有很大差别。

肥胖糖尿病是以肥胖为主要特征的一类糖尿病，血糖升高的同时常伴有血脂异常、血压升高、血尿酸升高等多代谢紊乱，多因长期过食肥甘厚味，醇酒炙煿，加之久坐少动，致饮食水谷堆积壅滞，日久化热而成，一般为按西医学标准分类的 2 型糖尿病，是临

112

床糖尿病的主体人群。根据《素问·奇病论》"帝曰：'有病口甘者，病名为何？何以得之？'岐伯曰：'此五气之溢也，名曰脾瘅。夫五味入口，藏于胃，脾为之行其精气，津液在脾，故令人口甘也。此肥美之所发也，此人必数食甘美而多肥也。肥者令人内热，甘者令人中满，故其气上溢，转为消渴'"的论述以及肥胖糖尿病的特点，可将以过食肥甘为始动因素，以肥胖为根源的肥胖糖尿病归属脾瘅范畴。脾瘅阶段若不能得到有效控制，可发展为古代所论之"消渴"。若消渴日久，变证百出，则进入后期并发症阶段。可以说，肥胖（或超重）—脾瘅—消渴—消渴并发症是肥胖糖尿病的自然发展进程。

消瘦糖尿病是以消瘦为主要特征的一类糖尿病，病人往往体弱偏虚，并且病程始末均不出现肥胖，其发病多与遗传、体质、情志等因素相关，包括按西医学标准分类的 1 型糖尿病、1.5 型糖尿病和部分 2 型糖尿病。笔者认为起病即瘦的消瘦糖尿病应归属"消瘅"范畴。《灵枢·五变》曰："人之善病消瘅者，何以候之？少俞答曰：五脏皆柔弱者，善病消瘅……此人薄皮肤而目坚固以深者，长冲直扬，其心刚，刚则多怒，怒则气上逆，胸中蓄积，血气逆流，腝皮充肌，血脉不行，转而为热，热则消肌肤，故为消瘅。"王冰注："瘅，谓热也。"杨上善《太素·卷第十五》注："瘅，热也，内热消瘦，故曰消瘅。"张志聪《灵枢集注》注曰："盖五脏主藏精者也，五脏皆柔弱，则津液竭而善病消瘅矣。"结合《内经》论述及各家注释知，先天禀赋薄弱是消瘅发病的先决条件，情志郁怒是促使其发病的重要因素，化"热"是其主要病机，消瘦是其基本特征，消瘦糖尿病临床特征与消瘅类似，故可将消瘦糖尿病归属"消瘅"范畴。若消瘅日久，内热持续耗灼阴液，则可发展为消渴。如《灵枢·本脏》曰："肝脆脾脆，则善病消渴易伤。"提示了先天不足者发为消渴的情况。

消渴日久，亦将归于后期并发症阶段，故消瘅—消渴—消渴并发症是消瘦糖尿病的自然发展进程。

肥胖糖尿病和消瘦糖尿病是临床两大主要类型，由于病因不同，二者起病时归属不同，但随着病程发展，当二者均进入消渴阶段后，核心病机及其后的发展过程则又趋于一致，可谓殊途同归。古人因检测手段局限，仅以临床症状为依据，故所见多限于消渴阶段，缺少了对消渴之前即脾瘅或消瘅的论治，而消渴之后的并病阶段，因症状表现类同水肿、关格、雀盲、痈疽、胸痹、中风等其他疾病，亦不再归于消渴的证治，因此古代所论"消渴"是对糖尿病特定时间和特定空间内症状、体征、病机、病理特点等的综合描述，并不能完全涵盖糖尿病发展、变化之全过程。

消瘦型糖尿病（消瘅）

一、脾虚胃热是消瘅核心病机，其病理中心在脾肾

消瘅的发生与先天禀赋相关，《灵枢·五变》曰："五脏皆柔弱者，善病消瘅。"而五脏之中，肾为先天之本，脾为后天之本，故脏腑虚弱最关乎脾肾，如《灵枢·邪气脏腑病形》云："肾脉微小为消瘅。"肾虚则脏腑先天不足，功能低下，脾虚则运化无力，若饮食不慎则更伤脾胃，令谷食难运，日久化热，可致阳土（胃土）有热，阴土（脾土）愈虚。《脾胃论》云："脾胃气虚，则下流于肾，阴火得以乘其土位"，因而脾肾更虚，邪火伏胃。肝脉挟胃，若胃中伏火邪波及肝木，可成肝热；"既脾胃气衰，元气不足，而心火独盛"（《脾胃论》），故心火易生。化热是消瘅形成的关键，内热既成，消瘅易发，正如《灵枢·五变》所述"其心刚，刚则多怒，怒则气上逆，胸中蓄积，血气逆流，

髋皮充肌，血脉不行，转而为热，热则消肌肤，故为消瘅"。然消瘅之热非由实热而来，乃缘于脾肾之虚，如《脾胃论》云："脾胃虚则火邪乘之，而生大热"，其火邪为脾胃气虚下流于肾形成的阴火，虽见"大热"，实为虚火，脾肾两虚是其根本。因此说，胃热脾虚是消瘅形成的核心病机，脾肾两脏是消瘅的病理中心。

体内大热，易消灼阴津，耗伤正气，以致气阴两伤，肝肾阴亏，脾肾愈虚，则消瘅发为消渴，若继续发展则变为消渴并病，其病机演变规律大致为：脾虚胃热（干姜黄连黄芩人参汤）——气津两伤（白虎加人参汤）——肝肾阴虚（知柏地黄丸）——阴阳两虚（金匮肾气丸）——脾肾阳虚（附子理中汤），由此知，在消瘅发展过程中，脾肾是关键病理中心。

二、消瘅的主要证候演变

1. 热伤气阴——消渴

素体阴亏，加之情志郁怒化火，体内之热耗灼阴液，即如《三消论》云："五志过极皆从火化，热盛伤阴，致令消渴。"火热耗气，阴损及气，终致津亏燥热，气阴两虚，发为消渴。

2. 热伤血络——血管并发症

《金匮要略》首篇言"极热伤络"。大热内蕴，则热伤血络，络损血溢，留而为瘀，或火热灼津，津亏血瘀，或因久病入络，血瘀络损，终致瘀血阻滞，络脉损伤。眼络损伤，可见出血、昏盲、雀目等；肾络损伤，则可见水肿、多尿、精微泄漏等。由于热是消瘅形成的核心病机，其引起的络脉病变多是因热而伤，因瘀而损，少见痰、浊、脂、膏等病理产物胶结蓄积、壅聚血脉，故临床以络脉病变即微血管并发症常见。

三、消瘅的治疗

《灵枢·师传》："便病人奈何？岐伯曰：夫中热消瘅则便寒，寒中之属则便热。胃中热则消谷，令人悬心善饥，脐以上皮热；肠中热则出黄如糜，脐以下皮寒。胃中寒，则腹胀；肠中寒，则肠鸣飧泄。胃中寒、肠中热，则胀而且泄；胃中热、肠中寒则疾饮，小腹痛胀。"杨上善云："中，肠胃中也，肠胃中热，多消饮食，即消瘅病也。热中宜以寒调，寒中宜以热调，解其便也。自此以下，广言热中、寒中之状。"张介宾云："此下皆言治病之所便也，中热者，中有热也，消瘅者，内热为瘅，善饥渴而日消瘦也，凡热在中，则治便于寒，寒在中则治便于热，是皆所以顺病情也。"此两段文字提示，消瘅多由内热所致，故治疗时当以清热为主。

同时，因先天禀赋不足是消瘅发病的先决条件，尤其以脾肾两脏为主，故治疗时应顾及脏腑柔弱的一面，清热的同时兼顾补益脾肾，临床常以干姜黄连黄芩人参汤加减，既以黄连、黄芩清内热，又以参类补益脾肾，内热甚者，多用西洋参，气虚较重，多用党参，另加干姜辛热护中；而素体阴虚者更易发为消渴，尤当注重滋阴，常用知母、生地一类。

肥胖糖尿病（脾瘅）

一、中满内热是脾瘅核心病机，其病理中心在胃肠

《素问·奇病论》云："此五气之溢也，名曰脾瘅……此肥美之所发也，此人必数食甘美而多肥也。肥者令人内热，甘者令人中满，故其气上溢，转为消渴。"此段经文不仅揭示了肥胖糖尿病由肥胖经脾

瘅发为消渴的自然发展过程，也提示了中满内热是脾瘅阶段的核心病机。盖肥者腻，甘者滞，长期过食肥甘，胃纳太过，脾运不及，谷食壅滞中焦，形成中满；土壅则木郁，影响肝之疏泄，木不疏土，加剧中满，致积久化火，形成内热，波及脏腑则表现为肝热、胃热、肺热、肠热，或肝胃俱热、胃肠俱热等，从而发为脾瘅。

中满内热既有"中满"的表现——脘（胸）腹胀满，形体肥胖（腹型肥胖为主）；又表现肝、胆、胃、肠等脏腑内热之象。我们课题组曾调查 2518 例肥胖 2 型糖尿病中医证型分布，结果显示，肝胃郁热证（表现为脘腹胀满、心烦易怒、脉弦数等）1332 例，占 52.9%；胃肠实热证（表现为脘腹胀满、大便干结、口干渴等）368 例，占 14.6%；气滞痰阻证（表现为脘腹胀满、苔腻等）171 例，占 6.8%；其他证型647 例，占 25.7%；提示病机属"中满内热"者占 74.3%，非中满内热者占 25.7%，证实中满内热是肥胖糖尿病脾瘅阶段的核心病机，肝胃郁热是其主要表现形式。

中满内热形成的根源是过食膏粱厚味，《素问·痹论》云："饮食自倍，肠胃乃伤。"过食肥甘，滞脾伤胃损肠，脾胃肠腑纳运传导失职，水谷堆聚，因而导致中焦壅满、化生内热等一系列变化，胃肠是病理形成的关键脏腑。多项研究已表明高脂饮食能明显增加 2 型糖尿病的发生风险；一定程度上提示了胃肠病理改变在 2 型糖尿病发病中的重要作用。因此我们说，肥胖糖尿病即"脾瘅"，其病理中心在胃肠，脾胃肠腑的功能紊乱导致了一系列病理变化。

由于体质、环境及生活习惯等差异，中满内热的主要表现形式有胃肠实热及肝胃郁热之不同，偏于中满者主要表现为胃肠实热，因土壅木郁而偏于内热者主要表现为肝胃郁热，二者病理演变过程略有差异：偏于中满者，以食郁为中心，中土壅滞（厚朴三物汤）——胃肠实热（大黄黄连泻心汤）——脾虚胃实（半夏泻心汤、干姜黄连黄芩人参汤）——脾阳虚损（理中丸）——脾肾阳虚（金匮肾气丸、附子理中丸）；偏于内热者，土壅而木郁（四逆散）——肝胃郁热（大柴胡汤）——上热下寒（乌梅丸）——脾肾阳虚（金匮肾气丸、附子理中丸）。

另外，临床中一部分脾瘅病人在尚未转化为消渴的较长时间内，已出现明显虚象，部分甚至不经历消渴而直接进入并发症阶段。对于这部分病人，过食伤脾所致的脾虚是病机由实转虚的关键病理环节。饮食无节，嗜食醇甘厚味，致胃纳太过，脾之运化亦相对亢盛，初期尚能维持饮食水谷之正常纳运，不致堆积壅滞。长期过食，脾之负荷过重，运化不及，食滞于中，反伤脾气，致脾气渐亏，脾土虚弱。脾虚无力升清，精微不得布散，可见乏力、头昏、倦怠等；无力运化水液，水津不归正化，反聚湿生痰，痰、湿与膏、浊、瘀等蓄积日久，可损伤脏腑经脉，致变证百出；或因脾阳虚极，累及肾阳，终致脾肾阳虚，病至终末。故脾瘅阶段即出现虚象者，脾虚是其虚实机转的关键。

二、脾瘅主要证候演变

中满内热是脾瘅的核心病机，中焦壅满，膏、脂、痰、浊蓄积体内，可积聚脏腑，亦可随血脉循行；内热蒸灼，膏、浊、痰、湿等可与热结，循经上行，或流注于下。若膏聚脏腑，可并发为脂肪肝；浊入血脉，可并发血脂异常；湿热下注，可并发高尿酸血症；湿热熏蒸肝胆，可并发高血压等，究其原因，肥胖为共同之根基。研究表明，肥胖是糖尿病、高血脂、高血压、心血管疾病的独立危险因素。因此，以过食肥甘为始因，以肥胖为根基之脾瘅可并发多种证候演变。

1. 肝胆湿热——代谢性高血压病

湿热熏蒸肝胆，肝胆受灼，火热循经上扰，致热壅于上，加之脾土壅滞，中焦升降失常，肝胆之气升发受阻而郁，气郁亦可化火，致肝火上炎，肝阳上亢，上扰清空，引起血压异常。此类高血压常与肥胖、高血糖等其他代谢异常同时存在，与代谢异常有明确因果关系，故属代谢性高血压。

2. 浊入血脉、膏聚脏腑——血脂异常、脂肪肝

中焦壅滞，脾胃功能异常，清阳不升、浊阴不降、清浊不分，病理产物（浊）不能从正常途径排出体外，一部分随血的化生进入血脉，另一部分受热煎熬转化为膏，积聚于脏腑，如肝、心包、肠等，引起血脂异常、脂肪肝等疾病。

3. 湿热下注——高尿酸血症

湿浊重浊下趋，易挟热流注于下，湿热蕴滞经络血脉，不能正常排泄，可引起血中尿酸增高，若流注关节，阻碍气血运行，不通则痛，可表现为肢体关节肿胀，局部红肿热痛、屈伸不利，或沉重酸痛，痛有定处，与嘌呤代谢紊乱引起的痛风表现类似。

4. 血管并发症

脾瘅进一步发展，膏脂痰湿瘀等蓄积日久，可化而成毒，损伤脏腑经络，导致功能障碍，出现复杂的并发症，其中以大血管病变和微血管病变为主。

5. 痰瘀积脉——脉络并发症

膏、脂、痰、浊壅积体内，易沉积脉络，阻碍血行，致瘀血内生；同时瘀血又可与膏、浊、痰等裹挟胶着，进一步沉积脉络，阻塞血运；如此循环反复，以致痰瘀痼结，损伤脉络。若痰瘀等阻塞心脉，致胸阳痹阻，气机不畅，心脉挛急或闭塞不通，则发为胸痹、心痛、心悸、怔忡等，轻者胸闷如窒，呼吸不畅；重者突发胸痛，疼痛剧烈，面色苍白，大汗淋漓，四肢不温（类似于冠心病、心肌梗死）。

若痰瘀等阻塞脑部脉络，蒙蔽清窍，则发为中风，可见突然昏仆、不省人事、半身不遂、口舌歪斜、言语不利等（类似脑梗死）。若阻塞下肢血脉，经脉不通及失荣，可致下肢疼痛、麻木，行走不利或跛行，甚或下肢溃烂、坏疽。因此，痰瘀积脉是导致诸多脉络（大血管）并发症的关键环节。

6. 瘀毒损络——络脉并发症

络脉细小，易留着病邪，如《素问·缪刺论》曰："今邪客于皮毛，入舍于孙络，留而不去，闭塞不通，不得入于经，流溢大络而生奇病"，病邪积久，可损伤络脉，败坏形体。脾瘅病久，湿浊痰瘀等病理产物蓄积成毒，易损伤络脉，加之热伤血络，以致络脉形损，功能障碍，瘀毒又生。若眼络损伤，可致视瞻昏渺、目盲、出血等（糖尿病视网膜病变）；若肾络损伤，可致精微泄漏（蛋白尿）、多尿、尿频等（糖尿病肾脏病变）；若皮络损伤，可致皮肤甲错等（糖尿病皮肤病变）。故瘀毒所致络脉损伤是导致络脉并发症的关键。

三、脾瘅的治疗

1. 脾瘅本病——以清为主

脾瘅的形成，乃因中满而生内热，中满是病理基础，内热是病理转变枢机，故治疗当以大剂消导，以消中满，同时重用苦寒，以清内热，以清为主。"清"包括清泄、清化、清利、清降等。如针对肝胃郁热者，以黄连清泄胃热，黄芩清泄肝热，枳实、清夏清消中满；针对胃肠实热者，以大黄清肠热，泻实满，黄连清胃热；针对痰瘀互结者，以清夏、瓜蒌清化痰热，丹参清消瘀结；针对肠道湿热者，以葛根清利湿热，连、芩清燥湿热。若湿热熏蒸肝胆，则更以龙胆草、夏枯草等清降湿热；若湿热下注经络，则以秦皮、威灵仙、防己等清湿热、利湿浊；若发生膏聚脏腑，浊入血脉，则以红曲、五谷虫、红花等清消膏脂，清降浊邪。总之，脾瘅的治疗，非"清"不能消中满、清内热，攻其本、治其标，即使脾瘅阶段出现虚的演变，仍可清补并用，虚实同治。

2. 血管并发症——活血通络

脾瘅合并血管并发症往往病情复杂，痰毒、湿毒、瘀毒等标实之邪既存，同时存在正气亏损。故当根据标本虚实之轻重缓急，或先祛邪，中病即止，或标本同治，扶正祛邪兼顾。血管并发症阶段，瘀阻脉络、脉络受损是共同病理基础，故当以活血化瘀通络为基本治则。

若瘀血较轻，可用桃仁、丹参、鸡血藤等辛香疏络、养血通络；若瘀血较重则可选用水蛭、土鳖虫、䗪虫等破瘀通络；若络损血瘀，虚实并重，可用鳖甲、龟甲等填补络道。补益时注重补脾肾之阳，药用附子、干姜：以附子补肾阳，以干姜补脾阳。《景岳全书》将人参、熟地、附子、大黄喻为药中四维，其中人参、熟地为良相，附子、大黄为良将。单用人参配熟地，未免滋腻太过；而附子、大黄合用为温下法的代表，以附子回其阳、以大黄导其滞，二药相反相成，避免了人参、熟地的滋腻。

另外需要指出，受疾病的进展、药物治疗等因素影响，肥胖糖尿病可发生从肥胖到非肥胖的变化，而消瘦糖尿病也可因胰岛素的应用导致体重增加，故体重正常的非肥胖糖尿病在临床中亦常见到。有学者曾调查219例非肥胖糖尿病病人，结果显示，引起体重减轻的因素有因病而瘦、因药而瘦（服用二甲双胍）、因节食而瘦、因运动而瘦等。无论何种因素，皆因膏脂消耗，充溢减少所致，故由肥胖糖尿病发展而来的非肥胖者，仍属脾瘅范畴，但核心病机与肥胖者略有不同，病机以内热为主；而由消瘦糖尿病发展来的非肥胖性糖尿病，仍属消瘅范畴，病机本质与消瘅基本一致。

糖尿病发展的四大阶段——郁、热、虚、损

糖尿病的自然演变过程可分为郁、热、虚、损四个阶段。

一、郁证阶段

代表疾病的早期，多数肥胖糖尿病病人在前期肥胖阶段，因过食和少动形成以食郁为先导的气血痰火湿食六郁。过食则谷气壅滞中焦，胃纳太过，脾运不及，土壅进而导致木郁，肝气郁滞不行，加之少动，全身气机涩滞不畅，肝之疏泄不能，脾胃升降受阻，土壅木郁更甚。临床表现肥胖，多食，不耐疲劳。消瘦糖尿病病人因脏腑柔弱，机体调节能力较差，于内则食入易积，遇事易郁，于外则易受邪气，故机体常处于郁滞状态。临床表现消瘦，情绪波动，精神抑郁，易外感。糖尿病前期多属于郁的阶段。

二、热证阶段

代表疾病的发生，肥胖者在中满的基础上化生内热，此阶段表现出一派火热之象，如痰热、湿热、胃热、肠热、肝热等，临床可见易怒口苦（肝）、消谷善饥（胃）、便秘（肠）、大渴引饮（肺）等，其中肝胃郁热最常见。或脾虚运化无力，中土郁滞日久化热，形成脾虚胃热，肝脉挟胃，若波及肝木，形成肝热，连及血分以致血热，火伏气分，还可灼烧肺金，临床可见情绪急躁易怒、心烦甚、口渴多饮、饥饿多食、舌红面赤等。糖尿病早、中期多处于热的阶段，肥胖型以实热为主，消瘦型实热兼有本虚。而郁、热阶段的病理基础是以胰岛素抵抗为主，胰岛 B 细胞损伤轻微，表现为 B 细胞数量增加，分化作用丧失，但胰岛 mRNA 水平基本正常，对葡萄糖诱导的急性时相胰岛素分泌消失，但对其他刺激物诱导的分泌反应仍存在。

三、虚证阶段

代表疾病的发展，前一阶段火热未除，脏腑功能持续亢进，耗散脏腑元气，则脏腑经络等组织器官功能活动无力，气血津液生成及代谢障碍，加之火热灼津，燥热伤阴，故气阴两伤为始，进而阴损及阳，阴阳两虚，同时痰浊瘀血等病理产物积聚内生。如《证治要诀·三消》曰："三消得之气之实，血之虚，久久不殆，气尽虚。"此阶段以虚为主，兼有标实，既有气虚、阴虚，甚或阳虚，又常有火热未清，还可夹瘀、夹湿、夹痰等。肺胃肝肾阴虚多与肺燥胃热俱现；由脾运不健渐致脾气亏虚，水饮失运，聚而生湿，水谷精微不归正化，注于脉中成痰成浊，痰热湿瘀既是病理产物，也是促使疾病进一步发展的重要原因，古代所论消渴即属虚的阶段，消渴病机"阴虚燥热"亦与此阶段病机本质一致。此阶段病理特点为胰岛 B 细胞损伤加重，表现为 B 细胞肥大、脱颗粒，胰岛素储备下降，胰岛 mRNA 水平下降，对精氨酸等非糖刺激物的分泌反应亦受损。

四、损证阶段

代表疾病的终末，糖尿病后期，诸虚渐重，或因虚极而脏腑受损，或因久病入络，络瘀脉损而成，此期根本在于络损（微血管）和脉损（大血管），以此为基础导致脏腑器官的损伤。《证治要诀·三消》云："三消久之，精血既亏，或目无视，或手足偏废无风疾，非风也。"《圣济总录》曰："消渴病久，肾气受伤，肾主水，肾气虚衰，开阖不利，能为水肿。"此期火热之势已渐消退，虚损之象进一步加重，多以气血精津亏损，脏腑功能衰败立论。此期多见阴阳两虚，各种并发症相继而生。病理上，胰岛素抵抗较前一阶段减轻，B 细胞损伤愈加严重，表现为胰岛形态结构改变，有胰淀粉酶样蛋白沉积、糖原和脂滴，胰岛纤维化，B细胞凋亡速度加快，功能衰竭。

郁、热、虚、损概括了糖尿病在时间和空间上的动态演变过程，代表了疾病发展的早、中、后及末期，无论肥胖糖尿病（脾瘅）或消瘦糖尿病（消瘅），其自然发展过程均将经历郁、热、虚、损的演变。把握糖尿病的整体发展脉络，对于认识、理解疾病，判断预后，并根据病情发展演变予以正确治疗有重要的临床指导意义。

糖尿病主要治则治法

一、苦酸制甜

《素问·至真要大论》结合六气淫胜理论论述了气味的配伍，其中对火、热淫内的气味配伍论述为："热淫于内，治以咸寒，佐以甘苦，以酸收之，以苦发之；……火淫所胜，平以酸冷，佐以苦甘，以酸收之，以苦发之，以酸复之，热淫同。"《素问·阴阳应象大论》则曰："气味辛甘发散为阳，酸苦涌泄为阴。"苦酸属阴，故苦酸能平火热。又因苦为甜之对立，酸为甜之中和，道法自然，苦酸结合可中和体内过剩之糖分，因此说，苦酸可以制甜，具体原因如下：

苦可调胃　经曰："壮火之气衰，少火之气壮，壮火食气，气食少火，壮火散气，少火生气。"马莳注解为"盖气味太厚者，火之壮也，用壮火之品，则吾人之气不能当之，而反衰矣。如乌、附之类，而吾人之气不能胜之，故发热。气味之温，火之少也，用少火之品，则吾人之气渐而生旺而益壮矣，如参、归之类，而气血渐旺者是也。"长期过食肥甘而生胃热的肥胖2型糖尿病病人，由于胃热熏蒸而消谷善饥，治疗应矫枉过亢的胃气，苦味药可调治偏亢的胃气以达阴阳平衡。

苦能泄热　苦可通过两种方式泄热，一从汗排，一从便排。经曰："味厚则泄，薄则通"，味薄者属阴中之阳，如麻黄虽味苦，但升上而发汗，汗出热散。味厚者为阴中之阳，如大黄味苦，泻下而通便，便通热泄。苦味药因其气不同，而有寒热温凉之不同，泄热亦有所偏宜。如苦寒泄湿热，苦甘寒泄血热。

苦可坚阴 苦通过泄热使阴液免于灼铄，如大承气汤中苦寒之大黄配咸寒之芒硝即是急下存阴之法，以防阳明燥热伤阴。此外，苦燥湿热，亦是通过泄热，使湿无所附而湿热消除。

正因苦味药能调胃、泄热、坚阴、燥湿，使热消、津存、气坚、湿祛，所以甜得以制，血糖得以调整。

酸能收敛 内热是糖尿病的基本病机，表现为肝热、肠热、胆热、胃热等一派火热之象，虽苦寒可以泄热存阴，但热者耗气散气，即"壮火之气衰"，而酸能收敛，敛气敛阴，既助苦以坚阴，又防气之耗散太过。即使至后期虚证阶段，应用酸味之品可使受损气阴得以恢复，而人之气阴可以利用酸平微温之剂生长升发平衡。

酸以生津 热邪伤阴灼津，酸能敛阴，亦能生津。如暑邪入少阴、厥阴者，均以连梅汤主之，取乌梅之酸以生津，合黄连酸苦为阴。

苦酸合用，清热泻火，敛气坚阴。苦酸制甜主要包括两方面：清气敛阴和清火坚阴。

1. 清气敛阴法

重在苦寒清火降糖，多用于火热盛极、嚣张肆虐阶段，重用苦寒清热泻火，兼用酸涩敛气敛阴，防火毒耗伤。

代表方剂：连梅汤加减。黄连、乌梅、黄芩、黄柏等。

运用要点：火毒内炽，有伤阴之势。口干大渴，烦躁易怒，面赤舌红，甚口舌生疮，苔略干，查血糖偏高，可超过 16mmol/L（空腹）。

2. 清火坚阴

重在收敛，多用于火热内盛、耗伤正气阶段，酸以收敛生津，苦以清火。

代表方剂：知柏地黄丸加减。知母、黄柏、山萸肉等。山萸肉酸涩益阴，是方中起收敛作用的主药，具有敛尿、敛汗、敛气等功用，《医学衷中参西录》言："山茱萸，大能收敛元气，振作精神，固涩滑脱。"临床可根据火热耗伤正气的不同表现随证用药。如失眠，加酸枣仁敛神；多尿，合水陆二仙丹缩泉；多汗，加煅龙牡敛汗。

运用要点：火热耗伤证。烘热、燥热，口干口渴，乏力，或多汗，失眠，夜尿频，舌红，舌苔干，脉弦细数。

总之，苦酸合用，苦以制约，酸以中和，无论病程阶段如何，均可直接制糖，血糖下降，病之标得治，再论治病之本。但临证时仍需根据病情及病程斟酌苦酸配伍之比，或以苦为主，或以酸为主，配伍合宜，可用于糖尿病不同类型的各个发展阶段，为贯穿全程之法则。

二、开郁清热

中满内热是肥胖糖尿病脾瘅阶段的核心病机，故应重用苦寒以清内热，佐以辛开以消中满，开郁清热法为肥胖糖尿病脾瘅阶段的基本治则。中满内热的主要表现形式为肝胃郁热和胃肠实热，因此具体治法包括开郁清胃法和通腑泻热法。

1. 开郁清胃法

长期过食甘美厚味，脾运化功能损伤，胃中积滞，蕴热化燥，燥热复必伤阴。阴津不足又能化生燥热，如此恶性循环使病情逐渐加重；而胃热炽盛的病人，消谷善饥，长期控制饮食十分困难，只有消除胃热的病理因素，饥饿感才能减轻或消除。开郁胃热法不仅可打破恶性循环中"燥热"这一环节，还可消除胃热的病理因素，也是《灵枢·寒热病》所云"泻阳补阴经也"之意。

代表方剂：大柴胡汤。北柴胡、黄芩、枳实、黄连、生大黄等。

运用要点：肝胃郁热证。心烦易怒，口干口苦，胸胁胀痛，脘腹胀满，嗳气，舌质红，脉弦数。

2. 泻热通腑法

内热炽盛，肆在胃则消谷善饥，虐在肠则大便坚。中满内热波及肠胃，则致胃肠实热，中焦热结。内热腑实，最易伤阴，故应"急下存阴"，泻热通腑。

代表方剂：大黄黄连泻心汤加减。生大黄、黄连、黄芩、元明粉等。

运用要点：中焦热结，胃肠实热证。大便坚干，排出困难，口干口臭，或心下痞满，口舌生疮，消谷善饥，舌红，脉滑数。

三、调理肠胃

长期过食是肥胖糖尿病发病的始动因素，"饮食自倍，肠胃乃伤"，过食肥甘最伤肠胃，脾胃纳运功能减弱，致肥甘厚味积聚中焦，不化精微反生膏生浊，不归正化反聚湿生痰，膏浊痰湿脂堆聚，中焦壅滞，气机不畅，则血行涩滞，或因痰浊、膏浊壅聚脉中，阻塞脉道，血行不利，因而致瘀；而膏脂痰浊湿瘀可进一步影响气机运行，中焦大气不转，脾胃升降逆乱，"清气在下，则生飧泄"，"浊气在上，则生䐜胀"，临床可见呕吐、呃逆、便秘等胃肠功能紊乱的症状。因此，对于起病于过食肥甘的肥胖糖尿病，胃肠是主要病理中心，故调理肠胃是基本治则，具体包括辛开苦降法、消膏降浊法及通腑活血法。

1. 辛开苦降法

辛开苦降法，是在中医四气五味药性理论指导下，运用辛温和苦寒两种不同性味的药物配伍治疗疾病的一种独特方法。《素问·阴阳应象大论》首先提出了"辛甘发散为阳，酸苦涌泄为阴"。说明辛与苦代表着两种截然不同的阴阳属性，辛善于升发宣散，属阳；苦能降逆泄下，属阴。《素问·至真要大论》云："阳明之复，治以辛温，佐以苦甘，以苦泄之，以苦下之。"指出辛苦两类不同性质的药物可以合理配伍治疗疾病。张仲景宗《内经》之说，开创了辛开苦降法运用于临床之先河，以辛温之半夏、干姜与苦寒之黄连、黄芩为主组成半夏泻心汤及类方以及陷胸汤，是辛开苦降的典范。辛开苦降法的明确提出，首推叶天士。其在《临证指南医案》中指出："微苦以清降，微辛以宣通""苦寒能清热除湿""辛通能开气泄浊""辛以开之，苦以降之""以苦降其逆，辛通其痹"，并化裁出多个治疗脾胃及湿热诸痰的"泻心汤"类方，精当地阐发了辛开苦降法的配伍机制。朱丹溪的左金丸、《韩氏医通》的交泰丸、王孟英的连朴饮等，均是对辛开苦降法的补充和发挥。清代温病学家吴鞠通认识到"非苦无能胜湿，非辛无能通利邪气""苦与辛合能降、能通"，辛开苦降法已日臻完善。运用辛开苦降法治疗肥胖 2 型糖尿病的主要机制如下：

寒热清温并用，化湿泄热　肥胖糖尿病长期饮食不节导致脾胃功能失调，表现为脾虚胃强，脾虚生湿，胃强生热，脾虚而胃热。《灵枢·师传》有"寒温中适"的治疗原则，认为调理脾胃以苦泄、辛补、甘缓为法度。辛开苦降法，温脾清胃，两相结合，补虚泻实，阴阳并调，温而不耗胃阴，寒而不伤脾阳，互制互济，体现了阴阳学说的对立统一观。"太阴湿土，得阳始运，阳明燥土，得阴自安"，辛则运脾化湿，消痞散结，苦则清胃中郁火，辛开苦降泄郁火、化瘀滞，并可针对因脾虚胃热引起的气郁、湿浊、痰浊、瘀血。

升清降浊，斡旋气机，解郁化滞　脾胃气机升降失调也是糖尿病及其并发症的重要病机，辛开苦降原则可用于治疗中焦脾胃升降失常，气机阻滞者。辛则升清，苦则降浊，辛开苦降调畅中焦之气，宣泄三焦气机，使气机升降正常。

辛开苦降的具体运用主要有六法，包括辛开苦降，和胃降糖法；

辛开苦降，和胃降逆法；辛开苦降，和胃散水法；辛开苦降，涤痰开结法；辛开苦降，清热利湿法以及辛开苦降，平调寒热法。临证时，要根据寒热错杂、升降不调、阴阳失衡矛盾的主次和痰湿化热、郁火和病邪壅闭的轻重，确定辛开与苦降药味的多少和药量轻重的比例，达到"辛开苦降""苦降辛开""苦辛平等"及"微苦微辛"的不同配伍，避免过苦伤胃，过辛耗散，过犹不及。

代表方剂：泻心汤类方。包括半夏泻心汤、生姜泻心汤、干姜黄连黄芩人参汤、栀子干姜汤等。

运用要点：胃肠功能紊乱。呕吐，呃逆，腹胀，胃凉，便秘，腹泻，舌红或淡，舌底瘀或闭，脉虚或涩。

2. 消膏降浊法

"膏者，神之油也……脂即膏也"（丹波元简）。《医学正传》曰："津液稠黏，血为之浊。"消膏，即消除膏脂；降浊，其治法有两层含义：转浊和化浊。转浊即切断中满化生为浊的路径，从根本上阻止浊的生成；降低血液黏稠度；化浊即促进浊邪的转化和分解，加速代谢，以减少浊在体内的积聚。

代表方剂：小陷胸汤加减。黄连、清夏、瓜蒌仁、生山楂、红曲等。

运用要点：膏脂痰浊积聚。形体肥胖，腹部肥大，胸闷脘痞，心烦口苦，口干渴喜冷饮，大便干结，小便黄，舌红，苔黄腻，脉滑数等。实验室检查示甘油三酯、胆固醇、低密度脂蛋白等血脂增高。

3. 通腑活血法

胃肠功能紊乱，大肠失于传导之功，郁阻于内，肠腑瘀滞，腑气不通更甚。腑实瘀滞，急应通腑活血。

代表方剂：桃仁承气汤。桃仁、生大黄、元明粉等。

运用要点：腑实瘀滞证。便秘，腹痛，或痛经，月经色暗，血块多，舌暗红，有瘀斑，舌底瘀或闭，脉涩。

四、补虚泻实

糖尿病郁、热、虚、损四阶段并非截然分开，而是一个连续的时间和空间过程，由热发展至虚的过程常常虚实并存，对于此过渡阶段的治疗，清热、泻火、化痰、消膏等泻实之治是一方面，同时应注意火热耗气、痰热伤阴等因实所致之虚，注重补虚之治。主要包括清热补脾法、清火益气法、泻火养阴法。

1. 清热补脾法

长期过食，损伤脾土，运化不及，积聚中焦，壅滞化热，或先天禀赋有亏，脾土虚弱，肝木疏泄无力，食则易积，日久化热，形成脾虚胃热，因此需清热以治标，健脾以治本。

代表方剂：干姜黄连黄芩人参汤。干姜、黄连、黄芩、红参或西洋参等。

运用要点：脾虚胃热证。口干苦，纳食一般，易疲乏，舌胖，可有齿痕，脉虚数或弱。

2. 清热益气法

火热燔灼，壮火食气，致火热与气虚并存，气因热耗，故应清火为主，以消病源，兼以益气，补虚治标。

代表方剂：白虎加人参汤。石膏、知母、党参或西洋参、炙甘草等。

运用要点：火热耗气证。口干口渴，疲乏汗出，舌红，脉数大无力。

3. 泻火养阴法

火热持续，伤及阴津，致火热阴伤，阴虚火旺，夜间卫气内合于阴，蒸迫津液，可致汗出烘热、口干渴等阴虚津伤之象。阴由热伤，故以泻火为治本，如若阴津持续亏耗，终致阴分损伤，故兼以养阴治标。

代表方剂：知柏地黄丸合当归六黄汤。黄芪、当归、生地、黄柏、知母、黄芩、黄连、生牡蛎等。

运用要点：火热阴伤证。盗汗量多，阵发烘热，口干，夜间明显，疲乏，舌红少津，脉虚细数等。

五、调补虚损

糖尿病病久，热盛耗伤，初则气津亏损，阴伤津亏，久则，阴损及阳，甚则命火不足，病程由郁热阶段进入虚损阶段，因此调补虚损是此阶段的重要治则。因有阴、阳、津、气损伤之轻重程度不同，故具体分为滋阴润燥法、益气养阴法、阴阳双补法及温补少火法。

1. 滋阴润燥法

火热炽盛，耗津伤阴，致阴虚燥热，燥热不除，则阴津愈亏，阴津愈伤，则燥热愈甚，如此形成恶性循环。因此当以滋阴润燥为法。

代表方剂：栝楼牡蛎散。天花粉、生牡蛎、南沙参、知母等。

运用要点：阴虚燥热证。口干口渴，饮水量多，心烦失眠，消谷善饥，大便干结，舌红少津，脉虚数。

2. 益气养阴法

阴伤及气，致气阴两虚，较阴虚燥热正气耗伤更重，虚象渐著，故应益气养阴为法。

代表方剂：生脉饮加减。太子参、黄芪、五味子、麦冬等。

运用要点：气阴两虚证。口渴喜饮，体倦乏力，神疲失眠，尿量频多，多食善饥，手足心热，口干咽燥，大便正常或干结，舌红苔薄黄，脉虚细数。

3. 阴阳双补法

阴阳互根互用，阴伤日久势必累及阳气，致阴阳两伤，此时已是消渴阶段后期，火势已衰之七八，而虚象愈渐凸显，各种变证相继出现，病情错杂。故应补阴助阳、阴阳双补。

代表方剂：金匮肾气丸。肉桂、淡附片、生地、山萸肉、知母、天花粉等。

运用要点：阴阳两虚证。五心烦热，失眠盗汗，腰膝酸冷，小便清长，大便干结或溏泄，舌淡白或干红，脉沉细或细数。临证应用可根据偏阴偏阳之不同加减用药。

4. 温补少火法

正气持续耗损，累及命门元阳，命火衰微，化源不足，温煦失职，致气血精津亏损，脏腑功能衰败。此时邪火已消之殆尽，虚损之象进一步加重，病情更加错综复杂。治疗应抓住主要矛盾，故立温补少火法为主要治法。

代表方剂：右归丸。肉桂、淡附片、山萸肉、熟地、干姜等。

运用要点：少火不足证。畏寒怕冷，面色㿠白，腰膝酸冷，四末不温，性欲低下，舌淡白，脉沉细无力，尺部尤甚。

六、活血通络

肥胖糖尿病早期即存在以食郁为先导的血郁，血行不畅，络脉郁滞，日久发展为络脉瘀阻，后期演变为络脉瘀闭及络脉损伤，同时累及脉络，即大血管。因此，早期即应注重活血通络，并且贯穿全程；消瘦糖尿病尽管早期络脉损伤并不明显，但随病程发展，进入消渴阶段后络脉病变亦逐渐显现。因此活血通络亦是糖尿病的主要治则之一。根据病程及络脉病变程度，治络主要有以下几法：

1. 辛香疏络法

《素问·阴阳应象大论》云："气味辛甘发散为阳，酸苦涌泄为阴""味厚则泻，薄则通"。辛香者宣，横贯穿透，对于早期血行不畅，络脉郁滞者，辛能宣泄，芳香走窜，辛香合用，理气行滞，疏通络脉。

代表方剂：丹参饮。降香、丹参、檀香等。

运用要点：络脉郁滞。心胸憋闷，甚者胸痛，舌暗红，舌下络脉滞，较正常增粗。

2. 化瘀通络法

血行涩滞不畅，久则滞而为瘀，瘀血阻塞络脉，致络脉不通。此时辛香疏络恐力不能及，惟活血化瘀通络，方能使瘀者行，塞者通。

代表方剂：血府逐瘀汤，桃红四物汤。桃仁、红花、当归、川芎、赤芍等。

运用要点：血瘀络阻。心胸疼痛，憋闷，唇紫暗，舌暗，或有瘀斑，舌底脉络迂曲，明显增粗，甚者呈串珠样改变，脉涩。

3. 破血通络法

血瘀络阻，血行愈加瘀滞不畅，久则凝滞不行，痼结于络脉某部，非以虫类蠕动之力和啖血之性走窜攻冲，不能搜剔络中痼结之痰瘀。吴鞠通有言："以食血之虫，飞者走络中气血，走者走络中血分，可谓无微不入，无坚不破。"故对于瘀血痼结、络脉闭塞者，当以虫类药为主破瘀通络。

代表方剂：抵当汤或抵当丸。水蛭、虻虫、生大黄、桃仁、䗪虫等。

运用要点：瘀结络闭。肌肤甲错，肢体麻木，或有动脉硬化斑块形成，舌底络脉紫黑粗大，甚者呈伞状改变。

4. 凉血通络法

"入血就恐耗血动血，直须凉血散血"，耗血实际是消耗血中之阴分，热灼阴，热动血，热伤血络则出血，然"离经之血便为瘀"，瘀血停留，易阻塞络脉，故治疗应凉血散血通络，此为治疗眼底病变的主要法则。尤其对于消瘦糖尿病，主要是热伤血络导致络脉病变，直须凉血散血。而肥胖糖尿病不仅有热伤血脉，更有痰浊瘀毒积聚，因而治疗时不仅要凉血通络，更需考虑清化痰浊瘀毒等。

代表方剂：清营汤或犀角地黄汤加减。水牛角、赤芍、丹皮、生地、地龙（凉血通络）等。

运用要点：热伤血络。身热面赤，口干口渴，伴见各种出血证，或鼻或齿或尿中带血，舌红，脉数。

5. 止血宁络法

瘀阻脉络或热灼脉络，致络脉损伤，失于固摄，血不循经而出血，出血可令络脉损伤更甚，终成络损血溢，脉动不宁之恶性循环状态。急则治其标，故此时应以止血宁络为先，打破络损血溢的恶性循环状态。

代表方剂：云南白药。

运用要点：慢性出血证。眼底出血，或皮肤瘀点、瘀斑，舌暗紫有瘀斑，舌底络闭或损。

6. 补虚通络法

《内经》云："年过四十而阴气自半""年六十，阴痿，气大衰"。年老者，气自亏，加之病久耗伤正气，致体内元气亏虚，"元气既虚，必不能达于血管，血管无气，必停留而瘀"，既是因虚致瘀，故应补虚通络、补气以治其本，活血以治其标，而达"通开血道""气通血活，何患疾病不除"之目的。

代表方剂：补阳还五汤。黄芪、地龙、红花、当归、川芎等。

运用要点：气虚血瘀。中风后遗症，见偏身不用，肢体偏废，或口眼喎僻，口角流涎不收，言语不利，舌淡红，苔薄白，脉虚而无力。

（刘文科　整理）

任继学

刚柔相济，勿忘温阳活血
通补并行，更求血肉有情

任继学（1926~2010），长春中医药大学教授，国医大师

动静相济，益阴精先求阳气充旺

历代医家对消渴辨治论述宏富，温清补消，靡不赅备。古今良工，多精操四诊，以索本穷源，有是证则用是药，每多获效。至清代受日趋鼎盛的温病学说的影响，医者多偏重于阴虚液涸、火热炽盛之说，如邹滋九在《临证指南医案·三消》按语中说："三消一证，虽有上中下之分，其实不越阴亏阳亢，津涸热淫而已。"终成偏执阴虚燥热论消渴之流弊。近代很多书籍教材，论及消渴，亦多偏执阴虚燥热之说，使滋阴清热一法，几成治消渴惟一正治大法。任师对此颇有微词，并力倡阴阳并重，辨证论治之说。

消渴病机，主要为燥，燥为火热之属，最易伤气，所谓"壮火食气"（《素问·阴阳应象大论》），故消渴病发必见气伤。气者，肾气也，肾气受伤则阳虚，阳虚不能生命火，命火衰相火不生，相火不足，不能内寄于肝，肝阳失助，则并发肝肾之阳虚，阳虚不能蒸精化液，精枯液涸，故生口渴喜饮、多尿消瘦之患。如此者，若投滋

阴养血生津之品，阴无阳则无以生化宣行；若误投苦寒清热泻火之属，复戕真阳则元气更伤。景岳明训："若阳虚而阴无以生，气虚而精无以化者，使非水火并济，何益之有？"（《景岳全书》）临证足资取法。故任师认为，治疗本病必须调整机体阴阳、水火之平衡，使脏腑气血协调冲和，相互为用。推崇赵养葵之言："人其水火得其平，气血得其养，何消之有。"而论治时必法阳虚补阳，以动配静，于阴中求之，则阳旺阴生，阴生则津足；阴虚补阴，以静配动，于阳中求之，则阴复阳旺，阳化气而阴成形，津液乃充，此为治疗消渴之正法。任师认为治疗消渴等慢性疾患，宜动补而忌静补，若刚柔相济，动静结合，方为高手。临证以阴阳两纲，统论三消辨证。又因三消难以详分，症证错综复杂，实难偏执一端，而据临床实际，分为肺胃阴虚、肺胃阳虚、肝胃阴虚、肝胃阳虚、肝肾阴虚、肝肾阳虚六类证候，作为辨证准绳。

1. 肺胃阴虚证

烦渴多饮、善食，口咽少津，小便频数，唇红如朱，舌赤如血有裂，无苔，或薄黄苔，脉洪数或沉数。治宜滋阴润燥，生津止渴；方用白虎加人参汤。

2. 肺胃阳虚证

烦渴喜热饮，食而不饱，但食量少，饮一溲二，胃寒，乏力，精神不振，便溏，舌体肥大红赤有裂，苔薄白，脉沉迟有力，亦有沉虚之象。治宜补阳配阴，养津润燥；方用双补丸（鹿角胶、人参、茯苓、苡仁、熟地、肉苁蓉、当归、石斛、黄芪、木瓜、五味子、沉香、菟丝子、覆盆子、泽泻、麝香）。

3. 肝胃阴虚证

消谷善饥，喜冷饮，心烦善怒，胸胁不畅，善太息，失眠多梦，小便频数，色白如泔，味甜如蜜，形体消瘦，大便秘结，舌深红少津，脉洪长大或洪大有力。治宜养阴平肝，益胃生津；方用柳氏方（生地、北沙参、知母、花粉、石膏、甘草、麦冬、五味子、牡蛎、茯苓、川连）。

4.肝胃阳虚证

渴喜热饮，饥不欲食，食则胃中不舒，胸胁痞满，腹痛，目眩，甚则筋惕肉瞤，尿多色白，舌淡红，苔白而滑，脉多沉弦无力，也有沉迟之象。治宜补阳暖肝，温胃生津；方用滋脺饮（生黄芪、大生地、生山药、净萸肉、生猪胰子）加肉桂、附子、炒川椒、鹿角胶。方中生地应用生姜、干姜水炒，取其肝苦急辛以散之，辛润生阳之义。

5.肝肾阴虚证

尿频量多，浊而不清，味甘而气不燥，烦渴引饮，善怒，腰膝酸软，多梦遗精，形枯神萎，舌红赤；或绛，脉虚数或沉涩。治宜滋肾养肝，生津润燥；方用乌龙汤（龟甲、生地、天冬、南沙参、蛤粉、女贞子、料稆豆、山药、茯苓、泽泻、车前子、藕）。

6.肝肾阳虚证

口渴喜热饮，小便频数色清白，腹满，饥不欲食，善恐，胁下坚胀，忧郁胆怯，口淡干苦，腰膝乏力，四肢欠温，健忘耳鸣，多欠伸，眩晕，舌淡红，苔白而润，脉沉虚而弦。治宜温肾暖肝，生津滋液；方用加减肾气丸（熟地、山萸、山药、茯苓、泽泻、丹皮、五味子、鹿茸、肉桂、沉香）。可见任师倡补气温阳之说而决不泥此一途，滋阴清热、生津润燥亦屡有用之者。旨在将温阳补气治法与养阴生津等法一样，同列为正治大法，而收补偏救弊之功。临证灵活执之，则可左右逢源，收事半功倍之效。

久病入络，瘀化方可推陈致新

消渴病久者，必然本元大伤，虚损之象迭现。若气虚则运血乏力，阴虚则血行艰涩，而成久病入络，久虚入络之血瘀证候，所谓"病久入深，营卫之行涩"（《素问·痹论》）。瘀滞即成，则陈者当去而不能去，新者当生而不能生，血愈虚而愈瘀，愈瘀而愈虚，互为因果，交相为患。终至阳气不得敷布，津血不得畅荣，而发消渴之疾，或使已病之消渴愈甚。诚如唐容川所言："瘀血在里，则口渴，所以然者，血与气本不相离，内有瘀血，故气不得通，不能载水津上升，是以发渴，名曰血渴，瘀血去则不渴矣。"（《血论证·卷五》）。此血渴虽非完全等同今之消渴，但其因瘀致渴之病机，亦已概括在消渴病机范畴之内。临床辨治足以借鉴。

详论其证，消渴病兼血瘀者，多伴督热烦躁，失眠，心悸，眩晕头痛，心胸闷痛，或腰身关节痛，肢麻；目睛赤络，口唇紫暗，舌暗红隐青，或有瘀点瘀斑，脉多细弱弦涩等症。化验检查：血糖、尿糖高，久治不下，且每伴血脂亦高。如糖尿病伴心脑血管病者，则必兼血瘀之患。瘀血即成，则反阻新血生化之机，而补益清润药物，亦不能加于好血，病邪滞痼，每难取效，多有徒劳之慨。任师经验，瘀血不行，新血断无生望，欲致新生，必先推陈。治当通补并行，瘀滞甚者或可以通为补；且补益药物多有壅满胀腻之偏弊，论治消渴病等顽久疾患尤须重视。配以辛散活通、活血生新等药物，则每使补益药物活泼畅荣，而无壅腻之弊，使补益之力得以淋漓发挥，可望事半功倍。

《读医随笔》言"每加行血药于补剂中，其功倍捷"可为明鉴。临床只要辨证精当，运用得当，无耗散，不伤正，则可望全功。

擅用藏红花、草红花、鸡内金、酒大黄、郁金、丹参、血竭、丹皮等味，常以二三味灵活加入消渴辨治用药之中，屡获良效，并以活血化瘀生新之法，作为治消渴之常法。

通补并行，君蚕茧擅用血肉有情

消渴病乃积年沉疴，缠绵难愈，至慢性期则整体阴阳虚竭失衡，每见虚劳之证；或见血糖、尿糖增高，而三消症状反不明显，调治尤难，任师经验：至此之时，当以调理阴阳、填培脏腑、固护本元为要。寻常药力每恐不逮，而应用血肉有情之品，同类相求，直补脏腑气血，作用迅捷而功效持久。实乃"俾真阳旺而邪自退，所谓正治之良图"。《王旭高医书六种》）临床喜用者为蚕茧、淡菜、鳝鱼、海螺、蚕蛹、海参、鹿茸粉等味，或入药，或食疗，每收厥功。其中尤擅用蚕茧一味，每为治消渴方中之主药。蚕茧又名缫丝、蚕茧壳、茧黄，为蚕蛾科昆虫家蚕蛾的茧壳。性味甘温无毒，有培本祛邪之能，善治消渴、反胃、尿血、肠风之证。《本草纲目》言蚕茧"煮汤治消渴，古方甚称之"。丹溪亦称本品"能泻膀胱中相火，引清气上朝于口，故能止渴"。任师以其多年临床经验，称蚕茧甘温和缓，温而不燥，补而不腻，血肉有情，善补精气至虚至损；以虫药善行之体，畅荣脏腑寓补于通。培元固本，益气生津，于平淡之中而见神奇，实为治消渴至善妙药。且全国各地养蚕区均大量生产，源充价廉，如能善用之，实是病家之福。近代关于蚕茧成分研究颇详，已证实本品含大量蛋白质、多种氨基酸、多种维生素及微量元素等有益成分，可资参考。

任师经验方"温化滋胰汤"即以此药为君，颇多效验。药用：

蚕茧 30~50g　生地 50g　知母 50g　黄精 15g　天冬 15g　白术 15g　天花粉 15g　葛根 15g　鸡内金 20g　肉桂 3g　红花 5g　黄连 2g

若病情甚者，蚕茧可用至 60g；血糖不降，生地可用百克之内，尿糖不下知母可用百克之内；兼酮症者，加干姜，其他如白蔻、生姜等辛能胜酸、辛润通阳之品皆可选加，尚可辨证灵活加用温阳、益气、化瘀生新之品，多可收功。

（石志超　任玺洁　张慧娴　整理）

桑景武

漫云口渴多燥热，每需温阳用真武

桑景武（1912~1993），长春市名中医

在长期的临床实践中，桑师注意到很多消渴病人，久施养阴清燥之品罔效。细审其证，确无阴虚之明证。虽口渴无舌红少津，反多舌淡齿痕、苔滑之象，且每多阳衰诸症。其口渴者乃因肾阳虚衰，气化失职，气不化津，津不上达所致；有降无升，故小便清长；脾不散精，精微不布，随小便排出，故多食善饥。于此，仲景《金匮要略》已见端倪："男子消渴，小便反多，以饮一斗，小便一斗，肾气丸主之。"以药测证，显系肾阳虚衰，不能蒸腾津液，气虚不能化气摄水，温肾健脾以化饮，消除致渴之源。

桑师认为救治肾阳虚衰，未过仲景真武，在《伤寒论》太阳病篇用于治太阳病误汗，传入少阴，乃为救误而设；少阴病篇则用于治疗肾阳衰微，水气不化。气不化则津不行，津不行则渴不止。阳回则津回，津生则热除。方用大辛大热之附子，温肾助阳化气；茯苓、白术健脾渗湿，白芍敛阴和阳，生姜味辛性温，既可协附子温肾化气，又能助苓术健脾和中，共奏温和化气之功。可谓不生津而津自回，不滋阴而阴自充，初学者实难领悟，细细研揣则回味无穷。

阳气者，身之瑰宝也，阳生则草木以荣，阳衰则草木凋萎。对于

年过不惑，多病体衰之人尤须刻意调养，阴津精血再生较易，其阳气耗损却难恢复，故助阳则阳生阴长，精血自沛；戕阳则阴盛阳殁，气乃消亡。消渴者燥热为标，阳虚为本，为其病机之眼目，知此者鲜矣。即用肾气丸者，亦思过之半矣。更况一见口渴，多投清滋之品，以阴抑阳，阴阳格拒，上热下寒，寒热交错，必致阳衰阴凝。

气是人身之本，凡病皆因正气衰馁引起，奈世人不慎风寒以护卫气，节生冷以护胃气，谨房帏以护肾气，戒怒郁以护肝气，坐令正气戕伤而致诸疾蜂起。消渴病大多有气虚之证，如四肢乏力、懈怠、不耐疲劳、少气懒言、面色㿠白、头晕耳鸣、心悸气短，舌淡苔滑腻、有齿痕、脉沉细无力等症。故无论内伤、外感必是"气虚乃病"。所以治疗上总要审寒热之真伪，辨虚实之异性，以护养正气为要。

清·柯琴认为真武汤有"壮元阳以消阴翳，逐疏垢以清水源"之功，桑师取真武温肾阳以化气，利水湿以止渴。

桑师体会用量过小则杯水车薪，无济于事。附子，用量多在20g以上，最多用到50g，方可奏效。茯苓、白术亦多在50~100g。经方无需有大的增减，对于阳虚而阴竭者，需配人参，气阴双补，乃克有济。配伍适宜，效果方佳，神而明之，存乎于人。

桑师于临证中，凡消渴无明显热证，舌不红者，皆以真武汤治之。

王某 男性，36岁。

病人曾因口渴多饮在某医院查空腹血糖，尿糖（+++）。诊断为"糖尿病"，口服各种降糖药，并求中医治疗，病情时好时坏，1983年10月求余诊治。症见：面色㿠白，精神不振，头晕目眩，口渴欲饮，饮而不解，夜间尤甚，尿频，腰膝冷痛，阳痿，气短懒言，脉沉细无力，舌苔白腻质淡。查空腹血糖：15.26 mmol/L，尿糖（+++）。辨证：气虚肾亏。治法：益气温阳。处方：真武汤。

附子 20g　干姜 20g　茯苓 50g　白芍 50g　白术 30g

守方服 10 剂，诸症渐消，空腹血糖 4.48mmol/L，尿糖正常，脉沉缓、舌淡苔白，嘱其服用金匮肾气丸 2 个月以巩固疗效。

本病人口渴欲饮，夜间尤甚，乃肾气不足，命门火衰，气不化津，津不上潮所致，故用温肾益气壮阳之法。如不加洞察，沿用常法，妄用寒凉则谬之千里。正如《医门法律》所言："凡治消渴病，用寒凉太过，乃至水胜火湮，犹不知反，渐成肿满不效，医之罪也。"

于某　女性，23 岁。

1979 年罹患糖尿病，住本市某医院治疗，曾用 D_{860}、盐酸苯乙双胍及中药治疗 1 个月，出院时空腹血糖 10.55 mmol/L，尿糖（++），出院后由于不能控制饮食，过于劳累，病情逐渐加重，消瘦，盗汗，胸片诊断："浸润型肺结核"。于 1981 年 4 月来诊，症见面色苍白，两颧发红，精神疲惫，气短乏力，动则尤甚，心悸头晕，口渴多次，纳差，大便稀溏，下肢微肿，舌淡红苔薄白，脉细数，查空腹血糖 8.88mmol/L，尿糖（+++）。辨证：肾气虚衰，命门之火不足。治法：温肾壮阳，化气益肺。

处方：真武汤加减。

附子 20g　茯苓 50g　白芍 50g　桂枝 50g　干姜 20g　当归 50g　细辛 5g　甘草 10g　木通 10g

服药 15 剂。

二诊：病人仍咳嗽胸闷，心悸气短，其余诸症皆消，查空腹血糖 4.44mmol/L，尿糖正常，脉沉细，此宜益气健脾、温肺养阴以善其后。取逍遥散加味：

柴胡 15g　白芍 40g　当归 15g　白术 15g　黄芪 50g　五味子 15g　山茱萸 20g　枸杞子 20g　附子 20g　龙骨、牡蛎各 20g　玄参 30g

守方服 20 余剂，查空腹血糖正常，尿糖正常。胸片：肺部阴影缩小，自觉一切正常，嘱停服上药，服金匮肾气丸1个月巩固疗效。

本病人口渴多饮，纳差，大便稀溏，下肢浮肿为肾气虚弱，命门火衰；两颧发红，咳嗽盗汗为虚火上浮。若见渴止渴，实为南辕北辙，故治以温肾益气壮阳之品，选用黄芪、附子益气壮阳，化气生津，茯苓、白芍健脾益阴，桂枝、细辛通阳化气，引药入肾。逍遥散加味疏肝健脾调肺益气，龙牡沉潜固阴，以使阴平阳秘，三焦通利，病体痊愈。

宗某 女性，47岁。

患糖尿病13年，于1975年、1981年曾2次住院治疗，症状有所改善。1983年3月请余诊治。病人症见面色萎黄，全身乏力，善饥多食，口渴多饮，尿频口甜，四肢逆冷，脉沉无力，舌苔白腻，舌质淡，查空腹血糖17.54 mmol/L，尿糖（+++）。辨证：脾肾阳虚。治法：急救其阳。

处方：真武汤合四逆汤加减。

茯苓 50g　白芍 100g　白术 50g　附子 20g　干姜 20g　桂枝 50g　麻黄 20g

服上药2剂后口渴大减，四肢得温，诸症改善，效不更方，连服4剂，空腹血糖4.44mmol/L，尿糖正常。后以金匮肾气丸口服1个月。随访3年未见病情反复。

仲景在太阳篇用真武汤治疗太阳病误汗，转入少阴，乃为救误而设；少阴篇则用于治疗肾阳衰微，水气不化，阳衰而不用四逆，缘于阳虚挟水，水盛而重用温阳，本于肾中阳微，故用真武温阳利水而收功。本例病人久病体衰，肾气亏馁，气不化津，津凝液敛，而表现为一派津液不布之证。方用大辛大热之附子温肾助阳，化气布津。茯苓、白术健脾运湿，白芍敛阴和阳，干姜味辛入气分，可协附子温肾化气。由此可见消渴非皆燥热，每属饮证。

（刘立昌　桑淑贤　整理）

施今墨

健脾益气毓阴清热，斟酌主次随证而治

施今墨（1881~1969），著名中医学家

毓阴清热，益气健脾为基本法则

糖尿病中有三消（多饮、多食、多尿）症状者，称为消渴。本病的致病因素是综合性的，尤与情志不舒、嗜酒、喜食厚味有关，三者综合发病者较多。不论情志、厚味、房劳、嗜酒等因素，其致成消渴者较多。其机制为：火炎于上，阴亏于下，水火不相既济所致。真阴亏耗，水源不充，相火独亢，虚热妄炎，耗损肺、胃（脾）、肾诸脏。热伤肺阴，津液亏竭，敷布失职，渴饮无度；热伤胃阴，消谷善饥，肌肤瘦削；热伤肾阴，精气亏虚，固摄失权，精微不藏，尿频量多，或有甜味。最后损伤肺、胃（脾）、肾阴液而成本病。本病虽有热在肺、胃、肾之分，其病机则为阴虚燥热，病本在肾。即标虽有三，其本为一也。因肾藏精属水脏，为阴之本。

三消之表现，仅为糖尿病的一个证候，而多数病人，均伴有不同程度的少气懒言、倦怠劳累、喜卧自汗、虚胖无力或日渐消瘦、舌质胖大或有齿痕、脉沉缓或沉弱无力等正气虚弱的征象。说明糖尿病病人尽管多饮多食，但大量饮食进入人体后，未能被人体所用。血糖系

饮食所化之精微，若脾失健运，则血中之糖不能输布于脏腑，营养四肢，使血糖蓄积而增高。蓄积过多的血糖，随小便漏泄而排出体外，致使尿有甜味，尿糖阳性。故糖尿病病人气虚证的出现，多因脾失健运、精气不升、生化乏源之故。脾喜燥而恶湿，若糖尿病病人常用甘寒苦寒滋阴降火之品，可致脾功能受损，中焦运化无力，水谷精微之气不足以营养气血，则气虚不足之象日趋严重，因而病情迁延，久治不愈。

治疗糖尿病，除滋阴清热外，健脾补气法也不可忽视。

肾为先天之本，脾为后天之本。滋肾阴以下降妄炎之火，补脾气以助运化之功，使水升火降，中焦健旺，气复阴回，糖代谢即可复常。故治疗糖尿病有三消者，从脾、肺、肾入手，尤以脾肾为重点。据此，施氏治疗消渴病，每以毓阴清热、益气健脾为大法，基本方为：

党参　麦冬　生地　黄芪　五味子　山药　苍术　玄参

此乃增液汤合生脉散，再加黄芪配山药、苍术配玄参而成。

增液汤中麦冬甘寒，生津清热，润肺养胃，偏于中上焦；生地甘苦寒，滋阴清热，补益肝肾，偏于下焦；玄参苦咸寒，增液清热，入肺胃肾，作用于三焦。三药合用，具有养肺胃肾三脏之阴液，清上中下三焦之燥热的作用。生脉散中，党参补益脾肺之气；麦冬滋养肺胃之阴；五味子敛涩肺肾阴精。三药相伍，重在肺脾肾三脏，益气生津敛精。

糖尿病尿糖多，系因脾肾不足、中气不升、固摄失权、精微下泄所致。降尿糖用黄芪配山药。黄芪甘温，补中益气升阳而止渴；山药甘平，益脾阴固肾精。二药配用，气阴兼顾，健脾益气生津，补肾涩精止遗，相得益彰。使脾气健旺，下元固壮，漏泄自止，则尿糖减少或消失，且能改善脾虚乏力诸症。

血糖升高乃是脾失健运和郁火内蕴，伤及气分营血所致。降血糖用苍术配玄参。苍术辛苦温，入脾胃二经，燥湿健脾敛精；玄参甘苦咸微寒，入肺肾二经，滋阴降火，清热解毒。二药相伍，既有健脾敛精以助运化之功，又能滋肾阴以降妄炎之火，使水升火降，中焦健旺，气复阴回。糖代谢复常，则血糖自降。

以上两对药，一阴一阳，一脾一肾，降血糖，除尿糖，确有效验。

随证治之，用药各斟其妙

糖尿病尤以虚热之证最为常见。治虚热证，可用白芍、五味子、生地、麦冬、玄参、乌梅等药，甘酸化阴生津补液，且能除热。如脉现洪数有力，则为实热，当以三黄石膏汤之类为主方，折其炎上之势。所谓实者，是指邪实，邪实其正气必虚，毋使邪退而正气随之俱去，致犯贼去城空之诫。故大量用石膏、知母时，施氏常佐以西洋参（若西洋参不易得北沙参代之亦可），仿人参白虎汤之意，配伍西洋参（北沙参）除养阴生津外，并能增强药力，治病且兼顾本元。黄柏不宜多用，防其泄肾气。

糖尿病二阳结热蕴毒盛者，施师喜用绿豆衣与薏苡仁为伍。绿豆衣清凉止渴解毒益胃肠，《本草纲目》称其甘寒之性在皮。薏苡仁甘微寒，健脾胃，性能燥湿，然陈藏器称其止消渴，且《本草纲目》内载："消渴饮水不止，以苡仁煮粥疗之。"临床用之，确无燥阴之嫌。二者合用，既能除肠胃所蕴热毒，且健脾益胃，奏效颇速。

糖尿病之渴饮无度，为伤阴之象，习用增液汤合生脉饮加石斛等药。饮一溲二多为肾阴亏损之症，宜用汁多腻补之品，如黄精、玉竹、山萸肉、枸杞子、肉苁蓉、菟丝子、续断、熟地之类。至于补肾阳之药，如巴戟天、补骨脂、干姜、附片等药慎勿轻用，但属于阴寒证者，则用肉桂、附片、青娥丸等，方能奏效。然必须辨证准确，用之始当，以其属于阴寒之病例较少。

糖尿病确属虚寒性者，常见尿意频繁，小溲清长，朝夕不断，症似尿崩，有时尿作淡青色，有时上浮一层如猪膏，另见口不欲饮食，舌淡不红，苔薄白，或润或不润，气短音低，大便时溏，四肢厥冷诸症。六脉常见沉迟，尺部尤甚，虚象毕现，行将虚脱，此即所谓糖尿病之属虚寒者。譬诸库存，彻底倾出；譬诸炉火，薪燃无继。若不得大量物资救济以峻补回阳，则灯尽油干，险变立至。此等病症，极应速进壮火、补虚、固脱、填髓之剂，冀先挽颓势，再议其余。

若糖尿病兼高血压病者，多为肾阴亏虚、水不涵木、相火上炎所致。治宜滋阴为主，稍佐清肝降火之品，若阴虚血热瘀阻，宜用丹参、丹皮、生地清热活血化瘀为主，辅以滋阴清热之品。若血燥阴伤，宜养血滋阴降火法治之。

祝谌予

重养阴益气，倡活血化瘀

祝谌予（1914~1999），北京协和医院主任医师，著名中医学家

重养阴益气

本病虽有热在肺、胃、肾之分，其病理则均为阴虚火盛。肾藏精，主水，为水之本，故其病本则在肾。前人对本病的治疗，一般取滋阴清热法，从肺、脾（胃）、肾三脏论治。祝师治疗此病是根据中医理论并结合他的老师施今墨先生的经验，认为消渴证虽有虚实之分，然三消之证多虚，病本在于肾虚。故治疗糖尿病之有消渴证者，以增液汤合生脉散、玉锁丹，再加苍术配玄参（降血糖）。

苍术　玄参　生黄芪　山药　生地　熟地　党参　麦冬　五味子　五倍子　生龙骨（生牡蛎代）　茯苓

从肺、脾、肾三脏入手，尤以脾、肾为重点，着重先后天两方面滋养培本论证，屡见显效。

基本方中之所以选用增液汤、生脉散和玉锁丹，是因三方均从肺、脾、肾三脏滋养培本，清热益阴论治。增液汤以麦冬甘寒，生津清热，润肺养胃，偏于中上焦；以生地之甘苦寒，滋阴清热，补益肝肾，偏于下焦；以玄参之苦咸寒，培液清热入肺胃肾，作用于三焦。三药合

用，养肺胃肾三脏之阴液，清上中下三焦之燥热。生脉散以党参补益脾肺之气；麦冬滋养肺胃之阴；五味敛涩肺阴肾精。三味配用重在肺脾肾三脏，益气生津敛阴。玉锁丹用五倍子入肺肾，酸敛涩精降火；龙骨入心肝肾，甘涩固精潜阳安神。三者伍用敛精固精、降火安神，功在肺脾肾。故上述三个成方再加黄芪配山药、玄参伍苍术两对药组成的基本方有滋阴清热、益气生津、敛气固精的功效。方中苍术、茯苓健脾祛湿，补中寓消，滋而不腻，使燥热清，气阴复，能恢复肺脾胃肾诸脏功能，使水谷运化正常，三消之症自愈。基本方由三个古方组成，药味虽多，而不杂乱，且主次分明，配伍巧妙。

据现代药理研究，基本方中如苍术、黄芪、玄参、生地、茯苓、麦冬等有较好的降血糖、活血和抗菌作用。苍术与玄参能降血糖，黄芪与山药可治尿糖。

苍术配玄参降血糖，黄芪配山药降尿糖，系施今墨先生的经验，许多人认为消渴病不宜应用辛燥的苍术，根据施今墨先生云："用苍术治糖尿病，以其有敛脾精的作用，苍术虽燥，但伍玄参之润，可制其短而用其长。"祝师在临床上，在辨证的基础上，单用苍术配玄参治疗隐性糖尿病，获得降血糖的满意疗效。黄芪配山药降尿糖，是取黄芪的补中益气升阳、固腠理与山药益气阴、固肾精的作用，二药配用，益气生津，健脾补肾，涩精止遗，防止饮食精微的漏泄，使尿糖转为阴性。此外，如用单味生黄芪，煎汤代茶饮，对某些糖尿病病人消除症状，及降血糖、尿糖均有特效，与黄芪治蛋白尿似有相同的机制。总之，上述两个药对，一气一阴，一脾一肾，从先后天二脏扶正培本，降血糖、尿糖，确有卓效。

尿糖不降者，重用天花粉、生地，或加乌梅、五味子；血糖不降者，加人参白虎汤（人参可用党参代，知母、生石膏要重用）；兼有高血压或冠心病，或夜间口干，舌如生刺者，加葛根、夏枯草、石斛、生山楂、丹参等；下身瘙痒者，加知母、黄柏；皮肤瘙痒者，加地肤子、苦参；失眠，加炒枣仁、女贞子、何首乌、白蒺藜；心悸者，加石菖蒲、远志、生龙骨、生牡蛎；大便溏薄者，加莲肉、芡实；自觉燥热殊甚者，则用引火归原法，主方加肉桂 3g；阳痿、腰冷、形寒肢冷者，主方加巴戟天、补骨脂、淫羊藿、附子、肉桂等。

对于糖尿病合并其他慢性病者，应按标本、轻重、缓急，辨证与辨病相结合，再加上述两对药施治，可以取效。如一原有慢性肝炎兼有糖尿病病人，空腹血糖 9.44mmol/L，尿糖（+++），根据其两胁窜痛，手足心热，盗汗，口干思饮，大便偏溏，纳食不佳，皮肤瘙痒，脉沉细弦，舌红。辨证为肝郁化热，气阴两伤。予以疏肝清热、益气滋阴法。方用丹栀逍遥散加味：

黄芪 15g　山药 12g　丹皮 9g　山栀 9g　茯苓 9g　柴胡 9g　白术 9g　当归 9g　麦冬 9g　五味子 9g　生龙骨 24g　牡蛎 24g　生麦芽 30g

服药 30 剂，除口稍干、微有盗汗外，余症全消。血糖、尿糖恢复正常。

治疗糖尿病，应坚持辨证与辨病施治相结合的原则，不拘泥于基本方。

若证属阴虚燥热、气阴两伤者，症见三多症状，口干、饮水量不太多，唇红，舌红，燥热身痒，或疖肿频生，用基本方治疗取效不显，当主于养血清热，予益气滋阴，用温清饮（黄芩、黄连、黄柏、山栀、当归、川芎、赤芍、地黄）合上述两个药对施治。

张某　54 岁。

患糖尿病 4 年，用 D$_{860}$、盐酸苯乙双胍、格列本脲及食量限制等治疗症状好转，但空腹血糖从未降至 11mmol/L 以下，尿糖（+++）至（++++）。治疗前查尿糖，空腹血糖 15mmol/L。根据病人有"三多"症状，眠差，身痒，舌质红，苔黄，脉弦数。辨证：阴虚燥热，气阴两伤。治法：养血清热，益气滋阴。方药：温清饮合用两个对药随症加减。

服药 65 剂，"三消"症状基本消失，空腹尿糖（－），餐后 2 小时尿糖（＋＋），停用西药，继服 77 剂后，空腹血糖 5.5~6.1mmol/L，尿糖空腹及餐后均（－），改用丸药巩固治疗。

糖尿病病人阴虚火旺，煎熬津液，势必引起血液黏滞，运行不畅而致瘀，即所谓"阴虚血滞"。

气为血帅，血为气母，气运血，血载气。糖尿病病人阴血亏虚，气无所附，导致气虚。气虚血运无力而致瘀，即所谓"气虚浊留"。另外糖尿病多缠绵难愈，久病也会造成血脉失疏。

临床上大多数病人舌质表现为淡暗，或红暗，或见瘀斑，或见舌下静脉青紫怒张；或见肌肤甲错；或病人主诉肢体麻木疼痛，口渴甚但饮水不多。常见的并发症，如冠心病、脑血管意外、高血压、眼底视网膜病变、周围视神经炎等，其病理机制均为"血脉瘀阻"。

倡活血化瘀

糖尿病之病理机制为阴虚燥热，最后导致气血阴阳俱衰。"血瘀"为本病之标，治疗时，应在辨证的基础上，以治本为主，活血化瘀治标为辅，或标本并重。但活血化瘀法要贯穿治疗的始终。即使瘀血症状不明显，也应防患于未然，"疏其气血，令其条达"。用药应多选用丹参、葛根、鸡血藤、赤芍、当归等养血活血之品，以防温燥伤阴，而达水增舟行之目的。

对于依赖胰岛素型糖尿病，长期注射胰岛素，血瘀阻滞更甚，故更要重视活血化瘀。曾治一幼年病人，用金匮肾气丸加大量活血药，而逐渐停用胰岛素，取得了满意的效果。方加活血化瘀之品，可增强疗效。常用活血化瘀方有：调气活血方（木香、当归、益母草、赤芍、川芎），五香散（五灵脂、香附、牵牛子），血府逐瘀汤（生地、桃仁、红花、甘草、枳壳、赤芍、当归、川芎、牛膝、柴胡、桔梗），补阳还五汤（黄芪、归尾、赤芍、地龙、川芎、桃仁、红花），均加黄芪配山药、玄参伍苍术两个对药施治。

谷某　53岁。

素患"冠心病"，发现糖尿病2个多月，多饮（每日饮水9L），多尿（每日尿14次），多食（每日食750g还感饥饿），体重减轻17.5kg，未用西药治疗，限制食量，每日150g，求治于中医，治疗前空腹血糖9.32~16.43mmol/L，空腹尿糖（++++），餐后（++++），根据"三多"症状，消瘦，乏力，胸闷心慌，舌质红暗，苔薄白，脉沉细。辨证：气阴两伤，血脉不活。治法：活血化瘀，益气养阴。方药：补阳还五汤合两个对药加味。

生黄芪30g　山药15g　苍术15g　玄参24g　桃仁9g　红花9g　当归9g　川芎9g　赤芍9g　地龙9g　丹参15g　葛根15g　茯苓15g　五倍子6g　生牡蛎30g

服药7剂，饮水量减至每日1.36L，尿量每日4~5次，食量增加到每日300~350g，随症加减，治疗1个多月，服药37剂，"三多"症状明显减轻，胸闷、心慌均减轻，查空腹血糖13.65mmol/L，餐后尿糖（++++），空腹尿糖自降至（+）。

兼 症 辨 治

一、消渴瘀血阻络

许某　女性，34岁，工人。1992年5月4日初诊。

主诉：多饮、多尿伴血糖增高 8 个月。病人于 1991 年 8 月因多饮、多尿，血糖增高经内分泌科确诊为糖尿病（胰岛素依赖型），始用胰岛素注射治疗，1 个月后症状得到控制。目前胰岛素注射每日总量 26U，检查空腹血糖 8.7mmol/L，午餐后 2 小时血糖 5.2 mmol/L，尿糖（-）。现症："三多"症状不明显，饮食控制每日主食 250g。燥热汗出，喜进甜食，乏力，左手发麻。月经延后 1 周，经量少。舌红苔白，脉沉滑。辨证：瘀血阻络，气阴两虚。治法：活血化瘀，益气养阴。方药：降糖活血方加减。

广木香 10g　当归 10g　赤芍 15g　益母草 30g　川芎 10g　鸡血藤 30g 枸杞子 10g　丹参 30g　葛根 15g　生黄芪 30g　生地 30g　苍术 15g 玄参 30g　黄芩 10g　黄连 6g

每日 1 剂，水煎服。

治疗经过：服上方 2 个月，体力明显恢复，诸症均减，查空腹血糖 7.54mmol/L，午餐后 2 小时血糖 8.99mmol/L，胰岛素用量同前。守方去参、连加桑寄生配制水丸，每服 10g，每日 3 次。经治 1 年，诸症消失，月经时至。空腹血糖 7.54mmol/L，胰岛素用量减至每日 10U，病情稳定。

祝师通过多年研究发现，糖尿病发展到一定程度，尤其是合并有慢性血管、神经病变时，或者长期使用胰岛素治疗者常常伴有瘀血表现，诸如面有瘀斑，肢体刺痛，痛处固定不移，心区疼痛，或肢体麻木，或半身不遂，或妇女月经量少、经期延后、闭经，舌质淡暗，舌边有瘀斑或瘀点，舌下络脉青紫、怒张等等。而且实验室检查可有微循环障碍和血黏度增高。对这种糖尿病瘀血证，祝师最先提出应用活血化瘀法治疗。

祝师认为，糖尿病瘀血证主要因气阴两虚所致。气为血帅，血为气母，气虚推动无力，血液运行不畅，缓慢涩滞，而成瘀血，即所谓

"气虚浊留"。阴虚火旺，煎熬津液，津血同源，津亏液少则血液黏稠不畅亦可成瘀，即所谓"阴虚血滞"。瘀血形成之后又可阻滞气机，使津液失于敷布，加重糖尿病病情而出现多种晚期并发症。

祝师治疗糖尿病瘀血证曾自拟降糖活血方（广木香、当归、益母草、赤芍、川芎、丹参、葛根、苍术、玄参、生地、生黄芪）。方中用丹参、川芎、益母草活血化瘀；当归、赤芍养血通络；木香行气止痛，俾气畅血行，增强活血药的化瘀效果；葛根生津止渴，扩张血管；苍术、玄参、生地、黄芪益气养阴。实践证明，对长期注射胰岛素治疗的胰岛素依赖型病人，或有慢性并发症的非胰岛素依赖型病人。应用本方治疗后常使部分病人的胰岛素用量减少甚或停用，而病情仍控制满意。

本案"三多"症状虽不明显，但应用胰岛素治疗数月，且有手麻、经少、经期延后之瘀血见症，故以降糖活血方为主治疗，使胰岛素每日用量由 26U 减至 10U 而血糖稳定。此类病人一般疗程较长，因此坚持守方治疗至为关键。

二、消渴伴视网膜剥离

张某 女性，24 岁，医生。1994 年 5 月 30 日初诊。

主诉：乏力、多饮 10 年，视力下降 3 个月。病人 10 年前因乏力伴"三多"症状，血糖增高，被当地医院确诊为糖尿病（胰岛素依赖型），一直用胰岛素注射治疗。今年 2 月自觉视物模糊，视力明显下降，当地医院查眼底出血，近日本院眼科诊为双眼糖尿病性视网膜病变期（视网膜剥离），视力左眼 0.2，右眼 0.08，拟行激光治疗。目前胰岛素每日总量 64U，空腹血糖 9.32mmol/L。现症：乏力多饮，燥热多汗，下肢发凉，伴可凹性水肿。视物模糊，视力下降，月经 2 个月未至。舌边红，苔黄腻，脉弦滑。辨证：气阴两虚，瘀阻目络。治法：益气养阴，活血化瘀，清热明目。方药：降糖活血方加减。

广木香 10g　当归 10g　益母草 30g　赤白芍各 10g　川芎 10g　葛根 15g 丹参 30g　黄连 5g　桂枝 10g　鸡血藤 30g　苍术 15g　玄参 30g

每日 1 剂，水煎服。

治疗经过：以上方随证加入白茅根、大蓟、枸杞子等凉血止血之品，服药 2 个月，同时眼科行激光治疗，之后乏力、汗出、燥热均减，下肢凉肿消失，月经正常，空腹血糖 7.5~8.8mmol/L，视力左眼 0.1，右眼 0.9，胰岛素每日用量减至 58U。舌红，脉弦滑，仍守原法治疗。处方：

当归 10g　川芎 10g　生熟地各 10g　赤芍 10g　桃仁 10g　红花 10g 益母草 30g　丹参 30g　葛根 15g　生黄芪 30g　玄参 30g　苍术 15g　枸杞子 10g　桑寄生 20g　鸡血藤 30g

每日 1 剂，水煎服。

连服上方 3 月余，诸症消失，视力左眼 0.9，右眼仅见手动，空腹血糖 8.65mmol/L，尿糖（－）。胰岛素用量每日 50U。仍以上方继续治疗。

本案罹病 10 年，长期应用胰岛素治疗，因阴虚燥热、气阴两虚而致瘀阻目络，因瘀而致眼底出血、视力下降。瘀血不散则新血不生，可进一步加重眼底出血。祝师选用降糖活血方为主，逐瘀活血治其标，益气养阴顾其本，不仅使症状消失，血糖稳定，而且使胰岛素每日用量减少 16U，充分说明活血化瘀法是治疗糖尿病的一条重要途径。

三、消渴，酮症酸中毒

王某　女性，33 岁，工人。1991 年 9 月 21 日初诊。

主诉：多饮、多尿、多食、乏力 6 年。病人 6 年前因多饮、多尿伴体重减轻确诊为胰岛素依赖型糖尿病。又因反复发生酮症酸中毒而行注射胰岛素治疗，但病情一直不稳定。近查空腹血糖 20.09mmol/L，尿糖（+++）~（++++），求治于中医。现症："三多"症状明显，视物模糊，乏力腿软，大便干结，二三日一解。月经量少，色黑，10 天方净。每日注射胰岛素总量 48U。舌红，苔薄白，脉细弦。辨证：气阴两伤兼燥热内盛，瘀血阻络。治法：益气养阴，清热润燥，活血化瘀。方用降糖对药方加味：

生黄芪 30g　大生地 30g　苍术 15g　玄参 30g　葛根 15g　丹参 30g　续断 15g　菟丝子 10g　枸杞子 10g　菊花 10g　谷精草 10g　黄芩 10g　黄连 5g　黄柏 10g　知母 10g　天花粉 20g

每日 1 剂，水煎服。

治疗经过：服药 48 剂，"三多"症状减轻，体力增加，空腹血糖 17.81mmol/L，月经仍量少，此以瘀血阻络、津液失敷为主，改用降糖活血方加味：

当归 10g　川芎 10g　赤芍 15g　益母草 30g　广木香 10g　生黄芪 30g　生地 30g　苍术 15g　玄参 30g　丹参 30g　葛根 15g　菊花 10g　谷精草 10g　草决明 30g

每日 1 剂，水煎服。

以上方加减再服 2 个月，"三多"症状消失，大便通畅，胰岛素用量减至 40U/d，空腹血糖 9.71 mmol/L，以后治疗过程中血糖基本波动于 11.09 mmol/L 左右，未发生过酮症酸中毒，病情稳定。

按：本案病程延及六载，虽用大量胰岛素治疗而血糖仍未得以控制，三消症状俱现，病情顽固。从病机而言，属气阴两伤与燥热瘀血，互为因果，阴亏则燥热炽盛，气虚则血流；瘀滞、燥热不除更伤其阴，瘀血不化反阻气机。从治疗而论，初诊时因燥热伤阴现象突出，诸如多饮、多尿、大便干结等，故在益气养阴基础上投以黄芩、黄连、黄柏、知母、天花粉等一派苦寒之品清热坚阴。俟三消症状控制，燥热得除，则易以活血化瘀为主兼益气养阴。先后缓急，层次分明，不但血糖明显下降，胰岛素用量亦相应减少，由此可以体会出祝师运用降糖对药方和降糖活血方时灵活变通的娴熟技巧。

四、糖尿病合并痈肿

徐某 男性，50岁，干部。1992年1月17日初诊。

主诉：多饮、多尿、乏力、消瘦2年，后背皮肤痈肿3个月。病人嗜酒多年，近2年虽有多饮、多尿、乏力伴体重减轻而未予注意。1991年10月因后背皮肤痈肿化脓，外科手术切开引流时，检查血糖增高，始确诊为糖尿病合并蜂窝织炎。给予皮下注射胰岛素治疗，但背痈久不收口愈合，血糖、尿糖控制也不理想，最近查空腹血糖12.4mmol/L，尿糖（++++）。每日用普通胰岛素总量54U皮下注射。现症：口渴多饮，每日饮水量>2.3L。燥热汗出，后背皮肤痈肿，久不收口，皮肤瘙痒，四肢刺痛难忍，影响睡眠。手足发凉，乏力尿频，大便干燥。舌暗红，苔白腻，脉滑数。辨证：气阴两伤，燥热入血，瘀血阻络。治法：益气养阴，清热凉血，活血通络。方药：降糖对药方加减。

生黄芪 50g　生地 30g　玄参 30g　苍术 15g　丹参 30g　葛根 15g　黄芩 10g　黄连 6g　枸杞子 10g　桑寄生 20g　桂枝 10g　威灵仙 10g　鸡血藤 30g　益母草 30g　苏木 10g

每日1剂，水煎服。

治疗经过：服药1个月，诸症均减，后背痈肿愈合收口，查空腹血糖9.99mmol/L，胰岛素每日用量减至26U。仍感四肢肌肉刺痛，入睡不佳，舌淡红，苔薄白，脉沉滑。守方去桂枝加海风藤15g、钩藤15g，再服1个月，完全停用胰岛素，仅服中药，近查空腹血糖14.6mmol/L，尿糖（++++）。仍有四肢刺痛，发麻发凉感。仍守前法，加重通络止痛之力。用降糖对药方加黄芩 10g、黄连 6g、鸡血藤 30g、海风藤 15g、络石藤 15g、钩藤 10g、威灵仙 10g、大蜈蚣 2 条。28 剂，水煎服。

糖尿病合并皮肤急性化脓性感染，症见燥热殊甚，牙龈脓肿疼痛，面赤唇红，皮肤痈疮疖肿频生，或久不收口，便秘溺黄，舌红脉数者，祝师常辨为燥热入血型。推究其发生原因，诚如《外台秘要》所云："其病变多发痈疽，以其内热而小便利故也。小便利则津液竭，津液竭则经络涩，经络涩则营卫不行，营卫不行则热气留滞，故成痈脓也。"病机乃津液耗损、气血不畅、内热积蓄成毒。

祝师治疗本证，常用温清饮合降糖对药方以清热凉血、滋阴解毒，兼益气托里。温清饮出自《医学入门》，由黄连解毒汤合四物汤组成，原治妇人湿热下注胞宫之崩漏带下病证。祝师用其治疗糖尿病合并急性化脓性感染是取其清热解毒、养血和营的功能。因病本是血糖过高，气阴两伤，治疗一方面要重用清热解毒、凉血活血以消痈，另一方面要益气养阴以降糖，所以伍用了降糖对药方，若毒热太盛还常加银花、连翘、蒲公英、紫地丁等。

本案嗜饮酒醇，内热蓄积，既可伤阴耗气，发火消渴；又使邪热壅聚，气血凝滞，腐肉成脓，酿成背痈。然而痈肿溃破，为何久不愈合？气阴两伤，无力托毒外出故也。祝师治疗时未用温清饮清热解毒、养血和营之清多于补，而是取降糖对药方，重用黄芪加芩、连等补多于清，冀以扶正托里，排脓生肌。再加四藤一仙汤，通达气血，消散积热，调和营卫。仅治 2 个月，背痈愈合而停用胰岛素，因证选方，不可不审。

五、糖尿病合并水肿

关某 男性，73 岁，退休工人。1992 年 3 月 16 日初诊。

主诉：双下肢麻木、疼痛4年，下肢水肿明显1个月。病人有高血压史多年，4年前因双下肢麻木、血糖增高被诊断为糖尿病（非胰岛素依赖型）。一直口服格列本脲、盐酸苯乙双胍治疗，麻木逐渐加重，并出现下肢疼痛无力，行走困难，曾服某医院中药百余剂无效。近1个月双下肢水肿明显，检查尿蛋白（＋＋＋）~（＋＋＋＋），尿糖（－）。血压176/100mmHg。现症：身体消瘦，乏力神疲，站立困难，举步维艰，由家人背负和扶持来诊。双下肢麻木、疼痛、无力，高度可凹性水肿，尤以双踝明显。腰膝酸痛，畏寒肢冷，夜尿频数，大便干燥。舌淡红，脉沉弦。辨证：阴阳两虚，水湿泛溢，瘀血阻络。治法：培补脾肾，益气利水，活血通络。方药：防己黄芪汤合四藤一仙汤、五苓散加减。

防己 10g　生黄芪 30g　桂枝 10g　苍白术各 10g　茯苓 30g　川萆薢 15g　石韦 15g　车前草 30g　旱莲草 15g　鸡血藤 30g　络石藤 15g　海风藤 15g　钩藤 15g　威灵仙 15g　桑寄生 20g　川牛膝 10g　葛根 15g　夏枯草 10g　白茅根 20g

每日1剂，水煎服。

治疗经过：服药1个月，双下肢水肿消失，已不怕冷，麻木疼痛感大为减轻，较前有力，能在室内步行。查尿蛋白微量，血压同前。但仍下肢疼痛，不耐久行。舌红暗，脉沉弦。守方去白茅根加大蜈蚣2条，再服1个月。5月22日复诊，诸症平稳。空腹血糖11.09mmol/L，尿蛋白（＋），乃易降糖对药方合防己黄芪汤、四藤一仙汤为主继续治疗。

糖尿病阴阳两虚型系因三消日久，阴损及阳，火不蒸腾而致，祝师多用桂附地黄汤合降糖对药以温阳育阴，益气生津。本案系糖尿病合并肾病、高血压、周围神经病变的晚期病人，乃阴阳俱虚、五脏受累、本虚标实之证。虽证情复杂，治疗棘手，但祝师把握久病以脾肾亏损为本之病机，用防己黄芪汤、五苓散、四藤一仙汤化裁，短期内使病人水肿消失，尿蛋白转阴，体力增强，麻木疼痛明显减轻，确实不易。此外，从本案可知由于阴阳互根，气血相关，阴可及阳，阳可累阴，气病延血，血病碍气，故临床所见糖尿病单纯、简单的类型少，交错复合的类型多。所以辨证分型并不是绝对的。若病至中晚期，病程越长，病情也越复杂难辨，常可以出现虚实夹杂、寒热互见、阴阳俱损、气血同病之情况，只有把握病机，随证变通，才不致失治、误治。

六、糖尿病合并高血压、冠心病

戚某 男性，55 岁，工程师。1994 年 4 月 29 日初诊。

主诉：口干思饮、乏力多尿 3 年。病人素喜饮酒，有高血压史 20 年，冠心病 6 年。3 年前因"三多"症状伴乏力、消瘦、血糖增高被诊断为糖尿病。虽口服格列本脲、盐酸苯乙双胍等，病情控制不理想。目前口服格列本脲 2.5mg/ 次，4 次 / 日。检查空腹血糖 12.76 mmol/L，血压 180/120mmHg。现症：胸闷憋气，劳累后心前区不适，乏力，口干，易饥饿，下肢发凉，夜尿频数，大便干燥，舌淡暗，脉沉弦。辨证：气阴两伤，心脉瘀阻，肝阳上亢。治法：益气养阴，活血生脉，平肝降压。方药：降糖生脉方合降糖对药方加减。

生黄芪 30g　生熟地各 15g　北沙参 15g　麦冬 10g　五味子 10g　生山楂 15g　天花粉 20g　丹参 30g　葛根 15g　玄参 30g　苍术 15g　续断 15g　枸杞子 10g　桑寄生 20g　鸡血藤 30g　牛膝 10g

每日 1 剂，水煎服。

并嘱其戒酒，口服格列本脲减为 2.5mg/ 次，3 次 / 日。

治疗经过：连服上方 60 余剂，诸症减轻，空腹血糖降至 10.44mmol/L，血压 180/104mmHg，格列本脲减至每服 2.5mg/ 次，

2次／日。再服2个月，诸症告愈。空腹血糖6.15mmol/L，血压166/104mmHg，守方配制水丸继服以巩固。1994年10月随诊查空腹血糖10.43mmol/L，病情稳定。

中老年糖尿病病人合并冠心病、高血压等心血管疾病机会极多，祝师临证也发现病人常伴有胸闷短气、肩背酸痛、心慌气短、心前区疼痛、血压增高、脉律不整等症状。为此近年自拟降糖生脉方（又名降糖2号方）进行治疗。本方由生黄芪、生熟地、沙参、麦冬、五味子、生山楂、花粉组成，方中以生黄芪配生熟地益气养阴，降低血糖；沙参、麦冬、五味子即生脉散之变通，沙参易人参则滋阴清热之力增强，三药合用养阴益气，强心复脉。实验研究生脉散可改善心肌缺血，大剂量时可使血压下降。生山楂消食降脂，活血通脉；天花粉润肺养胃，生津止渴，诸药合用共奏益气养阴、强心复脉、降糖降脂之功。若血糖过高可合用降糖对药方；血压过高加牛膝、寄生、夏枯草、黄芩、菊花等；心前区疼痛加菖蒲、郁金、羌活、菊花；夜尿频数加枸杞子、续断；下肢无力加金毛狗脊、千年健。本案经上法治疗4个月，血糖、血压均明显下降，效果堪称满意。

七、糖尿病合并心肌缺血

陈某 女性，64岁，退休干部。1993年11月29日初诊。

主诉：乏力伴多饮、多尿10年，胸闷3年。病人10年前因乏力伴多饮、多尿、血糖增高，外院诊断为糖尿病（非胰岛素依赖型）。饮食控制及口服降糖西药治疗后，症状时轻时重，血糖波动较大。近3年来经常胸闷，左肩背不适，多次心电图检查示心肌供血不足。目前口服格列本脲2.5mg/次，4次／日，盐酸苯乙双胍25mg/次，3次／日。近查空腹血糖12.54mmol/L，午餐后2小时血糖18.09 mmol/L，糖化血红蛋白14.25%，尿糖(+++)。现症：口干思饮，燥热汗出，胸闷心慌，腰酸无力，肢体麻木，视物模糊，夜尿 3~4 次。舌红暗，苔薄白，脉沉弦。辨证：气阴两虚，心血亏损，瘀血阻络。治法：益气养阴，养心安神，活血通络。方药：自拟降糖生脉方加减。

生黄芪 30g　生熟地各 15g　北沙参 15g　麦冬 10g　五味子 10g　生山楂 15g　天花粉 20g　葛根 15g　丹参 30g　川芎 10g　白芷 10g　菊花 10g　菖蒲 10g　郁金 10g　枸杞子 10g　桑寄生 20g　鸡血藤 30g

水煎服。

嘱每日减格列本脲至 2.5mg/ 次，3 次 / 日。

治疗经过：1993 年 12 月 13 日二诊，药后夜尿减少，口干减轻，但觉午后头晕、心慌、出虚汗，前日查空腹血糖 8.04mmol/L，午餐后 2 小时血糖 12.09mmol/L。舌红暗，脉细弦。嘱其停服盐酸苯乙双胍。守方去丹参、葛根、川芎、白芷、菊花，加川断 15g、生山药 10g、千年健 15g，再服 28 剂。

三诊：1994 年 1 月 14 日。症状减轻，但近 10 天又感乏力、神疲、口干多饮。昨查空腹血糖 9.04mmol/L，午餐后 2 小时血糖 14.76mmol/L，糖化血红蛋白 10.02%。舌淡暗，脉细弦。仍宗前法，降糖生脉方合降糖对药方加减。处方：

生黄芪 30g　生熟地各 15g　北沙参 15g　麦冬 10g　五味子 10g　生山楂 15g　天花粉 20g　丹参 30g　葛根 15g　苍术 15g　玄参 30g　枸杞子 10g　菊花 10g　山药 10g　桑寄生 20g　鸡血藤 30g

每日 1 剂，水煎服。

四诊：1994 年 2 月 27 日。一直服上方，病情稳定，稍有乏力。10 天来因感冒而低热、咽痒、咳嗽、口干。近日查空腹血糖 7.88mmol/L，午餐后 2 小时血糖 8.21mmol/L，舌淡暗，脉细弦。守方去花粉、菊花、山药，加千年健 15g、淫羊藿 10g，继服。又：钩藤 10g，薄荷 10g，6 剂代茶饮。

五诊：1994 年 4 月 18 日。无胸闷、心慌，下肢肌力增强，口干而不多饮。4 月 5 日查空腹血糖 9.26mmol/L，糖化血红蛋白 7.59%。目前口服格列本脲 2.5mg/ 次，3 次 / 日。舌脉同前。乃将原方加工配制水丸，每饭后服 10g，巩固疗效。

近年来研究发现，糖化血红蛋白是红细胞的主要成分，红细胞平均寿命为 120 天，其糖化程度能反映近 2 个月的平均血糖水平，故为糖尿病疗效评价提供一项十分有价值的慢性指标，其正常值约为≥6.67%。本案经用降糖生脉方和降糖对药方加减治疗，不仅症状消除，停用盐酸苯乙双胍，格列本脲减量，而且空腹血糖由 12.5mmol/L 降至 9.26mmol/L，午餐后 2 小时血糖由 18.09mmol/L 降至 9.26mmol/L，糖化血红蛋白由 14.25% 降至 7.59%，说明祝师自拟上述两方确有降低血糖的作用。

八、糖尿病合并脑中风后遗症

王某　女性，70 岁，退休工人。1994 年 6 月 19 日初诊。

主诉：右半身活动不遂 1 年余。病人于 1993 年 3 月因右侧肢体突然活动不遂住某医院，经脑 CT 检查确诊为脑梗死。同时发现血、尿糖均增高，诊断为糖尿病（非胰岛素依赖型）。予抗凝、扩血管及口服降糖药治疗 1 个月，症状好转而出院。1 年来，空腹血糖波动在 7.21~7.99mmol/L，口服格列本脲，2 次 / 日，盐酸苯乙双胍 25mg/ 次，2 次 / 日。但右侧偏瘫恢复较慢，生活不能自理，由家人推轮椅车来诊。现症：右手足均肿胀、麻木、无力，活动不遂，不能行走。口干苦，言语不清，胸闷心慌，纳食不甘，大便干溏不一。双足发凉不温，经常抽筋。舌质红，苔白厚腻，脉弦滑。辨证：气阴两伤，气虚血瘀，络脉不活。治法：益气养阴，活血通络。方用：降糖对药方合补阳还五汤加减。

生黄芪 30g　苍术 15g　玄参 30g　生熟地各 10g　丹参 30g　葛根 15g　当归 10g　川芎 10g　赤芍 15g　桃仁 10g　红花 10g　地龙 10g　豨莶草 20g　鸡血藤 30g　桑寄生 20g　桂枝 10g　黄连 5g

每日 1 剂，水煎服。

治疗经过：服药 1 个月，右手足肿胀均消失，麻木减轻，右下肢较前有力，但肢端仍发凉不温，心慌汗出，大便偏溏。空腹血糖 7.99mmol/L，尿糖（－），舌脉同前。守方去黄连、桂枝、桑寄生，加白术 10g、薏苡仁 10g、生山楂 15g、三棱 10g、莪术 10g，再服 2 月余。1994 年月 9 日复诊右手足无肿胀及麻木，皮温正常，空腹血糖 6.99 mmol/L。舌质红，脉细弦。以上方加减续服 2 个月，右侧肢体肌力增加，可下地扶床边行走，言语清楚，复查空腹血糖 5.99mmol/L，尿糖（－），收效满意。

糖尿病合并中风偏瘫属糖尿病瘀血证之一，但临床有气虚血瘀和气滞血瘀之不同。气虚血瘀，祝师用补阳还五汤益气活血通络；气滞血瘀，祝师用血府逐瘀汤加减逐瘀活血通络。本案右侧偏瘫、无力、麻木、肿胀，双足发凉不温，乃气阴两虚、血瘀不活之象，故祝师用降糖对药方合补阳还五汤加减益气养阴、活血通络。又因表现为口干苦，双足发凉之上热下寒现象，乃用黄连配桂枝清上热，温下寒而取效，深合有是证即用是药之旨。

九、糖尿病性肾病

庞某　女性，51 岁，河南省开封市人。1992 年 5 月 15 日初诊。

主诉：糖尿病 15 年，高血压 5 年，蛋白尿伴双下肢水肿 3 年。病人自诊为糖尿病以来一直未经系统治疗，血糖、尿糖控制不满意。1987 年发现高血压，血压波动在 160~180/100mmHg。1989 年因急性左心衰伴双下肢水肿住院，查尿蛋白（++）~（++++），确诊为充血性心衰、糖尿病肾病。自 1991 年 8 月始，因反复感染诱发心衰加重、脑梗死右侧偏瘫，先后 3 次住院，经多种西药治疗，血糖、血压极不稳定，血糖波动在 3.49~14.48mmol/L，曾发生过 3 次低血糖昏迷。因全身高度水肿伴有低蛋白血症，虽每周输白蛋白 20~40g，亦未能纠正。恰值祝师来开封应诊，乃来求治。

现症：面色苍白，全身浮肿，尤以双下肢为甚。乏力神疲，右半身不遂，需人扶持，右手握力差，口干思饮，食欲极差，畏寒肢冷，尿频便溏。舌淡暗，舌下络脉瘀张，脉细弱。现服用格列喹酮、硝苯地平片、卡托普利片、呋塞米等多种西药。尿糖（++++），尿蛋白（+++）~（++++）。辨证：阴阳两虚，瘀血阻络，脾肾不足，水湿泛滥。治法：益气养阴，活血化瘀，通阳利水。方药：降糖对药方加味。

生黄芪 50g　生地 30g　苍白术各 10g　丹参 30g　葛根 15g　生山药 10g　续断 15g　枸杞子 10g　桂枝 10g　茯苓 20g　益母草 30g

每日 1 剂，水煎服。

治疗经过：服药 40 余剂。1992 年 7 月来信述血糖、血压均较前稳定，血糖 5.1~6.99mmol/L，血压 150/90mmHg。体力增加，纳食好转，未再输白蛋白，尿蛋白（++）。以上方加减连续服用 8 个月。

1993 年 2 月来信述，疗效显著，食欲极佳，体力精神恢复，可在室内活动，一直未发生急性心衰。近查空腹血糖 5mmol/L，尿素氮 26.8mmol/L，肌酐 185.6μmol/L，尿蛋白（+）。目前除全身水肿之外，余症均不明显，考虑脾肾阳虚、水湿不化为主，易以桂附地黄汤合防己黄芪汤培补脾肾，温化水湿。

防己 10g　生黄芪 50g　白术 10g　桂枝 10g　制附片先煎，10g　生熟地各 15g　山萸肉 10g　山药 10g　丹皮 10g　茯苓 20g　泽泻 15g　车前草 30g　旱莲草 15g　草薢 15g　石韦 15g

每日 1 剂，水煎服。

服药 1 个月，全身水肿明显消退，但又有食欲下降。仍用初诊方加减治疗。1993 年 6 月通信追访，化验空腹血糖 6mmol/L，尿素氮 17.9mmol/L，肌酐 177μmol/L，血清白蛋白 34g/L。尿糖（+），尿蛋白（±）~（+），病情基本稳定。

糖尿病肾病是因糖尿病性肾小球硬化所导致的严重并发症，如出现氮质血症则可恶化发展为尿毒症。本病中医病机较为复杂，早期多为气阴两虚，瘀血阻络，日久则脾肾不足，虚阳上亢，挟有瘀血，水湿潴留，泛溢肌肤。若进一步发展可成为肾阳衰败，浊毒内停，耗伤气血，水饮不化，上凌心肺之证。

祝师治疗本病，早期均以降糖对药方为主，蛋白尿重用生黄芪 50g，再加山药、益母草、白茅根、白花蛇舌草等；镜下血尿常加生荷叶、生侧柏、生荷叶、生地榆；尿少水肿加车前草、旱莲草、萆薢、石韦等；血压高者加牛膝、桑寄生、夏枯草、黄芩，有时也用杞菊地黄汤加减。祝师认为晚期病变的治疗最为困难，还没有探索出一定规律。一般对浮肿明显者常用防己黄芪汤合六味地黄汤或桂附地黄汤；对贫血严重，面色苍白，全身无力者常用参芪四物汤加制首乌、女贞子、枸杞子、桑椹子、白术、仙鹤草等药益气养血，补肾生精。对血尿素氮、肌酐增高，胃中湿浊上逆而见恶心、呕吐、不能进食，口中尿臭味，苔厚腻者，常用香砂六君子汤加石菖蒲、佩兰、竹茹、旋覆花等健脾和胃、芳香化浊、降逆止呕。

本案由于病久失治，发生高血压、急性左心衰、脑梗死、低蛋白血症、氮质血症等多种合并症，虽经多种西药救治，均未能满意控制。祝师根据久病及肾，气血虚衰，阴阳俱虚，水湿泛溢之病机特点，始终以培补脾肾、活血利水、补益气血为主治疗而使血糖、血压稳定，尿蛋白下降，低蛋白血症纠正，疗效较为满意。

十、糖尿病性视网膜病变

王某 女性，53岁，工人。1990年6月22日初诊。

主诉：多饮、多尿伴视力下降5年，左眼失明7个月。病人于1985年因多饮、多尿伴视物不清确诊为糖尿病，予饮食控制及口服降糖西药治疗，血糖不稳定，视力逐渐下降。1989年2月经本院眼科检查为糖尿病性视网膜病变Ⅳ期，行氩激光治疗3个月。当年11月因负重物导致左眼底大出血而失明，仅有光感和可见手动，当时眼科检查发现左眼底有一条状出血，视神经乳头呈增殖性玻璃体视网膜病变，其他部分被浑浊的玻璃体所覆盖。经用肾上腺色腙片、芦丁、维生素C等治疗半年，视力未见恢复。昨日眼科检查视力右眼0.1，左眼仅见手动，右眼底出血较前吸收，颞下增殖膜伴血管。左眼仅见机化膜、玻璃体浑浊。目前每日口服格列本脲2.5mg。空腹血糖8.43mmol/L，午餐后2小时血糖9.76mmol/L，尿糖（－）。求治于中医。现症：右眼视物模糊不清，左眼仅有光感和手动。多年来大便秘结，靠服泻药排便。舌淡，苔薄白，脉弦细。辨证：气阴两伤，肝肾不足，瘀阻目络。治法：益气养阴，滋补肝肾，活血止血。方药：降糖药对药方加味。

生黄芪30g　生地30g　苍术15g　玄参30g　葛根15g　丹参30g　川芎10g　白芷10g　谷精草10g　密蒙花10g　青葙子10g　木贼草10g　草决明30g　丹皮15g　制首乌15g　女贞子15g　当归15g　白芍30g

每日1剂，水煎服。

治疗经过：服上方近2个月，大便较畅，7月10日查空腹血糖7.6mmol/L，午餐后2小时血糖6.65mmol/L。但8月6日右眼视力又有下降，眼科查右眼视力0.06，左眼仅见手动。眼底检查：右眼颞下机化团处出血，视盘上下方玻璃体条形出血浑浊，黄斑小圆点出血，中心光不清。左眼颞侧机化团盘斑间变薄。8月10日复诊时仍守前法，加重凉血止血之药。

生黄芪 30g　生地 30g　苍术 15g　玄参 30g　葛根 15g　丹参 30g
黄芩 10g　黄连 5g　川芎 10g　白芷 10g　菊花 10g　青葙子 10g　谷精草 10g
密蒙花 10g　草决明 30g　枸杞子 10g　白芍 30g　大小蓟各 10g

每日 1 剂，水煎服。

服上方 2 月余，右眼视物较前清晰，左眼突然复明，1990 年 10 月 15 日视力检查右眼 0.07，右眼 0.04。继以上方随证加生大黄、三七粉、生蒲黄、茺蔚子等药，服至 1991 年 4 月，视力进一步恢复。眼科复查双眼视力均为 0.1，眼底可见激光斑，未见出血。1991 年 8 月复诊时病情稳定，空腹血糖 6.27mmol/L，午餐后 2 小时血糖 7.44 mmol/L。遂将原方配制水丸长服以图巩固，随诊至今，未见反复。

糖尿病性视网膜病变属于中医之"视瞻昏渺""血灌瞳神"或暴盲的范畴，若发生增殖性视网膜病变，视网膜上出现新生血管，则可引起玻璃体出血、纤维组织增生、视网膜剥离等严重后果，是导致失明的重要原因。

祝师认为本病之病机主要是气阴两虚，肝肾阴亏，瘀阻目络。糖尿病以气阴两虚为本，气虚不运或阴虚血滞均可产生瘀血，又因肝藏血，肾藏精，肝肾同源，肝开窍于目，目得血而能视，故祝师常以益气养阴、滋补肝肾、活血止血为原则。早期病变出现视物不清，视力下降者常用降糖对药方加川芎、白芷、菊花、青葙子、谷精草、密蒙花以益气养阴，活血化瘀，祛风明目；晚期病变由于眼底出血，视物发红甚或失明者，常加大小蓟、茜草根、三七粉、生蒲黄、槐花以止血凉血，活血消瘀。大便干燥、视物模糊者常加当归、白芍、制首乌、女贞子、草决明以滋补肝肾，养血明目，润肠通便。祝师指出，治疗糖尿病眼底出血不宜恣用敛涩止血之药，因瘀血阻络则血不循经而外溢，瘀血不去则新血不生，故习用川芎、白芷、菊花、大蓟、茜草根、槐花、生蒲黄、三七粉等辛凉散风、化瘀止血之品，有助于出血吸收，防止机化物的形成，以免再次出血。

本案系糖尿病性视网膜病变晚期，虽经氩激光治疗，但双眼底仍反复出血，右眼视力严重下降，左眼已经失明，经祝师精心治疗，终使左眼复明，右眼出血控制，血糖正常疗效巩固，其处方用药独到之处，足启后学深思。

十一、糖尿病性周围神经病变

张某 女性，60 岁，医师。1993 年 4 月 19 日初诊。

主诉：全身皮肤刺痛伴触摸痛 1 月余。病人于今年 2 月 27 日突然全身皮肤针刺样疼痛，触摸后明显，尤以双下肢、足跟和足底严重，以致行走困难，影响睡眠和日常生活。住当地医院检查空腹血糖 14.37 mmol/L，尿糖（++），诊断为非胰岛素依赖型糖尿病合并周围神经病变，给予口服降糖药、扩张血管、镇静止痛及维生素 B 族，血糖降到 7.77 mmol/L，但疼痛未减。4 月 6 日收住我院急诊病房。查体：全身皮肤触痛，腱反射亢进，双下肢肌力减弱。空腹血糖 7.5mmol/L，午餐后 2 小时血糖。肌电图示：轻度周围神经原性损害。予口服格列本脲、盐酸苯乙双胍及静脉滴注复方丹参液治疗 2 周，疼痛仍著，邀请祝师会诊。现症：痛苦病容，肌肉瘦削，乏力，全身皮肤针刺样疼痛，尤以双下肢、足跟及足底疼痛为甚，以致不能下床着地行走，夜间加重。舌尖红，苔薄白，脉弦滑。辨证：寒湿阻络，血瘀不活，肝肾两亏。治法：散寒除湿，通络止痛，补益肝肾。方药：用四藤一仙汤加味。

鸡血藤 30g　海风藤 15g　络石藤 15g　钩藤 15g　威灵仙 15g　羌独活各 10g　钻地风 10g　桑寄生 20g　续断 15g　枸杞子 10g　金毛狗脊 15g　千年健 15g

每日 1 剂，水煎服。

治疗经过：服药 7 剂，皮肤疼痛、触痛均明显减轻，舌淡红，脉细弦。守方加熟地 10g、细辛 3g、当归 15g、白芍 30g，续进 14 剂，皮肤刺痛，触痛均不明显，活动自如，惟略有乏力，舌淡暗，脉细弦。5 月 10 日欲离京返乡，拟带方出院，以益气养阴、通络止痛为治。

生黄芪 30g　生地 30g　苍术 15g　玄参 30g　葛根 15g　丹参 30g　鸡血藤 30g　海风藤 15g　络石藤 15g　钩藤 15g　威灵仙 15g　独活 10g　桑寄生 20g　金毛狗脊 15g　千年健 15g

嘱其以后通信治疗，病人一再称谢。

糖尿病性周围神经病变早期症状是以感觉障碍为主，常见有对称性的双下肢麻木，伴有针刺样及烧灼样感觉异常，难以忍受，夜间加重，甚至出现闪电样、刀割样痛，不能触摸，日久可发生大腿肌肉萎缩，肢体不用。这些表现颇似中医的痹证，但又不能完全按照痹证论治。因为本病系气阴两虚、血脉瘀阻之体，复感寒湿而成，故祝师治疗以益气养阴、活血通络、散寒除湿为原则，常用降糖对药方合四藤一仙汤酌加羌独活、钻地风、细辛、桂枝、伸筋草等，若寒湿化热则酌加银花藤、丹皮、黄柏等清热通络之品。

本案虽诊为糖尿病，但无典型之三消见症。全身皮肤刺痛，不能触碰是瘀血阻络，所谓不通则痛是也。致病之因为外感寒湿，寒性凝滞主痛则入夜加重；湿性重浊故以下肢为甚；乏力、消瘦乃肝肾两亏、温养乏源而致。祝师初诊时用四藤一仙汤加散寒通络、补益肝肾药使寒除则顽痛止，肾气壮则体力健。再治时合用降糖对药方益气养阴、降糖活血是辨病而投。鉴于目前对糖尿病性周围神经病变尚无特效疗法，本案治验可为其提供有益的思路。

十二、糖尿病性周围血管病变

王某　女性，14 岁，工人。1994 年 3 月 24 日初诊。

主诉：多饮、多尿 7 年，双足踇趾甲变黑、痛觉消失 2 个月。

病人于 1987 年因多饮、多尿、乏力、消瘦伴尿糖增高被确诊为糖尿病（非胰岛素依赖型），一直用口服降糖药，病情控制不满意。2 个月前自觉双足趾发凉不温，无痛觉，继则双足大踇趾、甲均变黑，经某医院诊断为糖尿病性周围血管病变。目前口服格列本脲 2.5mg/ 次，4次 / 日。近查空腹血糖 13.31mmol/L。现症：双足大踇趾、甲均变黑，右侧明显。下肢发凉不温，痛觉减弱。乏力汗出，口干黏，腰背酸痛，大便干燥。月经量极少，色黑，1 天即净。舌质淡暗，舌下络脉瘀紫，脉沉细。辨证：气阴两虚，寒凝血脉，瘀血阻络。治法：益气养阴，温经散寒，破血通络。方药：降糖对药方加减。

生黄芪 30g　生地 30g　玄参 30g　苍术 15g　葛根 15g　丹参 30g党参 10g　麦冬 10g　五味子 10g　桂枝 10g　当归 15g　鸡血藤 30g　益母草 30g

每日 1 剂，水煎服。并用第三煎药液泡足。

并嘱减格列本脲至 2.5mg/ 次，3 次 / 日。

治疗经过：服药 1 月余，下肢变温，冷感消失，痛觉恢复，大便通畅，体力增加，双足踇趾颜色变浅，并有脱皮，空腹血糖 9.32mmol/L，舌淡暗，舌下仍瘀，脉细弦。以上方为主加减再治疗 2 个月，诸症痊愈，月经正常。下肢温暖，有感觉，双足踇趾、甲色泽恢复正常。守方加苏木、刘寄奴、川芎、豨莶草等配制水丸巩固疗效。1994 年 10月 13 日随诊，空腹血糖 7.77mmol/L。余症均稳定。

糖尿病性周围血管病变常因局部血液循环障碍，动脉闭塞，轻微皮损导致溃疡或坏疽，严重者需外科手术截肢，故可归属于中医脱疽的范畴。本案因糖尿病日久，气阴两虚，阳气不足，寒凝血滞，瘀血阻络，故症见双足趾甲变黑、痛觉消失、下肢发凉不温等。祝师治疗常在益气养阴的基础上酌情加入两组药物：其一是加温经散寒之药如桂枝、威灵仙、炮附片、细辛、羌活、独活之类，阳气得通，寒邪消散则血流畅行；其二是加活血化瘀药如当归、川芎、鸡血藤、益母草、红花等，重者则加破血通经药物，如苏木、刘寄奴、路路通、地龙、生山楂、穿山甲、豨莶草等，因病属瘀血重证，非破血逐瘀之峻药不当其任。验之临床，确实有效。

十三、糖尿病性腹泻

段某 女性，63岁，退休工人。门诊病历。1994年2月18日初诊。

主诉：糖尿病10年，腹泻1周。病人于1984年诊断为糖尿病，经饮食控制，口服降糖西药及中药治疗，血尿糖控制理想。1周前无原因发生肠鸣腹泻，大便呈黏液状，每日2~3次，便前腹部隐痛，大便常规检查正常。自服黄连素、诺氟沙星、参苓白术丸等治疗不效。近查空腹血糖7.27mmol/L，口服格列本脲2.5mg/次，3次/日。现症：大便溏泄，肠鸣，腹中隐痛，便后则痛止。腹部喜暖怕冷，乏力，心烦，汗出，腰疼膝软。舌红，苔白略腻，脉细弦。诊断：气阴两虚，肝脾不和，湿注大肠。治法：先予疏肝健脾，燥湿止泻，用痛泻要方合藿香正气散加减。继之益气养阴，清热补肾。方药：降糖对药方合葛根芩连汤加减。

苍白术各10g　炒防风10g　陈皮10g　炒白芍10g　苏藿梗各10g　白芷10g　生薏仁10g　车前子10g　茯苓15g　芡实米15g　肉豆蔻10g

每日1剂，水煎服。

治疗经过：服药7剂，大便仍溏，但腹痛减轻，大便每日1次。续服降糖对药方加芩、连、沙参、麦冬、五味子、枸杞子、杜仲等，3剂后大便又泻，每日达3~4次，伴腹痛、腹胀、肠鸣，腹部怕冷，食凉加重，矢气极多，上半身燥热汗出，舌苔白腻，脉沉细弦。3月

25 日再诊时考虑病人为脾肾阳虚、寒湿内生、郁而化热之寒热错杂之证，治宜温补脾肾、清热止利、燥湿止泻。方用肾着汤合葛根芩连汤、白头翁汤加减。

苍白术各 10g　干姜 10g　茯苓 15g　葛根 15g　黄芩 10g　黄连 6g 白头翁 30g　秦皮 10g　苏藿梗各 10g　白芷 10g　生苡仁 30g　芡实米 15g 炒神曲 15g　生黄芪 30g　乌梅 10g

每日 1 剂，水煎服。

糖尿病病人由于内脏自主性神经病变导致肠功能紊乱，发生间歇性或顽固性腹泻及吸收不良综合征，称之为糖尿病性腹泻，尤其多见于老年病人。

祝师认为，糖尿病初期病机是阴虚燥热或者气阴两伤，由于燥热伤津或津液本身匮乏，肠枯不润，故多见大便秘结，若病情发展，阴损及阳，脾肾阳虚则寒湿内生，下注大肠，开阖失司而泄泻不止。此外也有因治疗过程中过用苦寒降火或滋阴滑肠之药，或肝木克土，损伤脾胃，中焦不运，寒湿上注而引起。故糖尿病性腹泻以脾肾阳虚，寒湿不化者多见，但亦有中上焦燥热未清，下焦寒湿又生的寒热错杂证。祝师治疗轻证一般用降糖对药方去玄参、生地，加白术、苏藿梗、白芷、生薏仁、山药、芡实、诃子肉、肉豆蔻等；重证则用肾着汤合四神丸，再加上述药物；对寒热错杂之腹泻，常用肾着汤或四神丸与葛根芩连汤合方再加上述药物，兼肝郁者加痛泻要方。其中苏梗配藿梗、白芷配生薏仁是祝师治疗寒湿泄泻的两组对药。苏梗辛香温通，长于行气宽中，温中止痛；藿梗气味芳香，化湿止呕，醒脾理气。二药相伍，理气宽中、除湿止呕力量增强，祝师常用治湿不化，气机不畅之胸膈脘闷，腹中肠鸣。白芷辛温，散风燥湿，芳香通窍，《本草正义》云其"燥湿升清，振动阳明之气，固治久泻之良剂"。生薏仁甘淡微寒，清利湿热，健脾补肺。二药相伍，一寒一热，辛散淡渗，燥湿健脾，治疗湿注大肠之肠鸣泄泻，其效益著。

十四、糖尿病伴胸腔积液

曹某 男性，29岁，工人。1994年4月22日初诊。

主诉：多饮、多食、多尿伴胸闷憋气2个月。病人今年2月中旬因发热伴咳嗽、右胸痛经北京安贞医院确诊为右侧肺炎、化脓性胸膜炎合并胸腔积液。住院抗炎治疗，输液过程中检查血糖尿糖（++++），同时出现多饮、多食、多尿和饥饿明显，诊断为糖尿病。治疗除输液时加胰岛素外，还口服盐酸二甲双胍、格列喹酮片。半个月后"三多"症状消失，空腹血糖降至7.77mmol/L左右，体温正常，咳嗽、胸痛消失，1周前出院。复查胸片仍有右侧中量胸水、胸膜肥厚，空腹血糖7.05mmol/L。口服盐酸二甲双胍0.25g/次，2次/日，格列喹酮片60mg/次，3次/日。现症："三多"症状不明显，口干，胸闷憋气，下肢酸软无力，二便如常。舌淡暗，脉沉弦。辨证：气阴两虚，饮停胸胁。治法：益气养阴，行气活血，利水蠲饮。方药：降糖对药方加味。

生黄芪30g 生地30g 玄参30g 苍术15g 丹参30g 葛根15g
柴胡10g 白芍10g 冬瓜子30g 车前子10g 茯苓20g

每日1剂，水煎服。

并嘱停服格列喹酮片。

治疗经过：服药20剂，胸闷、憋气减轻，空腹血糖7.2mmol/L，胸片复查右侧胸水明显吸收。但无诱因全身皮肤散在红色丘疹数日。舌淡红，脉沉细。嘱停服盐酸二甲双胍片。守方加丹皮10g、紫草10g，再服20剂。6月3日复诊，无不适感，空腹血糖7.10mmol/L，胸片示右侧胸水基本吸收。乃将原方加工配制水丸，如梧桐子大小，每饭后服10g，以资巩固。

胸腔积液一般属中医的痰饮或悬饮病证，病机是饮停胸胁，络道被阻，气机不利，治则应以泻肺行水、化饮止咳、行气止痛为主。但本案合并有糖尿病，则不宜囿于常法。因糖尿病多呈阴虚燥热或气阴两虚之本虚标实现象，如一味泻肺行水治悬饮，只能更伤阴津而加重病情。祝师鉴于本案上述病情，首选降糖对药方为主益气阴、降血糖治其本，加冬瓜子、车前子、茯苓逐水蠲饮；柴胡、白芍行气和络，俾气行则水行。且冬瓜子、车前子、茯苓均系甘淡微寒之味，虽利水而不伤阴，化饮而不峻烈，尤其冬瓜子治胸胁积水最佳，与气阴两伤之证相符。本案治疗2个月胸水消失，停服降糖西药，血糖稳定，足以说明祝师审证求因、知常达变、构思选药的独到之处。

十五、糖尿病伴震颤麻痹

季某 男性，72岁，台湾人。1993年8月23日初诊。

主诉：乏力、多饮30余年，手颤10年。病人1962年诊断为糖尿病，1970年始注射胰岛素治疗，每日总量44~54U，空腹血糖在9.43~12.21 mmol/L，午餐后2小时血糖9.99~14.42 mmol/L，尿糖（++）~（+++）。近10年手颤明显，持物拿笔困难，曾服多种抗震颤药物不效。既往有骨关节病、胆石症、高血压、脑梗死病史。现症：口干多饮，头晕耳鸣，乏力膝软，腰背疼痛，活动不利，持杖行走。手颤不能拿笔，上半身燥汗，足趾发凉不温，夜尿频数。血压194/100mmHg。舌暗红，苔白，脉细弦。辨证：肝肾不足，阴阳两虚，虚风内动。

治法：滋补肝肾，温阳育阴，息风通络。

方药：降糖对药方合六味地黄汤、桂枝加龙骨牡蛎汤化裁。

生黄芪30g 生地30g 苍术15g 玄参30g 丹参30g 葛根15g 山药10g 山萸肉10g 丹皮10g 茯苓15g 泽泻15g 桂枝10g 白芍10g 生龙牡先下，各30g 钩藤15g 枸杞子10g 狗脊15g 千年健15g

每日 1 剂，水煎服。

二诊（11 月 2 日）：以上方为主加减服药 50 剂，精神、体力均改善，空腹血糖降至 7.77 mmol/L 左右，每日胰岛素总量减为 40U。仍上半身汗多，膝以下发凉，手抖明显，颇为痛苦。血压 168/75mmHg。舌暗红，苔白，脉细弦。证属气阴两伤，燥热内盛，肝风袭络，拟当归六黄汤合生脉散加减以益气养阴、清热润燥、平肝息风。

当归 10g　生黄芪 30g　生熟地各 15g　黄芩 10g　黄连 6g　黄柏 10g
麦冬 10g　五味子 10g　白头翁 30g　钩藤 15g　乌梅 10g　苍白术各 15g
生苡仁 30g

每日 1 剂，水煎服。

三诊（12 月 14 日）：加减服药 28 剂，汗出明显减少，夜尿不频，仍手抖，血压正常。舌脉同前，辨证为阴阳两虚，肝风内动，仍以降糖对药方合桂枝加龙骨牡蛎汤为主治疗。

生黄芪 30g　生熟地各 15g　苍术 15g　玄参 10g　葛根 15g　丹参 30g
桂枝 10g　白芍 10g　生龙牡先下，各 30g　白头翁 30g　钩藤 15g　羌独
活各 10g　茵陈 15g　柴胡 10g　黄芩 10g　金钱草 30g

四诊（1994 年 1 月 25 日）：服药 1 个月，体力明显增强，可自行上楼，手颤明显减轻，空腹血糖 5.94~6.66mmol/L，胰岛素每日总量减为 30U。守方再服 1 个月，病情稳定，因欲返台湾，拟配丸药巩固。

羌独活各 30g　桑寄生 60g　续断 60g　杜仲 30g　鸡血藤 90g　枸杞
子 50g　菊花 30g　白头翁 90g　钩藤 60g　豨莶草 50g　狗脊 60g　千年
健 60g　当归 30g　苏木 30g　刘寄奴 30g　淫羊藿 30g

诸药共研细末，水泛为丸，每饭后服 10g。

本案罹患糖尿病达 30 年之久，长期应用胰岛素治疗，合并有震颤麻痹骨关节病、胆结石、高血压、脑梗死等多种老年慢性病，病机复杂，治疗棘手。祝师根据糖尿病气阴两虚、脾肾俱亏、瘀血阻络的

基本病理，认为日久导致阴损及阳，阴阳俱损，波及五脏，在诊治过程中先后应用降糖对药方、六味地黄汤、桂枝加龙骨牡蛎汤、当归六黄汤、独活寄生汤等随证化裁，始终以益气养阴、温阳活血、清热润燥、培补脾肾、平肝息风、蠲痹止痛等治则为主，终使血糖趋于正常，胰岛素每日用量减至 30U，而乏力、汗出、腰痛、手颤、活动不利等症状得以明显改善，血压亦正常。白头翁合钩藤治手抖为祝师临床之体验所得。

李　可

滋阴扶阳，燮理脾肾

李可（1930~2013），山西灵石人，临床家

一、三消重症

郭某　女，33 岁，灵石新华书店会计。1982 年 7 月 12 日初诊：病已 3 个月，食纳倍增而日见消瘦。面色由白皙变为苍黑。昨量体重下降 5kg，甚感意外，求治于余。追询病史，得知近数月来，工作、家务操劳过度，时时觉饿。饭后不及半小时便又饥饿难忍，心慌头晕。且烦渴异常，随饮即尿。近 10 日来，一觉饿即心悸、气喘、汗出，眼黑头晕，身软不能举步。舌红无苔，脉细数无神，尺部尤虚。内科查尿糖、血糖（－），眼不突，甲状腺功能无异常。病由劳倦内伤，致肺脾肾三脏气阴俱伤，壮火食气，三消重证。其面色由白变黑，为下元不固，肾气上泛。拟滋阴补肾而制亢阳，固摄下焦，补纳肾气，引火归原为治：

熟地 90g　枸杞子 30g　山萸肉 30g　盐补骨脂 30g　红参另炖　天麦冬各 15g　油桂去粗皮，研粉，小米蒸烂，为丸吞，2g　鲜生姜 5 片　大枣 10 枚　胡桃 4 枚

3 剂。

7 月 17 日二诊：精神大振，食纳已如平昔，口渴尿多亦减七八，

原方 3 剂。

7 月 20 日三诊：气化为病，一拨便转。药进 6 剂，诸症皆愈。苍黑之面色已转红润。嘱早服补中益气丸，晚服六味地黄丸善后。追访 10 年无恙。侯后，余以此法治多例糖尿病亦有捷效。

二、虚寒型糖尿病

李某 男，52 岁，坛镇人。1984 年 1 月 16 日初诊。

患糖尿病 10 个月，曾用胰岛素不能控制。消瘦，体重下降 7kg，乏力，脘痛而呕酸涎。厌食，日仅进食 150~200g。饮多，日 6 热水瓶上下；尿多，日 35~40 次，几乎不能系裤带。畏寒甚，由平车拉来就诊。目赤气喘，头面烘热，脉右微细，左沉滑细。当日化验：尿糖（++++），血糖 2.05mmol/L。辨证：肾气肾阴两虚，阴损及阳。命火衰微不主温煦，津液不能蒸腾上达，故饮多。釜底无火，故胃脘冷痛，厌食呕逆。肾气失于统束，故膀胱失约。且肾阴已虚极于下，水浅不养龙雷，故见相火上奔，目赤烘热。肾不纳气，故喘。

治法：滋阴助阳，引火归原，纳气归肾。

处方：

九地砂仁 10g 拌捣，90g　盐巴戟肉 15g　天麦冬各 15g　茯苓 15g　红参另炖，10g　吴茱萸 10g　五味子 10g　炙草 10g　山药 30g　山萸肉 30g　油桂研吞，1.5g　鲜生姜 5 片　大枣 10 枚　胡桃打，4 枚

3 剂。

二诊（1 月 21 日）：胃痛呕逆、目赤气喘、头面烘热均愈。食纳已佳，饮水减至日 1 热水瓶，尿减少至日 10 次。脉较前有力，自己走来就诊。守方 3 剂。

三诊（1 月 25 日）：尿量日 7 次，夜间不尿。日可进食 0.5kg，行动如常。舌红润，中有裂纹，脉沉滑。原方去吴茱萸，加生山药、生

芪、枸杞各 30g，猪胰脏（另煮熟，连汤带肉食之）10g，10 剂。

1 月 26 日，今日化验尿糖（++），血糖 3.6mmol/L。上方加减调理月余，用猪胰脏 40 个。尿糖消失，血糖稍高，症情平稳，体重回升。引火汤加油桂，对本病之三多有殊效。症情愈重，见效愈速。

三、糖尿病火不生土

李某 女，55 岁，病史 7 年。

便溏 4 个月，面色灰暗，不渴，少腹坠胀，若痢疾之里急后重。食入难化，嗳腐吞酸。舌质红，有白腐苔，脉沉微。用理中辈不效。火不生土，责其釜底无火，当温肾阳，予三畏汤加味。

红参另炖, 10g　灵脂 10g　公丁香 10g　郁金 10g　油桂研, 吞服, 3g　赤石脂 30g　附子 10g　三仙炭 10g　姜炭 10g　炙草 10g　生山药 60g

3 剂而愈。

后以培元固本散连服百日，得以巩固，已 5 年不服降糖药。

刘启庭

三因五损，养阴益气重气化
病求专方，祛浊化瘀贯始终

刘启庭（1934~   ），临沂市中医院主任医师

三因五损论消渴

消渴病总属水液失常之病，历代医家论述丰富，温清补消，无不具备。虽有肺燥多饮、胃热多食、肾虚多尿之上、中、下三消之论，但临床所见，往往三消并现，难以截然分治。刘师根据多年的临床经验，不囿三消分说，深参病机，认为消渴之发生，乃阴阳失衡、脏腑功能失调所致，所立三因五损之说颇为贴切，临床上结合脏腑辨证用药以及辨病辨证相结合，多能中病取效。

三因，即气虚、阴虚、燥热三大病理因素。消渴的基本病机，以气阴不足为本，燥热偏盛为标。其成因，多由恣食肥甘、五志过极、劳欲过度等所致，而过食肥甘为其主要病因。嗜食肥甘醇酒，积热于内，燥热内蕴；或情志失调，五志过极，气郁化火；或劳欲体虚，肾精亏损，水亏火旺，亦致燥热内生。燥热盛的结果是阴津亏，而津伤又可使燥热愈甚，故初患消渴之人，常见口干舌燥，随着口渴引饮，小便量亦增多，继之食量递增但形体消瘦，形成多饮、

多食、多尿、形体消瘦的典型消渴病症状。随着病程的进展，燥热、阴伤互为因果，形成恶性循环，终至痈疽疮疡、鼻渊、喉痹等热毒恶证相继出现，目盲、失聪、头眩、偏废、痿躄、肺痨等阴亏变证错综显露。气为人身之本，凡病均存在正气虚馁的因素，今世人不知慎风寒以护卫气，节生冷以护胃气，谨房帏以护肾气，戒恼怒以护肝气，致令正气戕伤，而现气虚之候。故消渴病人，每多见有腿酸乏力、不耐疲劳、喜卧自汗、少气懒言、头晕心悸、虚胖无力或日渐消瘦、脉虚无力诸症。因此，气虚、阴亏、燥热实为消渴发病中的三大病理因素。

五损即心、肝、脾、肺、肾五脏虚损，是消渴病人脏腑功能失调的具体体现。肺居上焦喜润泽，主宣发布散津液，司肃降而通调水道。病在肺，责之于肺之气阴不足。肺阴不足不能布散津液，故口渴欲饮；肺气虚，则肺不布津，水液直趋膀胱，故小便量多；肺阴虚，津失敷布，则胃失濡润，肾失滋源，使阴虚津伤更甚。脾居中焦，为后天之本，气血生化之源，精微资生之巢。病在脾，责之于脾气虚。脾气虚而不能散精上输于肺，肺津无以输布则口渴多饮；脾虚不能为胃行其津液，燥热内盛则多食善饥；脾虚中气不升，水谷精微不得转输而下趋膀胱，故小便频多而味甘；水谷精微不能濡养四肢肌肉，故形体日渐消瘦。此外，神疲乏力、大便溏薄亦为脾虚之象。肾居下焦，为先天之根，内宅元阴元阳。病在肾，初当责之肾阴不足，继之肾气亏乏，终至肾阳衰微。肾阴为真阴，乃一身阴液之根本，"五脏之阴非此不能滋"。肾水不足，无力制火，火旺煎熬脏腑，上燎心肺而口干心烦，中燔脾胃而多食善饥肾气不足，开阖失司，固摄无权，水谷精微直趋下泄，则尿多味甘，或浑浊如膏；肾阳虚微，命门火衰，不能蒸腾水气输布津液，在上引起燥渴，在下则出现尿意频繁，小溲清长，朝夕不断；久病之后，肾之阴阳俱亏，出现体弱消瘦，或虚胖浮肿，四肢厥冷，腰膝酸软，溲多如膏，或小便失禁，癃闭不开，或见肾虚水泛、浊阴上逆之呕恶关格之象。心居君位，为火脏，其性易炎，心阴不足，虚火炽燔。心阴不足，心失所养，可见心悸怔忡；阴虚火旺，心火上炎，则见心烦意乱，口糜干渴。病在肝，责之肝阴不足，阳亢火旺。肝阴不足，肝血亏乏，不能上荣于目，故两目干涩，视物不清，或变生雀盲、内障；肝阴不足，肝体失养，肝用失职，疏泄功能失常，则见情绪抑郁或善怒，胸胁胀痛，善太息；肝肾阴亏，肝阳上亢，轻则头目眩晕，重则阳化风动，风中窍络而变生喎噼不遂。心火易炎，肝火易旺，阴虚火旺，故见烦躁易怒、失眠多梦诸症。

益气温阳重在气化

虽然糖尿病的病因病机较为复杂，但关键在于气化功能失职。责之于脏腑，主要是脾肾气虚。盖肾为先天之本，肾气虚衰，气化失职，气不化则津不行，津不上达，故口渴不止，愈饮愈渴，水气不化，水液直趋膀胱而为小便，则饮一溲一。脾为后天之本，脾气虚弱，不能运化水谷之精微，精微不布，不能满足机体的营养供应，胃便代偿性地加倍受纳，故多食善饥，愈食愈瘦。脾肾不足，中气不升，固摄失权，精微下泄，则见尿糖增多。气属阳，气虚则阳不足，加之糖尿病日久，阴损及阳，故有尿意频繁，小溲清长，朝夕不断，六脉沉迟，尺部尤甚之现象。

鉴于此，刘师主张益气温阳以助气化，气化功能正常，则不滋阴而阴自充，不生津而津自回。常选用黄芪、人参、白术、山药、茯苓、黄精等益脾气，以运中州，使水谷之精微得以正常运化输布。选用蚕茧、紫河车、鹿茸、鹿角胶、沙苑子、冬虫夏草、海狗肾、沉香、蛤蚧、胡桃肉、五味子、山茱萸等补肾气、温肾阳、助气化。尤其是血肉有情之品，如蚕茧、鹿茸、鹿角胶等，取其调理阴阳、直补脏腑气血、固本护元之功。蚕茧一味，其性甘温和缓，温而不燥，补而不腻，以血肉有情之身，善补至虚至损之精气，以虫药善行之体，畅达脏腑，寓补于通，培元固本，益气生津，于平淡之中而见神奇。《本草纲目》言其："煮汤治消渴，古方甚称之"，实为治疗糖尿病之良药。验之临床，屡建佳功。

养阴勿忘祛浊

养阴为治疗糖尿病的常用之法，因为糖尿病阴虚主要是心、肺、胃、肝、肾阴虚，而以肾虚为主。因心火易炎，肝火易旺，故尤应注意养心阴以清心火，滋肝阴以泻肝火。观临床糖尿病病人，多有心烦意乱，此为心阴不足，心神失养，心火内扰；烦渴引饮，大便干结，此为肺胃阴虚，津液不能承上润下；双目干涩，视物不清，此为肝阴不足，目失所养；头晕耳鸣，腰膝酸软，此为肾阴亏虚之候。

针对上述病机的特点，按脏腑辨证施药。补心阴选用西洋参、百合、莲子心、酸枣仁等；养肺胃之阴选用北沙参、天花粉、玉竹、生地、石斛、芦根等；填肾精选用熟地、枸杞子、山茱萸、天冬、旱莲草、女贞子等；滋肝阴选用首乌、龟甲、鳖甲、白芍、桑椹等。

糖尿病病本于肾，且病程日久，肾阴肾阳俱虚，精气亏损，不能分清泌浊，以致浊骤内阻，壅滞三焦，气机不得升降，严重者即成关格之病。因此，在养阴的同时，勿忘祛浊一法，常选用大黄、泽泻、茯苓、玉米须、车前子等药物，尤其是大黄能通腑泄浊，荡涤肠胃，临床应用，确有效验。

活血化瘀，贯彻全程

中医学有"久病多瘀"之说。西医学研究表明，糖尿病病人血液有高凝、高聚集、高浓度、高黏滞状态及红细胞变形能力降低的特点。血瘀现象贯穿糖尿病病程的始终，造成糖尿病血瘀的原因，主要是糖尿病病人阴虚燥热，津亏液少，而使血液循环涩滞不畅，故阴虚血瘀并存；糖尿病日久，阴损气耗，而致气阴两虚，气为血帅，气行则血行，气虚则运血无力，而致气虚血瘀；糖尿病日久，阴损及阳，而致阴阳俱虚，血宜温，温则通，阳虚则寒，寒则血凝而致血瘀。

因此，在临床治疗过程中，要时时不忘活血，可在酒大黄、郁金、丹皮、红花、玄参、鸡内金、水蛭、益母草、丹参等活血化瘀药物中选用。特别是大黄能活血祛瘀，通腑泄浊，推陈致新；丹参活血养血，功同四物汤，最宜糖尿病病人服用。在临证时还要根据病人不同时期的病机特点、病人的体质等，灵活变化，不拘一法，辨证施药，或益气活血，或养阴活血，或温阳活血，或祛痰活血，屡试屡验，经长期临床观察表明，能明显减少糖尿病慢性并发症的发生和发展。

专病专方，随证加减

根据多年之临床经验，拟定一基本方：

黄芪　怀山药　蚕茧　山茱萸　沙苑子　枸杞子　麦冬　地骨皮　天花粉　玉米须　茯苓　丹参　益母草　大黄

其中黄芪、怀山药益气健脾，以助生化之源；蚕茧、沙苑子、山茱萸补肾温阳，以助气化；麦冬养心阴，枸杞子滋肝阴；天花粉、地骨皮养阴清热；丹参、益母草、大黄活血祛瘀，其中大黄又能通腑泄浊；茯苓、玉米须健脾利湿祛浊。诸药合用，共奏健脾温肾、益气养阴、活血祛浊之功。

临床应用时，若烦渴多饮明显者加石膏、知母、生地；尿频量多者加金樱子、肉桂、桑螵蛸；能食而瘦、疲乏无力者加黄精、葛根，重用黄芪；乏力伴腰膝酸痛者加鹿茸、杜仲、狗脊；头身困重、倦怠懒言者加佩兰、薏苡仁、泽泻；视力障碍者加菊花、桑椹、草决明；皮肤瘙痒者加白蒺藜、金银花、当归；颜面浮肿者加车前子、泽泻、猪苓；出现蛋白尿者重用黄芪，加党参、川断、白花蛇舌草；血脂高者加何首乌、桑寄生、山楂；合并高血压者加怀牛膝、海蛤壳、石决明；合并脑血管病者加穿山甲、全蝎、水蛭；合并疮疖痈肿者加蒲公英、紫花地丁、金银花。临床使用，常收到较好的效果。

中西药物治疗糖尿病，各有优缺点。当中西药物合用时，要明确中药和西药各期望发挥什么作用，取得什么效果，做到胸有成竹，各扬其长。

从目前中药的降糖作用看，很难与西药胰岛素、磺脲类等药物相比。因而，单凭几味中药要想把中度升高的血糖降下来，往往很难。但是，我们应用中医中药，不仅仅是为了降糖。长期的临床实践证明，中医药的优势在于：能提高病人的体质，较快地消除症状，预防和延缓并发症的发生发展，延长病人的寿命，且毒副作用较小。特别是活血化瘀的中药，能改善微循环，降低血液黏稠度，对糖尿病病人，尤其是合并心、脑、肾等大血管和微血管病变者有利，已被医学界所公认。基于以上观点，在临床治疗糖尿病时，应中西药物并用，利用西药格列本脲、格列喹酮等较快地把升高的血糖稳定下来，特别是糖尿病肾病的病人，肾功能受损时，主张使用格列喹酮，因其代谢产物 95% 从胆道经肠道随大便排出，肾毒性较小。同时，应用辨证施治的中药来改善病人的体质，消除症状，防治慢性并发症。二者取长补短，相得益彰。

以检测指标指导用药

一、高胰岛素血症，健运中宫，化瘀降浊

有相当一部分的糖尿病病人，由于存在胰岛素抵抗等因素，导致胰岛素分泌增加，出现高胰岛素血症，其在临床上多表现为形体肥胖、乏力神倦、渴不甚饮、腹不甚饥等脾虚征象。盖脾主健运，升清而降浊，若脾虚健运失司，清不得升留而为浊，血糖无以调节而积蓄，故见血糖升高，形体虚胖；脾虚不能转输水谷精微，水谷精微下流膀胱，故小便频多味甘，尿糖增高。同时，由于高胰岛素血症的存在，病人不同程度地出现高脂血症、高黏血症、高血压、动脉硬化及心脑血管疾病等。中医学认为，胖人多虚多痰，而高血脂亦是一种无形之痰，乃痰阻血中之表现，且高黏血症及心脑血管病所表现出的头痛、胸痛、肢麻、偏瘫等，亦是瘀血内阻的征象。因此，高胰岛素血症病人的病机关键为脾虚中土失运、湿瘀痰浊内阻，故刘师立法健运中宫，化瘀降浊，拟方芪术蛭黄汤（经验方）。药用：

黄芪 30g　苍术 12g　白术 15g　山药 30g　太子参 15g　茯苓 15g　葛根 20g　丹参 30g　水蛭 10g　大黄 15g

若以脾气虚为主，症见乏力易汗、便溏纳呆者，重用黄芪、山药，去太子参易人参以增健脾益气之功，加鸡内金以助脾胃强健之力，消食开胃；若以脾阴虚为见症，出现手足心热，或身烘热、颧红便干者，加天花粉、莲子、玉竹、黄精等甘淡养阴之品；若兼见脾阳不足，症见畏寒面㿠、纳呆脘痞、便溏脉虚者，加干姜、桂枝以温阳健脾助运；若湿浊不化，苔厚脘闷、呕恶时作者，加砂仁、薏苡仁、佩兰、生姜等化浊止呕。对血糖居高不降者，则加服西药双胍类以速降其血糖，尽快达到治疗目标。

二、低胰岛素血症，脾肾双补，以脏补脏

1型及部分1型糖尿病病人的胰岛功能低下，胰岛素分泌绝对不足，而表现为低胰岛素血症，其发生机制，多与自身免疫及遗传有关。而肾为先天之本，补肾治疗通过其整体效应，能改善自身免疫状态，促进组织细胞对葡萄糖的利用，故治以补肾，势在必行。中医学中虽无胰腺之称，但脾之散精作用与胰岛分泌胰岛素以增加糖的利用作用相吻合，故补脾益气以助健运，亦为治疗之关键。所以，刘师主张脾肾同治，气阴双补，阴阳双调。临证之时，善取"同物同治"之效，以脏补脏，喜以猪胰，填补真阴，同时擅用蚕茧，温补元阳，取其"同类相求"之意，以血肉有情之品，直补脏腑。自拟参蚕增胰汤（经验方），药物组成：

人参9g　或西洋参12g　黄芪30g　山药30g　枸杞子15g　山萸肉15g　蚕茧30g　菟丝子15g　丹参30g　益母草20g　黑豆30g　猪胰1条

用法：先以水煮黑豆与猪胰，待豆烂胰熟后取汁与其他药物同煎，每日3次温服，而黑豆与猪胰可适加葱、姜、盐等调制成菜肴食用。

若以口干多饮上消见症者，加天花粉、麦冬、玄参等以养阴生津润燥；若以多食善饥中消见症者，加黄连、知母、玉竹、沙参等以清热滋阴益胃；若以多尿而频，尿浊如膏下消见症者，加沙苑子、肉桂、附子、五味子、覆盆子等温补肾元，敛精固涩。对血糖较高，无胰岛素分泌或分泌水平很低者，则配合西药联合治疗，可根据病情选用胰岛素或磺脲类药物，亦可配合双胍类药物以促进糖的利用，降低血糖。

三、餐前高血糖，滋阴润燥，清热凉血

糖尿病以血糖升高为主要病理改变，但由于发病机制不尽相同，

部分病人以餐前高血糖为主要表现。西医学证实，空腹血糖水平，与肝糖输出增多有关，餐前高血糖的成因，一是胰岛素绝对或相对不足，抑制肝糖输出的能力下降；二是高血糖状态本身，对抑制肝糖输出的能力降低；三是某些神经内分泌因素亦参与空腹血糖的调节。针对空腹时血糖增高，血中含有大量的热能，刘师根据东垣"血中伏火""燥热为病"之说，从阴虚热淫、燥热内盛着手，立法滋阴润燥、清热凉血，以降低血糖，清除"伏火"。拟方芪地二黄汤（经验方），药用：

黄芪 30g　生地 30g　地骨皮 30g　山药 30g　天花粉 15g　知母 15g　玄参 15g　山萸肉 15g　枸杞子 15g　丹皮 12g　黄连 10g　大黄 12g

对心阴不足，心火上炎，症见心烦失眠、口糜者，加五味子、酸枣仁、百合、莲子心等养阴除烦、清心泻火；对肝阴不足，肝阳上亢，症见两目干涩、视物不清、头晕目眩者，加白芍、桑椹子、何首乌、龟甲、鳖甲等养肝滋阴潜阳；对脾阴不足，体瘦颧红、身时烘热者，加玉竹、地骨皮、莲子等滋阴清热；对津亏肺燥、口干多饮者，加沙参、麦冬、天冬以润肺生津，对阴虚胃热、消谷善饥者，加生地、石膏养阴清胃。对顽固难治及重型糖尿病，则采取中西医结合的治法。若身体较胖，则加双胍类药物，如盐酸二甲双胍、盐酸苯乙双胍等；若形体偏瘦，则加磺脲类药物，如 D_{860}、格列本脲、格列齐特、格列吡嗪等；若伴肾功能不全，轻者选用格列喹酮，重者只可加用胰岛素；对老年、体胖而疑有葡萄糖耐量因子缺乏者，加用糖泰Ⅰ号辅助之。

四、餐后高血糖，补脾益气，育阴清热

由于胰岛素分泌迟缓，血中胰岛素水平与餐后血糖高峰不一致，故出现餐后血糖过高，部分病人出现餐前低血糖现象。由于此类病人以餐后血糖升高为主要特点，故刘师从脾虚不能运化，精微不布而论治，且糖分留于血中，亦为"伏火"内蕴，因此立法益气健脾、育阴

清热。拟方芪术降糖方（经验方），药物组成：

黄芪 30g　苍白术各 15g　山药 30g　生地 20g　玄参 20g　茯苓 15g
山萸肉 15g　地骨皮 30g　大黄 15g　黄连 15g　黄精 20g　丹参 30g

刘师在方中应用了施今墨先生治消渴的两个药对，即黄芪与山药、苍术与玄参，其意在于健脾降糖，补肾固精。

黄芪甘温，补中气升阳而止渴，山药甘平，益脾阴固肾而涩精，两药相配，气阴兼顾，健脾益气生津，补肾涩精止遗，相得益彰；苍术辛苦温，入脾胃二经，能燥湿健脾敛精，玄参甘苦咸微寒，入肺肾二经，能滋阴降火，清热解毒，两药相伍，既有健脾敛精以助运化之功，又能滋阴清热以降血中伏火，使水升火降，中焦健旺，气复津回，则血糖自降。以上药对，一阴一阳，一脾一肾，降血糖，涩尿糖，其效明显。再配以黄精、山萸肉、生地补益脾肾，地骨皮养阴清热，茯苓、白术健脾助运，大黄、黄连泄浊降糖，共使脾气健旺，运化复常，津回热清，糖降病消。

对餐后血糖特高者，刘师则配合 α - 葡萄糖苷酶抑制剂（如阿卡波糖）进行治疗，通过减少餐后糖分的吸收，尽快把血糖降至正常范围，并且阿卡波糖减少糖的吸收作用与中药健脾助运散精、增加糖的利用之作用相配合，具有相辅相成、更好地发挥降糖作用的效果。

五、尿糖改变，重在治肾，复其开阖

由于肾糖阈的增高或减低，使得尿糖水平与血糖水平不相吻合，因此病人出现尿糖过高或无尿糖现象，这种情况既是肾脏损伤的一个反映，又不利于病情的观察。盖肾为先天之本，内宅元阴元阳，主藏精而不泄。若肾气虚，肾失开阖，固摄无权，则精微下泄，出现尿浊如膏，尿糖过高，故治当滋阴补肾，益气固涩。刘师常以六味地黄汤加味治之，药用：

黄芪 30g　山药 30g　生地 20g　山萸肉 15g　枸杞子 15g　茯苓 15g　泽泻 10g　丹皮 12g　五味子 12g　沙苑子 15g　覆盆子 15g　益智仁 15g　丹参 30g

方中以六味地黄汤滋阴补肾；加五味子咸酸而敛阴生津，与六味相合乃成都气丸，其滋补肝肾之力增强；加黄芪取其升发之性，能补气升阳，温运阳气，助气化津，特别与山药相伍，脾肾双补，能够涩精止遗，对于防止饮食精微的漏泄、降低尿糖起着良好的作用；以沙苑子、覆盆子、益智仁增其益肾固摄涩精之功。

肾糖阈过高者，则表现为血糖升高而尿糖无变化，它的发生，亦当责之于肾，乃阳虚未能化气，失其分清泌浊之职，气化失司，开阖不利，留而为浊。故治当益肾温阳复开阖，兼以活血利水泄湿浊。药用金匮肾气丸加味。

黄芪 30g　山药 30g　山萸肉 15g　茯苓 15g　泽泻 15g　生地 15g　丹皮 12g　沙苑子 15g　附子 10g　肉桂 6g　玉米须 30g　车前子包, 15g　水蛭 10g　大黄 10g　丹参 20g

总之，刘师治疗糖尿病，强调解决好病与证、局部与整体的关系。对西医的病，用中医的证去归纳、处理，用辨证的观点，在调整机体糖代谢的前提下，针对具体情况，解决高血糖等生化指标异常的问题。并尽量将中医治疗糖尿病之方药与药物，在合理的辨证处方中结合起来。鉴于中药见效慢，但疗效较稳定，易于巩固，与西药见效快，但改善症状差，易于反复的特点，合理搭配中西药物，提高治疗效果，尽快达到治疗目标，并得以长久维持。

糖尿病肾病主以益气化瘀

糖尿病代谢紊乱、慢性高血糖是引起糖尿病肾病的主要原因。

中医学虽没有糖尿病肾病这一病名，但对本病的临床表现及发病机制早有论述。如《圣济总录》云："消渴病久，肾气受伤，肾主水，肾气虚衰，气化失常，开阖不利，水液聚于体内而出现水肿。"刘师认为其病位在肾，随着病情的进展可影响心、肝、脾等诸多脏腑。其病机特点是病变早期阴虚为本，涉及肝肾；病变后期，阴损及阳，脾肾阳虚；病变晚期肾体受损，肾阳衰败，浊毒内停而致气血阴阳俱虚，脏腑功能严重失调。而气虚血瘀则贯穿本病始终。现将经验简介如下。

一、肝肾气阴两虚，湿瘀内阻

症见口干多饮，尿频量多，头晕腰酸，神疲乏力，口咽干燥，视物模糊，或见四肢麻木疼痛，舌质暗红，少津苔白，脉弦细数。治宜滋补肝肾，益气活血。方用芪蛭二黄汤（经验方）。药用：

黄芪　水蛭　大黄　黄连　玉米须　黄精　山茱萸　太子参　天花粉　麦冬　地骨皮　益母草

刘师认为糖尿病肾病早期多属肝肾气阴两虚，湿瘀内阻。此期一般水肿不明显，多伴有高血压及视网膜病变。气阴不足，津液不得上承，故见口干多饮，口咽干燥；肾主水，司开阖，肾阴亏损，阴损耗气，而致肾气虚损，肝阴亦虚，肝肾阴虚，精血不能上承于目而致视物模糊，阴虚阳亢则见头晕耳鸣，血压偏高；阴虚津伤，脉络瘀阻，筋脉失养，则见肢体麻木疼痛。舌质暗红，少津苔白，脉弦细数，亦为肝肾气阴不足、湿瘀内阻之征。方中山茱萸、黄精滋补肝肾；黄芪、太子参、天花粉、麦冬益气养阴；水蛭、大黄、益母草、玉米须活血祛瘀利水；黄连、地骨皮清热除烦。诸药合用，共奏滋补肝肾、益气养阴、活血利水之功。

二、脾肾阳虚，气血双亏

症见倦怠乏力，头晕失眠，面色萎黄或苍白无华，纳呆便溏，或见颜面及双下肢轻度浮肿，舌质暗，苔白，脉沉细。治宜温肾健脾，益气活血。方用参芪附黄汤（经验方），药物组成：

人参　黄芪　附子　大黄　玉米须　茯苓　蚕茧　肉桂　水蛭　益母草　当归

刘师认为此型多见于糖尿病肾病，此时，阴损及阳，脾肾阳虚，水湿潴留，泛溢肌肤，则见颜面及下肢浮肿；脾气虚弱，运化失常，则见倦怠乏力，纳呆便溏，脾胃衰败，浊毒内停，气血生化无源，故见面色萎黄或苍白无华；脾肾阳虚，清阳不升，脑失所养，则有头晕失眠。方中附子、肉桂、蚕茧温肾助阳；人参、黄芪、茯苓、玉米须益气健脾化湿；益母草、水蛭、大黄、当归活血养血，祛瘀生新。诸药合用，有温肾健脾、益气养血活血之效。

三、阳虚水泛，浊阴上逆，气血阴阳俱虚

症见精神萎靡不振，嗜睡，面黄晦暗，胸闷纳呆，恶心呕吐，肢冷怯寒，全身浮肿，尿少便溏，舌质暗淡，舌体胖嫩，苔白腻，脉沉细无力。治宜温阳利水，调补气血。治疗方剂为济生肾气丸加减。药用：

车前子　牛膝　熟地　山茱萸　泽泻　山药　猪苓　茯苓　附子　蚕茧　续断　玉米须　益母草　泽兰　丹参

此型多见于糖尿病肾病尿毒症期，此时肾体受损，肾阳衰败，水湿泛溢，浊毒内停，变证蜂起，故有精神萎靡、嗜睡、全身浮肿；阳虚不能温煦四肢，故肢冷怯寒；浊毒上泛，胃失和降，则见恶心呕吐、食欲不振；脾胃衰败，浊毒内停，则见面色晦暗；肾阳衰竭，浊邪壅塞三焦，肾关不开，则少尿或无尿；舌质淡暗，舌体胖嫩，苔白

腻，脉沉细无力，亦是阳衰湿浊瘀血内阻之征。方中济生肾气丸温补肾阳，利水消肿；黄芪、玉米须、茯苓健脾利湿；蚕茧、续断培元固本，温而不燥；益母草、泽兰、丹参活血利水。诸药合用，调补阴阳，益气活血，温肾利水。对蛋白尿、高血压的处理，刘师主张中西医结合施治。在糖尿病肾病后期，病人往往出现大量蛋白尿，引起血浆蛋白降低，单纯利尿效果也不理想。刘师主张中西医结合治疗，给病人间断输注人血白蛋白，中药则施以益气温阳，补脾益肾，活血化瘀，泻肺利水之法。选用：人参、黄芪、附子、肉桂、续断、芡实、白花蛇舌草、白术、茯苓、猪苓、泽泻、泽兰、葶苈子、玉米须等。临床实践表明，本法能使尿蛋白下降，血浆蛋白升高，水肿消退。

对糖尿病肾病引起的高血压，刘师主张有效地加以控制，避免使用损肾药物。中药选用天麻、钩藤、牛膝、山茱萸、枸杞、菊花、蚕茧、茯苓、生地、牡蛎、益母草、泽兰等滋阴潜阳、活血利水之品，临床观察对控制高血压能收到较好的疗效。

马　骥

三消久病莫泥古，四法六证任斡旋

马骥（1913~1991），黑龙江中医药大学教授，临床家

治　消　四　法

一、清热肃肺

燥热伤津，为本病之主因，故治当清泻上焦，使金令得行，津液输布，则烦渴顿止。常用药物，以生石膏、枯黄芩、玄参、生知母、地骨皮、牡丹皮、枇杷叶、芦根、黄连等品为佳。

二、生津滋燥

上焦阴津不布，则中焦燥涸，胃热鸱张，必消谷善饥，是因阳气有余，阴气不足，则见中消之候，当育阴滋燥兼以清胃之品以润之。津生热消，则证可瘥，纳谷可渐次复常。药用生地黄、天花粉、麦门冬、葛根、玉竹、北沙参、桑白皮、潞党参、西洋参等为宜。中焦热盛，脘中灼热，舌苔黄干者，须加苏栀子或川大黄、条黄芩。

三、益肾固精

消渴证荏苒日久，阴津耗损，上、中之燥邪可乘势下犯及肾，则见尿多上浮泡沫，甚则如脂如膏。口中自感有甘味，是为下消已成，治当急救肾阴。或可见阴损及阳，累及肾阳，则又可见肾之阴阳两亏之候，施治则当兼顾。应用培阴之品，如干地黄、金石斛、桑寄生、山萸肉等品。助肾阳者，可选用菟丝子、巴戟天、肉苁蓉、覆盆子、五味子、附子、肉桂、淫羊藿等。丸散剂可加花鹿茸、大海马等。

四、补中健脾

消渴证经年不愈，病者元气大耗，邪势微而中气弱，纳谷绝少，肌肤消索，神疲少气者，则当取补中气健脾复元之法。宜用人参、潞党参、炒山药、炙黄芪、炒白术、龙眼肉、炒莲肉、炙甘草、陈皮、金石斛等。治三消证，当忌温燥渗湿之品，如半夏等品，尤为三消证禁用之例。

六 证 辨 治

一、燥邪伤肺

症见身热心烦，大渴不止，欲饮冷水，气息促急，呼气灼热，舌质鲜红，苔薄白燥，小便频数，量多而赤浊，脉滑大而数。治宜清肃肺热，滋津止渴。方用自拟凉膈救肺饮：

生石膏 30g　枯黄芩 10g　地骨皮 15g　生知母 15g　天冬 20g　麦冬 20g　天花粉 20g　生甘草 10g

另用芦根 100g、粳米 30g 煮汤用以煎药，去滓后，1 日分 3 次温服之。若烦渴甚者，倍生石膏、知母、天冬、天花粉之用量。

战某 男，50岁，职员。1985年3月6日初诊。

曾于2个月前发口渴引饮不止，非冷水难解一时之渴，心烦懊恼，神志不宁。曾在某院化验，确诊为糖尿病，诊治月余，未收显效。检验：血糖21.65mmol/L，尿糖（++++）。审度其症，乃属燥热之邪充于上焦，金失清肃之令，津难输布。依证投以上方，倍用石膏、知母、天冬、天花粉，以芦根煮水煎药。服药仅3日，烦渴减达其半。增损原方续服，10日后渴饮若常人。检验：血糖7.22mmol/L，尿糖（±）。调方再服2周，则血、尿检验复常。其后因胃病来诊，谓前病2年余未复发。

二、气津两伤

症见素有禀赋不强、元气衰少之人，罹患消渴，每见尿多而口渴，但不欲饮冷，纳少神倦，少气息促，语音低微，或入夜手足心烦热，舌红无苔，脉虚细滑数。治宜益气生津，润肺滋燥。方用自拟益气生津饮：

生黄芪30g 潞党参15g 北沙参15g 麦冬20g 天花粉20g 玉竹20g 干地黄20g 炙甘草8g

上药煎取汁500ml，1日分3次温服（以下诸方同此）。

郭某 女，31岁，职员。

曾于2年前春末出现口渴多饮，食量增减不定，体质渐瘦，少气乏力，曾服玉泉丸及D₈₆₀等未效。检验：血糖14.99 mmol/L，尿糖（+++）。令其住院观察，以本方增减续服3周，则渴止而气力转壮，进食如平时。再检：血糖6.66mmol/L，尿糖（+）。离院继服前方3周，血、尿复检皆正常，至今未再发。

三、中焦燥热

症见消谷善饥，心烦口渴，欲多饮冷水，小便短赤，大便燥结，舌质鲜红，苔黄燥裂，脉滑数实大有力。治宜清泻胃火，滋津润燥。方用自拟清胃滋燥饮：

　　苏栀子 15g　条黄芩 15g　玄参 15g　川大黄米酒浸过，10g　生石膏 30g　天冬 20g　麦冬 20g　天花粉 20g　粳米 20g　炙甘草 5g

　　若大便燥结甚者，减炙甘草，加净芒硝 15g；若肌肤发痈者，可酌加金银花、青连翘、蒲公英、紫花地丁、鸭跖草、败酱草等。

　　仇某　男，42 岁，工人。1977 年 11 月 8 日初诊。

　　该病人近日来食欲旺盛，虽多食亦不能解饥，饮水量逐日增多，虽多饮亦不解渴，大便燥结，舌苔黄燥，脉滑而数。检验：血糖 14.98mmol/L，尿糖（+++）。辨其脉证，属中焦燥热，予上方倍生石膏量。服药 6 剂，大便燥结已除。又依前方，生石膏用量减半，再服 10 余剂，自觉诸症减轻。复检：血糖 8.88mmol/L，尿糖（+）。嘱其注意饮食调节，再按原方，续服 20 剂，血糖及尿糖均降至正常，病告痊愈。

四、热伤胃津

　　症见口干舌燥，虽渴不欲多饮，胃纳减少，食入涩滞难下，形体枯干消瘦，大便秘结。舌质干红无津，脉细数无力。治宜滋津润燥，和胃调中。方用自拟和中甘露饮：

　　潞党参 15g　葛根 15g　麦冬 25g　天花粉 25g　玉竹 25g　金石斛 25g　芦根 25g　乌梅肉 10g

　　刁某　男，39 岁，干部。1982 年 4 月 16 日初诊。

　　该病人 1 年前曾因周身乏力，到某医院治疗，检验尿糖（++）。近半月来，口干舌燥，口渴欲饮，每夜饮水暖瓶左右，大便燥结，多日一行，舌红少津，脉细而数。检验：血糖 13.32mmol/L，尿糖（++++），诊为糖尿病。辨其脉症，属热伤胃津。予上方倍天花粉、麦冬量。服

14 剂，自觉症状明显减轻。又继服 14 剂，诸症逐渐消失，复查：血糖 6.66mmol/L，尿糖（－），原方中麦冬、天花粉用量减半，又经 1 个月治疗，仍以上方加减出入，病告痊愈。随访至 1986 年，其病未复发。

五、肺肾虚衰

症见食少乏味，尿多而浊，口渴欲饮而量不多，腰膝酸软，不能远行，气息细促无力，盗汗，五心烦热，舌质淡红、苔薄滑，脉细数而滑。治宜滋阴润肺。方用自拟滋水承金饮：

生地黄 20g　女贞子 20g　桑椹 20g　麦冬 20g　山萸肉 15g　枸杞子 15g　炒山药 15g　潞党参 15g　五味子 10g　生黄芪 25g

若兼头晕而胀痛者，减去潞党参、生黄芪，酌加石决明、双钩藤、白菊花、生龙齿、生牡蛎等。

赵某　女，53 岁，干部。1973 年 10 月 3 日初诊。

罹糖尿病 3 年，曾用中西药治疗，症情得以好转。近半年来，感觉腰膝酸软，夜寐不安，周身乏力，盗汗，胃纳不佳，气息细弱而促，言语低微，心烦。舌质淡红、苔白而滑，脉细而数。检验：血糖 14.43mmol/L，尿糖（＋＋＋）。辨其脉症，属肺肾虚衰，予上方加夜交藤 20g、柏子仁 15g、远志 8g。服 16 剂后，诸症减轻，依上方去夜交藤、柏子仁、远志，再服 20 剂，诸症消失。复查：血糖 6.66mmol/L，尿糖（－）。

六、肾阳亏耗

症见小便清利而频数，尿有余淋，上浮泡沫，入夜尿频尤甚，肢端清冷，足跟作痛，面色浮红。舌淡苔滑，脉沉微弱。治宜温补命门，益气扶阳。方用自拟益气扶阳饮：

熟地黄 20g　炒山药 20g　覆盆子 15g　巴戟天 15g　菟丝子 15g　山萸肉 15g　五味子 10g　制附子 8g　炙黄芪 25g　缩砂仁 5g

若腰酸膝软甚者，加桑寄生、盐续断、淫羊藿、肉桂；兼心悸怔忡者，可酌加炒枣仁、远志肉、柏子仁、朱茯神等。

周某　男，67 岁，干部。1977 年 10 月 10 日初诊。

罹糖尿病已 4 年，曾用西药治疗，效果不显。现症：小便清利而数，入夜尤甚，腰膝酸软，四末清冷，精神萎靡，尿有余沥，上浮泡沫，体重减轻。舌淡苔滑，脉沉微弱。检验：血糖为 16.65mmol/L，尿糖（+++）。辨其脉证，属肾阳亏耗，命门火衰，予上方服 20 剂，尿频减轻。续予原方 32 剂，诸症好转，血糖降至 11.66mmol/L，尿糖（++），效不更方，上方续服 20 剂，复查：血糖 6.66mmol/L，尿糖（-）。1985 年 4 月该病人告曰：多次复查，病情一直稳定。

糖尿病常有合并症出现，若合并雀盲失明者，常配合补肾泻肝、活血化瘀之法。笔者常选用青葙子、谷精草、茺蔚子、丹参、车前子、决明子等；若合并疮疡者，常配合清热解毒之法，以下经验方可取效。药用：

连翘 30g　生黄芪 40g　玄参 25g　天花粉 25g　山栀子 15g　黄芩 15g　生草 10g　忍冬藤后下，50g　丹参 20g　乳香 8g　没药后下，8g

或加败酱草、野菊花、蒲公英、紫花地丁，其效尤佳。

本病除重视药物治疗外，必须十分强调非药物疗法，把调摄精神、节制肥甘饮食、戒除烟酒、适当运动，作为治疗糖尿病的基本原则。

汪履秋

审证审病，清胃化瘀每顾标
补阴补阳，扶脾助肾总为本

汪履秋（1919~1999），南京中医药大学教授，临床家

养肺肾，清胃火，标本兼顾

糖尿病，其形成主要是由于恣啖肥甘、五志过极、劳欲过度所致。嗜食肥甘酒醴，积热于内，燥热内蕴；情志失调，五志过极，气郁化火；劳欲体虚，肾精亏损，水亏火旺，亦可致燥热内生。燥热内盛，则阴津更加亏损；阴津不足，则燥热更甚，两者互为因果。故阴虚燥热是本病的主要病机，且以阴虚为本，燥热为标，治疗必须以养阴增液、润燥清热为其大法。

养阴增液当以滋养肺肾为主。肺在上焦，喜润降，主宣发而布散津液，司肃降而通调水道。若肺阴不足，燥热在肺，肺不能布散津液，则口渴欲饮；肺不布津，水液直趋膀胱，则小溲量多。且肺燥津伤，津失敷布，则胃失濡润，肾失滋源，致阴虚津伤更甚，故肺燥津伤是本病的主要病机。特别是病变初期以口渴引饮上消为主者。正如《医学入门·消渴》所云："三消……总皆肺被火刑所致。"

肾在下焦，内藏真阴，为脏腑阴液的根本，肾阴不足，封藏失

202

司，则尿多而浑，肾虚精亏，津不上承，则口干舌燥。且肾阴不足，水亏火旺，亦可上炎肺胃，致肺燥、胃热更甚。反之，肺燥、胃热，津液亏耗，久必及肾，故肾阴亏虚实为本病之根本。《仁斋直指方·消渴》曾云："肾水竭，安有不消渴哉？"

养肺生津每用沙参、麦冬、玉竹、黄精、天花粉等。沙参味甘淡而性寒，既养阴又清肺；麦冬性寒、味甘，微苦，除养阴润肺外，尚可泻肺中之伏火，清胃中之热邪，对消渴肺燥兼胃热者尤宜；玉竹、黄精质润，补养肺脾之阴，且补而不腻，对消渴阴伤兼脾虚者尤佳；药理研究表明，麦冬、玉竹、黄精还有一定的降血糖作用。

滋补肾阴常用生地黄、山萸肉、何首乌、枸杞子、玄参等。生地黄性寒、味甘，滋阴增液；山萸肉、何首乌补肝肾而涩精气，对下消小便频数而浑稠者尤宜；枸杞子滋肾润肺而明目，常用于本病并发现视模糊者。据报道，枸杞子的提取物有明显而持久的降糖作用。玄参苦咸而凉，清金补水，最宜于本病肾虚兼肺燥较盛者。

润燥清热以润肺清胃为主，尤其是清胃泻火实为本病治标之大法。因为胃火偏盛，不但能消杀水谷，形成消谷善饥的中消，且可上刑肺金，使肺津更燥，上消愈盛，又可下传于肾，使肾精愈亏，下消更著。故张景岳云："火在上中二消者，亦无非胃火上炎使然。"

清胃泻火以白虎加人参汤为宜，该方寒凉不伤胃，清热又生津。方中生石膏清泄肺胃，生津止渴，虽性大寒但味辛甘而无苦燥伤阴之虞。知母虽苦寒，但质滋润，并能清热生津，两药相配实为中消火盛之佳品。药理研究也表明石膏与知母均有降血糖作用，若两药同用，则降糖作用更加明显。肺燥者加入天花粉、芦根等，火旺者还可酌加黄连、黄芩等苦寒之品，但应中病即止，防止苦寒太过，伤阴败胃。

滋养肺肾与清胃泻火是本病的主要治疗大法，临证必须根据阴虚与燥热的轻重主次，或以清胃泻火为先，或以滋养肺肾为主。

吴某 女，44岁。

病人病起年余，口渴欲饮，饮不解渴，日饮量达3000ml以上，消谷善饥，旋食旋饥，日主食量近1kg，小溲频多，形体日渐消瘦，舌苔黄燥，脉象弦数，查空腹血糖15.5mmol/L，尿糖（++++）。

辨证：肝肾阴伤，胃火内灼。

治法：清胃润肺为先，佐以养阴增液。

处方：

生石膏先煎，30g 知母10g 黄连3g 天花粉20g 芦根20g 生地黄15g 地骨皮15g 僵蚕10g 泽泻15g 麦冬10g 玄参10g

药进30剂，诸症有减，日饮量降为1000ml左右，进主食量控制在300~350g，小便量亦明显减少，疲乏无力，舌苔花剥。胃火渐清，转以养肺益肾为主，原方去生石膏、黄连，加玉竹10g、枸杞子10g、山药15g，再进10余剂，三消症状基本消退，尿糖降至（+）~（++），血糖控制在11.1mmol/L以内。

补脾土，助化源，气复津还

一般认为，消渴病的病位主要在肺、胃、肾，主要病理变化是阴虚燥热。然而，中焦脾虚在消渴病的发病中也占有重要的地位。脾主运化，为气血津液化生之源，脾胃虚弱，气血津液生化乏源，脾气不能散精上输于肺，肺津无以输布，则口渴多饮；脾虚不能为胃行其津液，燥热内盛，消杀水谷，则消谷善饥；脾虚不能转输水谷精微，水谷精微下流膀胱，则小便频多而味甘；水谷精微濡养肌肉，故形体日趋消瘦。《类证治裁·三消论》曾云："小水不臭反甜者，此脾气下脱，症最重。"证之临床，本病病程中也每见神疲气短、汗多、大便不实等脾虚之象。因此，健脾益气是本病必不可少的治法之一。

健脾益气以参苓白术散为宜，该方药物性味平和，温而不燥，补而不腻，既能益气健脾，又能升阳生津，常用药物如黄芪、白术、太子参、山药、薏苡仁、扁豆等，尤其是白术、山药为本病常用之良药。白术补气健脾，生津止渴，元代张洁古治消渴病的白术散就以白术为主药；山药味甘，性凉而润，轻补而不骤，微香而不燥，既能补气，又能养阴，对消渴病气阴两虚者尤宜。临床报道：白术、山药有一定的降糖作用。应注意的是健脾惟在摄气生津，只宜甘淡清养，升阳益气，不可过用苦燥之品。

刘某 男，58 岁。

病人消渴病起三载，三消症状虽不显著，但血糖高达 16.65mmol/L，尿糖（++++），西医已用胰岛素治疗，每日 20U。刻诊：口渴欲饮，小溲频多。消谷不著，形瘦体倦，大便溏薄，舌淡胖边有齿印，脉细缓。

辨证：中焦脾伤，脾精不摄。

治法：养脾益气，摄气生津。

方药：参苓白术散化裁：

太子参 15g　白术 15g　山药 15g　炒薏苡仁 15g　炒扁豆 12g　石斛 10g　麦冬 10g　天花粉 10g　乌梅 6g　僵蚕 10g　地骨皮 12g

药进 30 余剂，体倦、乏力显著好转，大便转实，停用胰岛素，上方续进，加服消渴丸 15 粒，每日 3 次，再进 2 个月，诸症进一步好转，尿糖降至（+），血糖降为 8.88mmol/L，原方略增损，继续巩固治疗。

温肾元，壮少火，蒸腾水气

消渴证以阴虚为多见，阳虚者也不乏其例，尤其是肾阳不足，命门火衰，不能蒸腾水气，从而引起上燥渴、下多溲诸症。因此，温补脾肾也是本病常用的治法之一。尤其是后期下消为主，小便量多，浑浊如膏，伴有腰膝酸软、形寒怕冷，舌淡白，脉沉细等阳虚之象者更为常用。

温补肾阳以金匮肾气丸为代表方，《金匮要略》曾云："男子消渴，小便反多，以饮一斗，小便一斗，肾气丸主之。"临床常用药物如熟附子、肉桂、仙茅、淫羊藿、巴戟天、补骨脂等，并加用菟丝子、覆盆子、桑螵蛸、益智仁等温肾固摄，生地、熟地、山萸肉、山药滋补肾阴，阴中求阳。病变至此，多属晚期之重症，常见于年老阳虚之辈，必须审慎施治，切不可以常法而投以寒凉之味，否则阳尽阴竭，死期至矣。另外，即使以阴虚为主，肾阳虚损不著者，亦要稍佐温肾之品，以壮助少火，蒸腾水气。

张某 男，69 岁。

年近古稀，肾元亏虚，阳不化气，水不蒸腾，小便频数，饮一溲一，浑浊如膏，面色黧黑，腰膝酸软，形寒肢冷，舌苔白滑，脉象沉细。查空腹血糖 12.77mmol/L。

治法：温补肾阳，引火归原。

方药：肾气丸化裁：

熟附子 3g　上肉桂 后下，3g　山药 12g　枸杞子 10g　泽泻 12g　茯苓 12g　淫羊藿 10g　菟丝子 10g　补骨脂 10g　五味子 3g　山萸肉 10g

药进 50 剂，诸症减轻，小溲减少，血糖降为 9.44mmol/L，后改为丸剂续服，病情稳定。

化瘀滞，通脉道，血活津生

消渴病在其病程中，还每有瘀血的病理改变，因津血同源，互为资生转化，阴虚者血必不足，而燥热又可消烁津液，耗伤阴血，使阴血更加亏虚，而阴血亏虚则脉道不充，而致血行不畅，瘀血内停。另外，阴虚津亏可伤及阳气，形成气阴两虚或阴阳两虚，阳气虚弱，鼓动无力，亦可致瘀血内停。瘀阻气滞，则津液难以输布而使消渴更甚。在临床上本病也常见到舌下静脉怒张，舌有瘀斑、瘀点、肢体麻木疼痛，妇女月经不调等血瘀征象，结合西医学检查也常见甲皱微循环障碍、血液流变学异常等血瘀指征。治疗时必须采用活血化瘀的方法，常用药物如桃仁、红花、丹参、当归、鬼箭羽、赤芍等。血行津布则燥热可解，瘀化气畅则阴液自生。据报道鬼箭羽的提取物草酰乙酸钠能刺激胰岛 B 细胞增生，促进胰岛素的分泌，从而起到降低血糖的作用。需要指出的是瘀血只是本病的兼症，是病变过程中的病理产物，因而，不能单纯使用活血化瘀之法，而应该与其他诸法，如养阴、清热、健脾、温肾等法结合同用，以求治本。

创验方，降血糖，结合辨病

糖尿病的辨证治疗固然很重要，然而，单纯辨证有时收效并不十分理想，特别是对降低血糖、尿糖不够满意，如能结合辨病治疗，选用一些有降糖作用的药物，往往能明显提高疗效。根据古今文献记载，结合自己多年的临床摸索，自拟降糖验方"二地苦青汤"以辨病治疗。药用：

地锦草　地骨皮　苦参　青黛　僵蚕　泽泻

方中地锦草清热解毒，活血通脉；地骨皮味甘寒，能清热生津，善治消渴饮水不止，《本经》谓其能"主五内邪气，热中消渴"；苦参性味苦寒，《本草衍义补遗》言其能"峻补阴气"，《别录》记载能"止渴"。据报道，青黛、泽泻、僵蚕等药物均有一定的降糖作用。曾用该方为主结合辨证加减治疗 20 例糖尿病病人，结果表明，既能改善临床症状，又能降低血糖、尿糖。

在临床上选用降糖药物也不能离开辨证，而应该在辨证的基础上选用，如地骨皮对上消口渴饮水较盛者为宜，地锦草适用于本病并发痈疽疮疖者。另外，许多用于辨证治疗的药物也有一定的降糖作用，如补气健脾的白术、山药，润燥生津的天花粉，滋补肺肾的枸杞子、生地黄、麦冬、黄精、玉竹等，若注意辨证与辨病结合治疗，则疗效更佳。

陈某 男，47 岁。

病人有糖尿病史年余，轻度口干，胃纳较旺，小溲频多，余无明显不适，查空腹血糖 13.88mmol/L。

治法：养肺胃，益肝肾，再参验方降糖之品。

处方：

北沙参 10g　麦冬 10g　天花粉 15g　生地黄 15g　枸杞子 10g　地骨皮 15g　地锦草 15g　青黛冲服, 6g　苦参 15g　僵蚕 10g　泽泻 15g　鬼箭羽 15g

守上方服用半年余，结合饮食控制，血糖降为 7.21mmol/L，临床症状基本消失。

变证多，随机治，灵活变通

糖尿病的并发症很多，诸如冠状动脉硬化、脑血栓形成、肾小球硬化、视网膜病变、白内障、周围神经炎、皮肤化脓感染、尿路感染、肺结核等。

冠心病属中医学胸痹范畴，其形成是由于消渴病变肺脾肾虚，痰浊内生，瘀血阻滞，胸阳痹阻所致。治疗宜化痰祛瘀，通阳散结。药如瓜蒌皮、薤白、半夏、丹参、红花、郁金等，同时佐以益气养阴之品，如玉竹、太子参等，不可过用香燥理气通瘀之品。

脑血栓形成、半身不遂者，以补气行瘀为主，补阳还五汤为首选方。

合并肾小球硬化者，每见浮肿、蛋白尿等，多属脾肾亏虚、气不化火、精微下泄所致。治疗应健脾温肾。常用药物如黄芪、白术、茯苓、山药、淫羊藿、仙茅、芡实、金樱子等。

并发视网膜病变、白内障者，主要是由于肾水不足、水不涵木、精血不能上承所致。治疗以杞菊地黄丸、石斛夜光丸等滋养肝肾。

并发周围神经炎，主要是由于阴血亏虚、肢体失养所致。可选用黄芪桂枝五物汤化裁，药如黄芪、当归、白芍、桂枝、豨莶草、鸡血藤、威灵仙等养血活血、祛风通络。

并发痈疽疮疖等皮肤化脓感染，应以补气托毒为主，药如黄芪、银花、连翘、蒲公英、赤芍、地锦草等。

并发尿路感染者，在清利湿热的同时，要重视健脾益肾，培本治疗，可选用知柏地黄丸加减。

合并肺结核者，可用麦门冬汤、地骨皮饮，既能补肺抗痨，又能降糖除消。

芮某 女，56 岁。

有糖尿病史 10 余年，经中西医结合治疗，病情基本稳定，三消症状不著，仅时有口干，空腹血糖控制在 9.99mmol/L 左右。但近年来，肢体麻木疼痛逐渐加重，以上肢为著。

治法：养血活血，祛风通络。

处方：

黄芪 15g　桂枝 5g　白芍 10g　当归 10g　鸡血藤 15g　豨莶草 15g　防风 10g　防己 10g　秦艽 10g　苦参 15g　青黛冲服，6g　泽泻 15g　地锦草 15g

上方进服 20 余剂，肢体疼痛消失，麻木减轻，原方去防风、防己、秦艽，加麦冬 10g。再进 30 余剂，肢体麻木、疼痛均消失，血糖降为 8.33mmol/L。

（汪悦　整理）

时振声

三消需同理，正虚治肾为主
血痹循经治，浊聚标本兼顾

时振声（1930~1997），中国中医科学院西苑医院主任医师

三消同治以肾为本

消渴的基本病机，一般认为是阴津亏损，燥热内生，其病位有肺、脾（胃）、肾三脏之不同。如肺主气为水之上源，肺受燥热，则不能布津而口渴多饮；脾胃主纳谷、运化，脾胃受燥热，则胃火炽盛而多食善饥，脾胃阴虚亦口渴多饮，脾虚不能运化则水谷精微下泄而小便味甜，水谷精微不能濡养肌肉，故日渐消瘦；肾主藏精，肾阴不足，阴虚火旺，上灼肺胃加重燥热，下则开阖失司而固摄无权，以致尿多或浑浊如脂膏。一般在临床三消的症状往往同时并见，因此在治疗上应当三消同治，即在以某一脏用药为主的基础上，同时兼顾上、中、下三焦。但必须以肾为本，而以肾为本又须注意是肾阴不足或阴虚及气，还是肾气虚衰或气损及阴，或是阴阳俱虚。治疗当阴中求阳或阳中求阴，务必使阴阳协调，以平为期。

陈某 男，51岁。1985年2月7日以糖尿病入院。

病人半年前因出差劳累，又因天热感受暑热之邪，日食西瓜 5kg

余仍不解渴，多尿，乏力，且随后烦渴益甚，日饮水达 7.5kg 以上，体重锐减 5kg，空腹血糖 16.98mmol/L，尿糖（++++），尿酮体（+），曾用胰岛素及口服盐酸苯乙双胍、消渴丸治疗，效不满意。入院时仍口渴多饮，日饮水 2500~3000ml 而渴仍不解，主食限量在每日 250g。视物模糊，大便干燥，寐差多梦，神疲乏力，消瘦，舌暗红，舌苔薄微腻，脉洪数，沉取无力。检查空腹血糖 9.1mmol/L，总胆固醇 5.83mmol/L，尿糖（-），酮体（-）。前医以养阴清热、清肺益胃、健脾固肾等立法，用白虎加人参汤合益胃汤加味，停用一切西药，服 7 剂，症状改善不显，遂邀会诊。余认为主症烦渴多饮，但病人尚有口苦口黏，前投方药不效者，可能未注意到尚夹有湿热，乃于养阴清热、清肺益胃之中，酌加苦寒清肃之品。处方：

生地 30g　玄参 30g　沙参 30g　天花粉 30g　黄芪 30g　山药 30g　黄连 10g　黄芩 10g　苍术 10g　玉竹 15g　知母 12g　天冬 12g　麦冬 12g　甘草 6g

进药 5 剂，多饮锐减，日饮水量降至 1000~1500ml，口苦口黏减轻，大便已正常，续进 7 剂，烦渴、多饮、多尿已基本控制，日饮水量 500ml 左右，尿量 1200~1500ml，夜寐尚可。再进 12 剂，乏力明显减轻，夜得安眠，饮水正常，惟血糖 10.32mmol/L，总胆固醇 8.73mmol/L，前方以治肺胃为主，症状明显改善，今脉象偏虚兼弦，舌体稍大而有齿痕，舌质暗红，苔微薄腻有裂纹，气阴两虚毕露，应从肾治，以固其本。拟滋养肾阴为主，佐以益气固涩，方用参芪地黄汤加减。处方：

太子参 30g　生黄芪 30g　生地 30g　玄参 30g　金樱子 30g　山药 15g　山萸肉 15g　芡实 15g　泽泻 15g　茯苓 15g　苍术 10g　黄连 6g

以上方为基础随症加减，腰痛者加菟丝子、沙苑子、鹿角胶，饥饿感强者加生石膏、知母、天花粉，并佐生龙骨、生牡蛎与五倍子，服 40 余剂，血糖稳定在 5.55mmol/L 左右，总胆固醇 3.96mmol/L，尿糖（–），诸恙悉平，遂于 4 月 20 日出院。

本例有典型的多饮多尿，养阴清热，清肃肺胃，病无进退，主要是因热中夹湿，故在处方中加芩连而去党参，苦寒燥湿，拨动机窍，病势顿挫，症状明显改善，后以滋肾益气治本，肾水足则上润肺胃，其火自平；脾肾气旺则三焦、膀胱之气化畅达，开阖正常，因而客观检查亦恢复正常。

消渴血痹，循经辨治

糖尿病合并多发性神经炎，古代文献中并无记载，根据多发性神经炎有肌肤麻木及疼痛表现，似可从中医的"血痹"中求治。《金匮要略》有："血痹病从何得之？师曰：夫尊荣人，内弱肌肤盛，重因疲劳，汗出，卧不时动摇，加被微风，遂得之。"指出尊荣人易患，多因疲劳汗出受风所致。其病机是阴阳俱微，肌肤营卫不足，卫气出下焦，肾气不足则卫气亦虚，气虚而血滞，血滞则营虚，故身体不仁如风痹状。《诸病源候论》指出风痹的临床表现是肌肉顽厚或疼痛，可知血痹之如风痹状则多有疼痛。

陆某 男，52 岁。1984 年 10 月 24 日住院。

病人 4 年前曾有多食易饥、口渴欲饮 1 月余，未予重视。1983 年 7 月因工作劳累曾出现少腹针刺样疼痛及两下肢闪电样疼痛，放射至足踇趾内侧，夜间疼痛较剧。西药治疗后症状逐渐消失。1984 年 2 月又因工作劳累，再度出现少腹针刺样疼痛，并伴有腰背、胸胁、大腿内侧麻木及疼痛，时有胸胁紧束感，仍按前法治疗不效，加服中药，以补肾活血诸法治疗仍无效，并出现眼底出血，乃赴北京治疗。曾在某医院用盐酸苯乙双胍、格列本脲、盐酸布桂嗪，甚至注射盐酸哌替啶，症仍未减，遂来我院。

现症：全身乏力，畏寒肢冷，腰背、胸胁、少腹针刺样疼痛，大腿前侧及内侧疼痛，并放射至两足踇趾内侧，夜间仍有闪电样剧痛，口干喜饮，大便偏干，小便余沥不尽，睡眠欠安，舌质红，稍胖有齿痕，脉弦细。

中医辨证分析：病人年过半百，阳气渐衰，加之工作繁劳，暗耗气阴，肾气失固，肾阴亦亏，平素性情急躁。五志化火，又嗜酒肉，中焦蕴湿化热，胃中有热，故消谷善饥；热烁胃阴，故渴欲饮水，大便反干；肾气失固，故小便反多；气生于精，阴虚则气亦亏。故病本在肾，证属气阴两虚。此次发病因过度劳累引起，劳则气耗，气虚则血行涩滞，痹于肌肤，故麻木、疼痛因之而生。疼痛在腰背、胸胁、少腹、大腿前侧与内侧，属足太阳膀胱经、足厥阴肝经、足太阴脾经、足少阴肾经、足阳明胃经的经络循行部位，因此本病辨证是：原发在肾，波及肝脾（胃），气阴两虚，挟有瘀血。

治疗经过：第一阶段（10月24日至11月20日）以益气健脾、滋养肝肾、活血通络为治。处方：

党参 30g　黄芪 30g　天花粉 30g　白芍 30g　桑枝 30g　鸡血藤 30g　生地 15g　熟地 15g　山萸肉 10g　山药 10g　木瓜 10g　川芎 10g　五味子 10g　麦冬 12g　炙甘草 6g

症见畏寒肢冷者加制附片 15g、淫羊藿 15g、桂枝 10g。治疗结果：畏寒肢冷消失，腰脊、少腹、大腿疼痛减轻，全身乏力明显好转，但仍时见胸部紧束感，大便仍干。

第二阶段（11月21日至25日），以疏肝活血、健脾益气、滋养肾阴为治。处方：

柴胡 10g　陈皮 10g　木瓜 10g　苍术 10g　山药 10g　赤芍 15g　白芍 15g　茯苓 15g　玄参 15g　党参 30g　黄芪 30g　天花粉 30g　丹参 30g

肉苁蓉 30g　炙甘草 6g

治疗结果：胸胁紧束感消失，背部正中线至会阴部出现疼痛，踇趾内侧仍痛，口干饮水较前略多，大便已调。

第三阶段（11月26日至12月14日），以滋养肝肾、益气温肾、疏肝活血为治。处方：

党参 30g　黄芪 30g　丹参 30g　天花粉 30g　全当归 10g　苍术 10g　木瓜 10g　鹿角胶烊化, 10g　狗脊 10g　白术 10g　柴胡 10g　赤芍 15g　白芍 15g　生地 15g　茯苓 15g　泽泻 5g　砂仁 6g　蔻仁 6g

治疗结果：腰背、胸胁、少腹及两下肢、踇趾内侧疼痛均消失，活动量多亦不感疲乏，查血糖 5.83mmol/L，尿糖（－），临床效果满意，于1984年12月14日出院。

本例在治疗上除按原发在肾、气阴两虚治其本外，还要治疗继发的肝、脾、胃、膀胱、督脉诸经症状，继发的麻木、疼痛虽然都是肌表营卫失和引起，但各经循行部位不同，药性又有归经的属性不同，故各经用药均不一致。根据本例的治疗体会，足厥阴肝经用药：柴胡、赤芍、木瓜、山萸肉、丹参、鸡血藤、川芎、桑枝、当归。足太阴脾经及足阳明胃经用药：党参、黄芪、苍术、山药、天花粉、麦冬、甘草。足少阴肾经及足太阳膀胱经用药：生地、熟地、五味子、玄参、肉苁蓉、淫羊藿、制附片、桂枝、茯苓、泽泻。督脉用药：鹿角胶。根据以下循经用药，不仅对多发性神经炎有一定疗效，对糖尿病也有很好效果，值得进一步探讨。

消渴浊聚，标本兼顾

糖尿病肾病是糖尿病的严重并发症，主要是糖尿病性肾小球硬化，开始可以是间歇性蛋白尿，以后逐渐加重变为持续性蛋白尿，由于病情继续恶化，肾功能受损，可以发展为慢性肾功能衰竭，死于尿毒症。从中医病机分析，由于消渴病本于肾，日久肾阴肾阳俱虚，精气亏损，不能分清泌浊，以致浊聚内阻，壅滞三焦，气机不得升降，严重者即关格之病。《沈氏尊生书》谓："关格，即内经三焦约病也。约者不行之谓，谓三焦之气不得通行也。惟三焦之气不行，故上而吐逆曰格，下而不得大小便曰关。"消渴出现浊聚，本虚标实，自应标本同治。

范某 女，58 岁。

患糖尿病 10 余年，近 1 年来腰痛，下肢轻度浮肿，未做检查。近 1 个月来浮肿加重，腰背怕冷，大便偏溏，纳差恶心。于 1988 年 11 月 15 日来我院门诊，检查：血糖 12.21mmol/L，尿素氮 13.56mmol/L，肌酐 221μmol/L，尿糖（+++），尿蛋白（++++），红细胞 0~1/HP，颗粒管型 0~1/HP。诊为糖尿病肾病伴肾功能不全。

中医辨证：脉沉小，舌体胖大，质淡润有齿痕，腰背、下肢寒凉，下肢浮肿明显，纳差，便溏，乃脾肾阳虚水湿内停，恶心欲呕为湿浊之邪上扰脾胃。

治法：温阳利水以化湿浊。

方药：真武汤合附子汤加味：

制附片 15g 党参 30g 苍术 10g 白术 10g 干姜 6g 茯苓 30g 白芍 15g 狗脊 15g 川牛膝 10g 车前子包煎，30g 桂枝 10g 砂仁 10g 生地 10g 防己 30g

服药 14 剂后来诊，已无恶心、便溏，下肢浮肿见减，仍有畏寒肢凉，脉现沉细，舌体胖大减轻，质稍暗红，有齿痕，改用济生肾气汤加味。

附片 15g 肉桂 10g 生地 10g 苍术 10g 白术 10g 山药 10g 黄芪 15g 茯苓 30g 泽泻 15g 川牛膝 10g 车前子包煎，30g

1989 年 1 月 17 日复查，尿素氮 5.32mmol/L，肌酐 170.6μmol/L，血糖 9.91mmol/L，尿蛋白（+++），尿糖（++）。继续以气阴两补方剂调理之。

本例消渴 10 余年，肾气大损，以致肾失封藏，亦失分清泌浊之能，蛋白精微物质下泄；肾病及脾，以致脾虚不能运化水湿，肾虚不能化气，所以水湿内停，湿浊内聚。水湿内停而下肢浮肿，湿浊内聚上干脾胃而泛恶。水湿、湿浊皆属阴邪，阴邪弥漫，湿困脾肾，阳虚益甚，故宜温阳利水以化湿浊。真武汤合附子温补脾肾兼以利水，使脾肾阳气恢复，尿量增多，水肿减轻，湿浊亦随之下注，不再上干脾胃而呕恶自消，脾阳得振则下利自止。二诊舌质稍见转红，原有阴虚之征欲显，故改用济生肾气汤，阴阳兼顾佐以利水，终于下肢浮肿全消。三诊气阴两虚征象显露，故气阴双补以善其后，复查肾功能，肌酐及尿素氮均见下降，痰浊内聚现象得以缓解。本例尚属一轻证，通过温阳利水，标本兼顾，很快即可控制病情。重证湿浊化毒，尿毒上泛而口中尿臭，呕恶不止，自当于扶正之中佐以大黄泄毒，方可使病情减轻。

查玉明

三消辨证难窥全貌，湿郁络阻气阴两伤

查玉明（1918~　），辽宁中医药大学附属第二医院主任医师

古之三消辨证方法，延用已久，通过医疗实践，从客观实际出发，感到三消辨证不甚明确。如：本病之始，三多症状往往同时并见，但三消症状又不能截然分开，临床很少见纯饥饿而不渴，或单纯口渴而尿正常者，因此，三消症状辨证，界线难分，是其一；若病久不愈，气血两耗，正气已衰，不但三多症状不明显，反见形寒，动则虚汗，甚则浮肿，气弱少神，一派虚衰证候，本证不见三多症状，又无三消症状可辨，何谈三消辨证？是其二；亦有病例，本无三消症状可察，但病之始，阴痒反复发作，尿道灼热，口干不欲饮，形体略胖的湿证表现，去妇科就医，经检查血糖增高，方知已患糖尿病，此种病例亦不少见，所以三消辨证，不尽其全，是其三；本病后期，气血衰惫，精气被夺，阴阳俱损，最终导致多种并发症，又无三多症状为依据，如何三消辨证，是其四。因此，三消辨证方法尚感笼统，不能适应糖尿病辨证的全貌，认识来源于实践，消渴病在发展过程中，不同阶段表现不同的证候，其变化规律，由实转虚的演变，形成辨证的依据。总结为五个证候，辨治消渴，尚属应手。

燥　热　证

除血糖增高外，表现为三多症状明显，其病理：阳明燥化，燥热内燔，伤阴损液，津营枯涸，胃燥火炽则消谷，肺燥灼津则消渴，肾燥阴损，开阖失度，则多溲。

热者寒之，用辛寒清热、甘寒生津的白虎汤，意在去其亢盛之火，使津液自生。

根据"瘅热焦渴"，瘅为热邪，经云："壮火食气"，热淫于内，真阴内乏，热伤元气，非白虎莫属，务必加人参（西洋参为佳）固正阳，益气阴，白虎去阳邪，邪重非其力不举，火去则津回，消渴自止。

白虎汤方内粳米调护胃气，不致因其寒而伤胃，余常以山药代替更佳（仿张寿甫法），山药取其既能补气，又能养阴，配以苦寒胜热，甘苦化阴以救肾水的大补阴丸。取其泄热养阴、滋阴降火，保存津液也，朱丹溪立方原意，倡导"阳常有余，阴常不足"而制定的，两方配合一去其火，一填其水，泄火养阴并举，得心应手，佐以甘寒养阴，麦门冬味苦咸寒启发肾水之玄参，配加滋养胃肾之阴、生津止渴的玉竹、天花粉，对三多症状明显者，收效甚捷。

湿　郁

一、湿热证

除血糖增高外，表现为形体多胖，阴痒明显，反复发作，小便灼热，口干不欲饮，兼有肢节酸痛，大便溏薄（血脂升高者）。其病理：太阴湿化，湿郁久则为热，热蒸更为湿，湿热互结。湿热下注则阴痒，湿留关节则酸痛。

以清热化湿养阴之甘露饮加减。意在折热而祛湿，养阴以清热，方内黄芩、茵陈之苦寒，泄肺火，导湿热下行；二冬、二地之甘，养阴以清热（降糖作用）；石斛、甘草之甘淡，养胃生津，滋阴除热。佐栀子、胆草通泄三焦之火，除下焦湿热。伍黄连、天花粉意在清热解毒，控制感染，使湿热浊脂得除，多奏良效。

二、湿寒证

除血糖增高外，表现为形盛气虚，中满腹胀，大便稀溏，食少纳减，倦怠乏力，气弱神疲，形寒怕冷，舌淡少津。其病理：脾阳素虚，饥饱失时，损伤脾气，升降失调，湿从内生，易于寒化，湿寒互结。

湿得温则化，得阳则宣。当补其气，除其湿，行其滞，调其气，取平淡中和温养之剂，效果满意，采用参苓白术散加减。

四君子甘温益气扶正，山药益脾阴，固肾精，气阴兼顾；莲肉健脾益气生津；砂仁、陈皮调气行滞；佐黄芪补中益气，升阳止渴；佩兰化湿和胃，宣化湿浊；鸡内金消食助化源，气复津回，多收良效。

气阴两虚证

除血糖增高外，三多症状不明显，消瘦乏力，动则虚汗，下肢酸软，咽干气弱，少神，尿多频。其病理：久病致虚，热伤气阴，由实转虚，正不胜邪。

虚者补之。采用酸甘化阴之生脉散，益气养阴以敛汗。配合增强五脏功能之四君子汤，取其扶正，以益气血生化之源。佐以益气力、补不足之黄芪、菟丝子。伍以甘寒补水滋阴的枸杞、生地（降糖），补肝肾以复真阴亏损，全方起到扶正起衰之效。

瘀阻脉络证

除血糖增高外，兼有血液流变学异常者，表现为肢麻酸痛，或肢端溃破，舌质绛暗，舌下络脉（静脉）色青紫，或瘀点、瘀斑，动作迟缓，血瘀征象明显，多并发心、脑血管病及神经炎。《素问·痹论》："病久入深，营卫之行涩。"久病入络，病久致瘀，气虚则血滞，气滞则血瘀，血行不畅，脉络失养，则肢端麻痛。

从瘀论治，瘀者消之之法，在消渴辨证的同时，务必佐以活血化瘀药，当结合运用。由于发病部位不同，选方因证而异。

一、心胸痹痛（心血管病）

采用血府逐瘀汤加减。促进血液畅通，瘀滞不积。佐以丹参，功同四物，通利血脉，善破宿血，专生新血。伍以葛根，鼓舞胃气，解渴生津（降糖作用）。

二、中风征兆（脑血管病）

采用补阳还五汤治之。临床验证，疗效尤著。佐天麻、全蝎，配加丹参、葛根，使气行血活，血脉通达，脉络得养，增强恢复肌肉、神经功能，具有较好的疗效。

三、肢端麻木（末梢神经炎）

采用桃红四物汤为主。化瘀和血，逐瘀行滞，益气通脉，促进血运，使经络畅通。佐桂枝、细辛温经止痛；伍西洋参、天花粉补气益血，生津润燥；配加鸡血藤、钩藤舒筋活络（扩张末梢血管）。

阴阳虚衰证

除血糖增高外，面足浮肿，形寒肢冷，腰膝酸软（肾炎），精脱则耳聋，气脱则目不明（白内障、视网膜病变），面色晦滞，舌质绛暗，舌下络脉色紫，可见多种并发症或酸中毒。其病理：本病后期，失于调治，病变深化，由实转虚，阴损于前，阳衰于后，气血衰惫，精气被夺，形成虚损重症。

从肝肾论治，损者益之，采取温养苦泄、益阳和阴之二仙汤，助阳生阴；知柏滋阴，当归养血，巴戟温补肝肾，使肝肾得养，阳虚自复，配合六味地黄汤，滋补肝肾，使真阴亏损得以改善，佐黄芪补气，以益诸虚不足之证；怀牛膝强腰膝，益下元，使精充而骨髓健；红花化瘀和血，畅通经络，全方补阳益阴，寓有阳能生阴之理。

消渴之病，肝肾阴虚是其本（各种因素化火伤阴，肝肾同病），肺胃燥热是其标（初期多见肺胃证候）；湿热湿寒是其化（太阴湿化，郁久化热；脾阳虚衰，湿寒内生）；气阴两虚是其常（由实转虚演变规律），瘀阻脉络是其变（久病入络致瘀深化发展）；火、湿、浊、瘀是其因（燥热化火，湿郁化浊，久病致瘀），阴阳衰竭是其果（后期精气被夺，多种并发症）。

随证加减：大便燥结，倍加当归、火麻仁养血润肠；肢端麻木（神经炎）加红花、细辛温经止痛；尿道灼热阴痒（尿路感染）加龙胆草、黄连利湿清热；大便稀溏加山药、莲肉助脾益气；腹胀加川楝子、大腹皮降气行滞；疖肿疮疡加黄连、蒲公英清热解毒；口渴甚加葛根、生石膏鼓舞胃气，生津止渴；皮肤燥痒加夜交藤、蝉蜕润燥止痒；目昏不明（白内障）加决明子、沙苑养阴明目；消瘦加菟丝子补不足，肥健肌肉；胃浊呕逆（酮中毒）加芦根降逆止呕，佩兰宣化湿浊；浊脂内蕴（高脂血症）加山楂化积散瘀，槐花清泄营血之热。

由于病因复杂，病有新久，证有虚实，症情各异，一病多证，因此，某一方法，某一方剂，某一味药都不能包揽通治本病的始终，俗话说："一把钥匙开一把锁。"不应拘于基本方，必须审证求因，据证施方，方能收效。

在消渴病变中，始终存在气血瘀滞证，如：阴虚内热，耗伤营血，血行涩滞，阴虚致瘀；气血鼓动无力，血行不畅，气虚致瘀；湿郁内蕴，血液黏稠，血瘀内阻，湿浊致瘀；阳虚寒凝致瘀；以及失治用药不当，拖延治疗或误治，长期滥用降糖药，皆能导致气血瘀滞证。

临床见证除阴虚、燥热等证候外，湿郁导致消渴，不可忽视。提示消渴勿忘化湿。《素问·奇病论》载："肥者令人内热，甘者令人中满，故气上溢，转为消渴"之明训。重申"人有病口甘者，脾气上溢也，名曰脾瘅"，进而说明甜是脾瘅的主要病状。又云"脾瘅之疾者，转为消渴"，确凿无疑。明确指出：嗜食肥甘美味，营养摄取过剩，脾热则口甜，脾伤则湿郁（湿从内生），积湿蕴热，湿热互结，为诱发消渴原因之一（多见血脂增高者）。饮食不节，则伤脾阳，中州失运，升降失调，聚湿生痰，湿邪内蕴，脾恶湿，易从寒化，形成湿寒证，诱发消渴亦不少见。

精是气之本，气乃精之所化。精气来源于脾，若脾气虚，精微不化，气血乏源，阳气衰微，统摄无力，肾不固摄，精脂下泄，随小溲排出（糖）则多尿。湿郁为病，从脾论治，尤为重要。

陈亦人

莫道消渴皆燥热，治需辨证化瘀血

陈亦人（1924~2004），南京中医药大学教授

糖尿病属中医消渴之证，为临床常见病、多发病，多发于中老年。是病中医早有所载，自《内经》以降，多崇辨证论治，每多获效。然于金元，河间学派力主阴虚燥热说，如其多次批评"腰肾虚冷"而用燥热之谬，"岂可以燥热毒药助其强阳而伐衰阴乎？"张子和更直接地批评肾气丸治消渴之法："以八味丸治消渴，水未能生而反助火也。"这种治疗上的偏执性，至清代温病学说的鼎盛，愈演愈烈，以至医者论治消渴，多重于阴虚液涸、火热炽盛之说，如邹滋九在《临证指南医案·三消》按中说："三消一证，虽有上中下之分，其实不越阴亏阳亢，津涸热淫而已。"此类观点，对后世影响颇深，终成偏执阴虚燥热论治消渴之流弊。近代诸多医籍和教材，在论及消渴证时，也多执阴虚燥热之说，据肺燥、胃热、肾虚之不同情况，分别采用清热润肺、清胃养阴、滋阴补肾等，将治法囿于滋阴泻火之一途，诚失于妥切。

若深究消渴病机，除阴虚火旺之外，尚有气虚、阳虚等不同病机。盖燥为火热之属，最易伤气，所谓"壮火食气"者是也。中气不足，转输失常，津液不布，燥邪更甚。肺气不足，宣发停滞，津滞不润，则口干舌燥。临床中发现，多数消渴病人，虽屡投滋阴降火之品，而疗效不彰，甚或愈治愈烈。细审之，虽有口渴舌红少津，反多

舌淡齿痕，此为阳虚所致。阳虚不化，水趋于下，故小便清长。津不蒸腾，空窍失润，则口渴喜饮。肾关不固，则精微外泄，故多食易饥。而标实方面，亦非纯火，瘀血为患亦十分普遍。盖燥热愈甚则阴愈虚，阴愈虚则燥热愈甚，耗津灼液，血液变浓，行滞不前，留而为瘀。阴损及阳，阳虚生寒，寒凝血脉，则为瘀血。气为血帅，气行血行，气虚推血无力，血滞不前，亦为血瘀。加之临床上糖尿病病人病程较长，有的长达数十年。部分无症状病人，病程更难估计，因始终无症状，直至脑血管或心脏严重并发症在临终前不久才被发现患有糖尿病者，多有久病入络之机内伏。现代研究报道，糖尿病病人全血黏度和血浆黏度升高，红细胞聚集性增强、变形能力降低等。且其常见的并发症如动脉硬化、中风偏瘫、冠心病、高血压、视网膜病变等等，莫不与瘀血密切相关。因此，糖尿病病人普遍存在着瘀血内停之机。在治疗上，不可偏执滋阴泻火，应据证立法，辅以活血化瘀，疗效方高。兹举例说明之。

郑某　男，64 岁。1996 年 1 月 28 日初诊。

病人被确诊为糖尿病 4 年余。4 年来，一直口服西药降糖药，但尿糖、血糖仍未能得以控制。近来，小便排出不利，又被西医诊为"前列腺增生"，服药乏效，而来求诊。现症：口干喜饮，饥饿多食，小便量多、排出困难、分叉，舌红少津，舌边背部有瘀斑，苔黄糙，脉沉。查尿糖（++），血糖 8.9mmol/L。

辨证：瘀血内积，肺热壅盛。

治法：化瘀消积，补肺清热。

方药：桂枝茯苓丸加减：

云茯苓 15g　桃仁泥 10g　粉丹皮 10g　嫩桂枝 3g　川黄柏 6g　重楼片 15g　生黄芪 15g　肥知母 10g　炙紫菀 15g　生川军 3g

水煎服，14 剂。

4月1日复诊：药后大便稀，小便分叉略有改善，苔脉如前，仍守原法，原方去川军，加山栀 10g、生地 15g，水煎服。是方共服 35 剂，其间有耳鸣，故加入天麻、杞子、牡蛎等，并嘱逐渐减西药用量。

5月27日诊：近来发现皮肤脱屑颇多，足底大块脱皮，此皮下微循环障碍所致，改用化瘀通阳之法，处方：

金银花 15g　蒲公英 15g　杭白芍 15g　生甘草 6g　茺蔚子 10g　马鞭草 10g　凌霄花 10g　桃仁泥 10g　葛根 10g　生地 15g　黄芪 6g

水煎服。

此方共服 28 剂，其间停服西药，血糖恢复正常，诸症消失。6月24日来诊，已连续复查血糖均在正常范围，药尽求诊。据证嘱其再服上方 7 剂，以巩固疗效。

王某　男，56 岁，1987 年 7 月初诊。

病人有糖尿病 10 余年，屡治乏效，特从老家赶来就诊。现症：口干而渴，饮水不止，小便量多，色黄，多食易饥，形体中等，舌红少津，苔薄而黄，脉沉。辨证：阴津亏虚，瘀血停滞。治法：酸甘益阴，升清化瘀。处方：

细生地 30g　天花粉 20g　杭白芍 15g　生甘草 6g　乌梅肉 6g　潞党参 12g　粉葛根 15g　五灵脂 10g　草红花 10g

水煎服，每日 1 剂。

1991 年 11 月 19 日其子来诊告知，病人连服上方 30 余剂，诸症消失，尿糖、血糖均恢复正常，遂告痊愈。

其子今年亦患糖尿病，屡进滋阴生津、清热之品未效，自己改服上方 30 余剂，血糖降低，尿糖由（++++）减为（+++），今特来诊。

现症：口渴喜饮，易饥尿多，双小腿发酸，舌红少苔，脉沉。

上方加二妙散化裁：去花粉、乌梅、党参，加炒苍术 6g、炒川柏

6g、忍冬藤 15g、川木瓜 10g、桃仁 10g，水煎服。

1992 年 5 月 2 日，其子因诊他病告知，上方服 20 余剂后病愈，迄今未发。

以上两案在诊治过程中，均重视活血化瘀，但据病人的不同情况，配伍不同，各有侧重。郑某一案病程较久，且伴有前列腺增生，舌质有瘀斑等瘀血见症，故初诊以桂枝茯苓丸活血化瘀，通经消症。药进 30 余剂，诸症改善，但又见皮肤脱屑、足下脱皮之象，故改用化瘀通阳之法。由于该方活血通阳而不具燥性，寓通于滋，活血解毒，是以药服效佳，终收全功。王某一案则口干而渴、舌红少津、苔黄等一派燥热之象，故以酸甘益阴、升清化瘀之法处方用药。连进 30 余剂诸症消失，遂告痊愈。可喜者，其子亦患是疾，久治乏效，而主动服用 30 余剂，亦有效验，可见上方对糖尿病效果的普遍适应性。但其子与其父病情又略有不同，因其子体质较壮，病机偏下，以下焦湿热为著，故去花粉、乌梅、党参，转以主攻下焦湿热。加入二妙散，以清利下焦湿热之结，且苍术转脾之机颇效，足以抵党参之功。药进 20 余剂，终获痊愈。

如上可知，糖尿病并非皆属燥热，治疗亦非单纯滋阴降火，瘀血为患亦属常见。故治疗该病应在辨证论治的前提下，增入化瘀之品，若瘀血指征明显时，主用活血化瘀，此不仅对本病有良好疗效，而且对心脑血管及其他系统的并发症，均有较好的防治作用。

（张喜奎　整理）

朱进忠

偏执燥热阴伤，难免胶柱鼓瑟

朱进忠（1933~2006），山西省中医药研究院主任医师

消渴，《内经》根据其不同的病位和表现称为消渴、消瘅、肺消、膈消、消中。《金匮要略》统名为消渴，提出：其肺胃热甚者治宜白虎加人参汤，肾气不足者治宜肾气丸，膀胱蓄水津不上潮者治宜五苓散，水热互结、阴液耗伤者治宜猪苓汤，寒热夹杂、肝阴不足者宜乌梅丸，津液不敛而难上潮者治宜文蛤散，水气内停、下寒上燥者治宜瓜蒌瞿麦丸。后世很多医家多认为其非杂病之消渴。《外台秘要》分消渴病有尿甜与不甜者。《河间六书》将消渴病分为三消，云："消渴之疾，三焦受病也，有上消、中消、肾消。"其后的很多医家多宗其说。近世很多医家因受西医糖尿病、尿崩症就是中医消渴病的影响，力倡无论上、中、下三消均应立足滋肾养阴；燥热较甚时，可佐以清热；下消病久，阴损及阳者宜阴阳双补之论。然而验之临床有效者虽有，不效者亦甚多见，至若见损目、呕吐、麻木疼痛者应用以上之论又常使病情加剧，无口渴者又常感束手无策，不得已，又求救于仲景《金匮》《伤寒》二书，求其理，而不尽用其方，果然效果大著。

上燥下寒，湿郁不化，柴桂干姜建功

赵某　女，35岁。

病人口渴多饥，头昏脑涨，心烦易恼，胃脘痞满，阴部瘙痒无度3年，某医院诊为糖尿病、阴道炎。予盐酸苯乙双胍、消渴丸、甘露消渴丸、胰岛素、格列齐特久治效果不著。余始予生津止渴养阴之品仍无效，且日渐两眼视力模糊，再审其脉濡缓，舌苔白稍腻。思之，乃上燥下寒、湿郁不化、肝木失达之证耳，但用滋阴以助湿损阳，何能取效？乃予柴胡桂枝干姜汤加减。处方：

柴胡 10g　干姜 6g　桂枝 10g　天花粉 15g　黄芩 10g　牡蛎 10g　甘草 6g　玄参 15g

连续服药 15 剂，口渴、阴痒大减，精神增加，尿糖由（+++）降至（+），继服 15 剂，阴痒消失，尿糖（±），余症亦向愈。

痰饮阻滞，上热下寒，木防己汤化裁

郭某　男，57 岁。

病人口渴多饮多食 7 年多，某医院诊为糖尿病，先用盐酸苯乙双胍等治疗后症状逐渐好转，但半年之后口渴多饮又加严重，请中医以养阴生津之剂治之，服药半月，诸症大减，但继服上药半个多月，诸症又复如初。如此治疗 6 年余，非但诸症未减，反而视力日渐减退，近 2 年来又发现下肢麻木疼痛，行路困难，在某医院住院治疗半年，诊为糖尿病、末梢神经炎、早期白内障，虽用胰岛素、盐酸苯乙双胍、中药生津养阴之品，非但诸症不减，反而日渐发现疼痛加剧，走路不能，纳呆食减，时而恶心呕吐，经过反复检查诊为糖尿病酮中毒、末梢神经炎。审视其证，除以上诸症之外，并见口渴喜饮，饮水稍多即呕吐，舌苔黄白，脉弦紧而数。综其脉症，诊为痰饮阻滞中焦、上热下寒之证。拟用化痰散结，木防己汤加减：

防己 10g　桂枝 10g　党参 10g　生石膏 18g　茯苓 10g　牡蛎 6g

服药 2 剂，麻木、疼痛、瘫痪好转，口渴减轻，食欲增加，继服 20 剂后，尿糖由（++++）降至（++），加玄参 10g，继服 2 个月，诸症消失。

张某 男，29 岁。

半年前，突然发现口渴多饮，且渐消瘦，疲乏无力。某院诊为糖尿病。住院治疗 3 个多月无效，继又配合中药生津止渴之品治疗 4 个多月仍无效。审其证，除口渴、多饮多食、易饥外，并见明显消瘦，皮肤干燥，神疲乏力，面微赤。先予白虎加人参汤治之，4 剂后，非但口渴多饮之症不减，反见胃脘痞满加剧。再审其脉弦紧，舌苔白。反复思考弦紧之脉者乃寒饮阻滞之脉也，寒饮者不化其饮津何得以上潮？因此拟木防己汤加减。处方：

防己 10g　桂枝 10g　党参 10g　生石膏 10g　茯苓 10g　芒硝 3g

服药 12 剂后，诸症大减，体重增加 9kg，尿糖由（++++）减至（±）。

气阴俱虚，痰湿化火，主以芪脉地黄

贺某 女，70 岁。

患糖尿病 50 年，泌尿系感染反复发作 40 年，下肢瘫痪疼痛 20 年。近 2 年多来，口渴喜饮，疲乏无力，尿频尿痛，下肢疼痛瘫痪更加严重，翻身、吃饭、喝水均感困难，尿频尿痛或遗尿失禁并见，下肢高度浮肿，饮水多则呕吐，吃饭稍多则胀痛，昼夜因下肢疼痛，尿痛尿频而难于入睡片刻，烦躁不安，虽频用中、西药均无明显疗效。审视其症，除以上所述者外，并见舌苔黄腻，舌质嫩红，脉虚弦滑数。

综合脉症，诊为气阴俱虚为本，痰湿郁滞、郁久化火为标，治用补气养阴、除湿泻火，芪脉地黄汤加减。

黄芪 15g 当归 6g 人参 10g 麦冬 10g 五味子 10g 生地 15g 苍术 10g 茯苓 10g 泽泻 10g 丹皮 10g

另：苏叶 3g，神曲 10g，煎汤，频频饮之。

服药 20 剂后，食欲、精神好转，疼痛、瘫痪、尿频尿痛减轻。以上方为丸，每丸 9g，蜜丸，每日 3 次，每次 1 丸，服药 2 年，尿急、尿频、尿痛、浮肿消失，下肢瘫痪、疼痛大部消失，并能在房中来回走动，尿糖（＋）。

中阳衰惫，水饮阻滞，附子理中温化

李某 男，49 岁。

多饮多尿、疲乏无力半年多。先请某医治疗，诊为消渴病，予养阴生津之剂治之无功，后至某医院住院治疗，诊为尿崩症，西药治疗已半年余仍无效果。审其脉弦大紧，舌苔薄白，胃脘痞满，口渴多尿。因思二脉弦大紧者，虚寒之证也，正如《金匮要略》所云："脉弦而大，弦则为减，大则为芤，减则为寒，芤则为虚，湿寒相搏。"且脘痞口渴多饮，说明此乃中焦虚寒、水饮阻滞、津不上潮所致之证，乃予附子理中汤温中健脾，五苓散利水以温膀胱阳气。

附子 10g 肉桂 10g 党参 10g 白术 10g 干姜 10g 甘草 10g 泽泻 10g 茯苓 10g 猪苓 10g

服药 3 剂，诸症俱减，继服 30 剂，诸症消失，愈。《内经》告诫说："微细在脉，不可不察"，仲景列脉舌为辨证的首要依据，他病如此，消渴病的辨证论治亦不可例外。

郭谦亨

治本须两滋肺肾，建功求活血调气

郭谦亨（1920~   ），陕西中医药大学教授

从临床征象来看，本病的发生具有明显的遗传倾向。病人病前体质属阴虚，此阴虚为先天禀赋所决定，其或表现为肺阴不足，或表现为胃热阴亏，而其根本则与肾阴——元阴的不足有关。本病病机以阴虚为本，热象为标。治当以滋养肺肾之阴为其主要法则，临床上依此施治，常取得较为满意的效果。

病者多为阴虚体质，且多情志不遂，这样既会化火伤阴，又易影响气机的正常升降，而致气血逆行，清浊升降失司。故对消渴（糖尿病）的治疗，更应注重升清降浊，调理气机。

病人患病前常多嗜食肥甘，或恣情纵欲。肥甘酿热，纵欲损精，酿热则伤津，损精则耗气。由此所致之津伤气耗，使病者在早期就易出现阳亢内燥，后期则见阴亏血瘀，下泉失固，故于早期在治本的同时，兼治其标；后期则于益阴之中更需补气固摄而兼消其瘀。并根据未病先防的原则，在早期症见血瘀之象时，即加用活血之药，对缓解病情，避免瘀血等并发症的发生，有着很好的作用。

治疗本病，我常用自拟肺肾两滋汤。处方：

生地 30g　山药 20g　山萸肉 12g　枸杞子 12g　泽泻 9g　地骨皮 9g　石斛 12g　麦冬 12g　沙参 15g　玉竹 12g　丹参 30g　川楝子 5g

以此为基础方进行化裁。在早期常加葛根 5~7g，牛膝，升清降浊，这里用葛根而不用升麻，且用量很轻，主要是因其不仅有生津作用，而且可鼓舞胃气，调畅气机，故不宜重用。若胸闷呕逆者，可加瓜蒌皮 9g，法半夏 5g，竹茹 9g；食纳不佳者，加焦山楂 12g，鸡内金 9g；阴虚较甚者，加制首乌 30g，麦冬加至 20g，地骨皮加至 15g；尿时小腹痛者，川楝子可增至 7~9g，加台乌药 2~3g；久病伤阳者，加红参 9g，黑附子 6g，菟丝子 9g，不用肉桂。在本病的缓解期，我常以基础方加减制成蜜丸，嘱病人久服，从滋养肺肾着手，以治其本。这样对巩固疗效，恢复功能有很大帮助。

总之，对本病的治疗，以滋养肺肾为主要手段，随证而灵活进行加减。一般均可根据气机阻滞情况，适当加入调理之品。如中上焦选加枳实、郁金；中下焦选用川楝子、沉香等，用量宜轻，以 3~6g 为宜。理气药的加入，既可调畅气机，在阴柔药中运用，更能畅中醒脾，可免滋腻呆胃之弊，不仅是专为胸腹痞满而用，基本方中用川楝子，即是此意。

另一点必须说明的是，基础方多甘味药，甘者甜也，甜多含糖。从西医学要求看，似乎属禁用之列。但是，这些药的成分颇为复杂，往往有双相或多相调节功能。实践证明：生地、山药、麦冬、枸杞子……都有不同程度的降低血糖之效。因而中医辨治既要具体分析，更要注重全面权衡。人之生理功能，对一切精微物质的新陈代谢，是在自控调节下进行的。若一旦失控，则代谢紊乱。这种失控，不管是"胰源性"还是"内分泌源性"或其他，总由正虚失控而致。辨治虽有热证，但肺肾阴亏则是病本所在。故基本方中之甘味药，是取其甘寒或甘酸滋肺肾以固其本，而调整恢复人体自控能力。且水足而燥热自消，这也正是中医治法特色，不必拘于其中含糖、禁糖之说。

郭维一

不囿三消分治，惟遵审证求因

郭维一（1930~2000），陕西榆林中风神经病医院主任医师

中医古今医家将消渴病分为上消、中消、下消，按传统宜分而论治。我们通过临床实践认为，分治之法，尚不能完全符合临床实际，而主张不囿于"上、中、下"之分，立足于"证"，辨而治之，立法遣药不同于一般着眼滋阴清热一端，且重视脾肾阳虚而调之，故疗效较为满意。

李某 男，57岁，农民。1981年9月16日初诊。

4年前始发多饮多尿，当地医院诊为"糖尿病"，用中、西药（药物不详）治疗后病情减轻，回家休养。今年6月旧病复发，病情日益严重，口干欲饮，日饮5000ml，小便量多，昼夜排尿4000ml，伴食欲减少，倦怠乏力，双下肢发凉，自感身热，动则易汗，时而阴茎内缩抽搐。查血压110/70mmHg，脉搏76次/分，呼吸18次/分，体温36.8℃，血糖12.99mmol/L，尿糖（+++），舌淡苔白，脉沉细而弱。证属消渴（糖尿病）。缘由肾气虚损于下，水火失调，相火失制炎上，蕴结于中，斯病由生。不宜熟套常法，投以滋阴清热之剂，当温补肾气，调其阴阳，以平为期。金匮肾气汤增损。

熟地 18g　何首乌 12g　山药 12g　茯苓 10g　丹皮 10g　泽泻 10g
肉桂 6g　五味子 10g

药进 6 剂后，饮水量、小便量较前减少 1/2，原方加巴戟天、淫羊藿、胡芦巴、小茴香，续服 30 余剂，饮水、排尿基本正常，精神转佳，畏寒消失。查血糖 5.25mmol/L，尿糖阴性，守方继服，以资巩固，于 11 月 4 日病愈出院。追访未复发。

按：本例治疗过程，既不胶柱西医病名，又没执中医滋阴清热、生津通套常法，而基于"证"，立法用药，以矢中鹄，故病愈必然。反之，舍证囿于西医病名，或不越常法之轨，恐难获效。

乔某 女，41 岁。1983 年 3 月 21 日诊。

去年 11 月间始觉口渴引饮，小便增多，头晕耳鸣，精神不佳，未介意。1 个月后病情日益增重，即到当地医院检查：血糖 13.49mmol/L，尿糖（++），血压 150/110mmHg，诊为"糖尿病伴高血压病"，介绍入某医院住院治疗。曾用西药 D_{860}、复方降压片等，治疗 2 个月余，症状缓解出院。时不久，旧病复发，专程来榆诊治。

现症：口舌干燥，渴欲饮水，日饮 2~3 热水瓶水，小便次频量多，日排尿 2000ml 左右，神疲气短，胃呆纳差，头昏头闷，时觉耳鸣，手心发热，下肢微肿，查血糖 11.8mmol/L，尿糖（+），血压 140/105mmHg，舌质淡红，苔白腻黄燥，脉沉细濡弦。

辨证：气阴两虚，湿郁化燥，阴虚阳亢。

治法：益气滋阴，清热利湿，平肝降逆。

处方：

生黄芪 30g　山药 30g　天冬 10g　麦冬 10g　海浮石 10g　生石决明先煎，15g　天花粉 15g　桑白皮 15g　地骨皮 15g　苍术 10g　磁石先煎，15g　丹参 15g　石斛 15g　黄连 3g　薏苡仁 30g　女贞子 15g　旱莲草 15g　砂仁 5g

守方连服 30 剂后，精神振作，诸症消除，查血糖 6.66mmol/L，尿糖阴性，血压波动在 130~140/90~96mmHg 之间，守原方加倍配丸药 1

料缓图善后。1985 年 5 月 30 日来榆复查一切正常，予益气滋阴生津丸药方继服，以资巩固。

本例治疗期间停服一切西药，单服中药治疗而获痊愈，所以然，贵在组方选药丝丝入扣，切中病机。

刘某 女，45 岁，工人。1981 年 9 月 22 日初诊。

病人 3 年前无明显诱因始发多饮多尿，经本单位卫生所间断治疗，效果不显，亦未引起注意。近几天来，症情加重，口舌干燥，日夜饮水 3~4 热水瓶，喜食冷餐流食，小便量多，一昼夜排尿 2000~3000ml 左右，全身疲惫，头晕气短，下肢麻困，脚手心热，曾用中西药（药物不详）治疗，效果不稳定，前来住院治疗。查血糖 10.82mmol/L，尿糖（++++），血压 100/90mmHg，舌红少苔乏津，脉沉细而数。

辨证：阴虚于下，热蕴于中之消渴证。

治法：滋阴清热，生津润燥。

处方：

生石膏 30g　知母 10g　天花粉 30g　山药 15g　天冬 10g　麦冬 15g 生地 15g　五味子 10g　青黛冲, 3g

药进 14 剂后，自觉症状明显减轻，查尿糖（+），惟大便偏溏，继服原方去青黛，加桑椹 30g、炒薏苡仁 15g、焦白术 10g，12 剂后，饮水、小便基本正常，精神较好，查血糖 7.04mmol/L，尿糖阴性。效不更方，继服上方 10 剂后，诸症悉失，复查血糖 6.84mmol/L，尿糖阴性，临床治愈。带原方 5 剂于 10 月 22 日出院。

本例辨证切合病机，用药适宜中的，故从始至终执一方治愈，此谓"一线疗法"也。

消渴病（糖尿病）的病位及病机，从中医临床上看，与肺、胃、脾、肾关系密切，其本为阴阳气血衰弱，其标为湿痰郁热内扰。根在肾，末在肺胃。因虚而发病，发则邪热亢盛，热盛复伤正气及精血阴液，久则肾阴（阳）亏于下，虚阳蕴于中或浮于上，斯病常始于微而成于著，若不及时调治，后患无穷，悔之莫及。其治当辨证选用切中肯綮的药物外，还应强调非药物疗法，如戒除烟酒、节制肥甘、适当运动、情绪豁达、思想开朗等，对促进药物治疗有利无弊。饮食方面，亦不可忽视。

（郭补林　郭琴　整理）

王季儒

降糖滋阴自拟良方，善用苍术别具匠心

王季儒（1910~1991），天津长征医院主任医师，临床家

此病既为燥热伤阴，治法自应补阴以生津，清热以泄火。刘河间曾说："治消渴者，补肾水阴寒之虚，而泻心火阳热之实，除肠胃燥热之甚，济一身津液之衰，使道路散而不结，津液生而不枯，气血利而不涩，则病日已矣。"余本其意，拟一基本方，定名为降糖益阴汤。处方：

川石斛 15g　麦冬 12g　生地 15~30g　玄参 15~30g　天花粉 15g　生山药 30g　黄芪 30g　苍术 10g　知母 10g　黄柏 10g

方中石斛、麦冬、生地、玄参、山药填阴润燥，填阴即能补肾；天花粉生津泻火，泻火即能补阴；黄芪补气以敷布津液；惟苍术性燥，用于燥热伤阴之消渴，似非所宜，应知苍术芳香猛烈，开郁散结，流通气机，使脾气健运，可以宣行水液，水液得以浸润于肠胃之外，小便减而肌肉得养，况苍术入于大队柔润剂中，亦不致燥烈伤阴，去其短而取其长；知母、黄柏泻火，专治消渴热中。其临证加减如下：

（1）本方服 10 剂后，如尿糖不减，加山萸肉 12~20g，用以固摄肾气。古今医家多以六味地黄汤或八味地黄汤治消渴，此方之所以能治消渴，其功全在山萸肉。余曾多次验证，凡用六味地黄汤无山萸肉

即无效，加入山萸肉尿糖始降。

（2）如血糖不降，加丹参 15g、桃仁 12g，以活血化瘀。

（3）能食善饥，时觉中空，加熟地 30g、黄连 6g，以填补真阴而降胃火。

（4）腰腿疼痛，加桑寄生 30g、续断 12g、牛膝 10g、木瓜 10g，通经络而强筋骨。

（5）大便溏泄，去生地、麦冬、玄参，加炒芡实 30g、党参 15g、白术 10g，以益脾固肾。泄甚者再加罂粟壳 6g、诃子肉 10g，以涩肠止泄。

（6）血压高，加石决明 30g、白蒺藜 10g 以平肝降压。

（7）心悸失眠，加生牡蛎 20g、生龙骨 15g、柏子仁 10g、茯神 10g、首乌藤 30g，以镇静安神。

（8）尿频有脂膏，加桑螵蛸 15g、山萸肉 15g、菟丝子 12g、沙苑子 12g、益智仁 12g，以固肾益精。

（9）疲乏无力，腰酸腿软，尿频有脂膏，脉细弱，舌质淡胖，系阴损及阳而成阴阳两虚之象，改用八味地黄汤加黄芪、苍术、玄参、菟丝子、沙苑子、补骨脂、益智仁等，以补肾阳、益肾阴、气血兼顾、阴阳并补。

某患 近 2 个月来，感觉口渴，多饮多尿，周身乏力，明显消瘦，1 个月之间体重减轻 9kg。在本单位化验血、尿，确诊为糖尿病，治疗未见效果，遂来我院门诊。其脉沉滑，舌质红，苔薄白。化验：尿糖（+++），空腹血糖 15.54 mmol/L。降糖益阴汤加减：

川石斛 15g　玄参 15g　苍术 9g　麦冬 15g　生山药 30g　黄芪 30g
丹参 15g　桃仁 10g　知母 9g　黄柏 9g　天花粉 15g

复诊：前方服 7 剂，口渴减轻，身体亦较有力，化验尿糖微量。效不更方，更服原方 7 剂。

三诊：查体重增加 2kg，精神颇佳，口尚微干。化验：血糖 11.76mmol/L，尿糖（－）。原方加北沙参 12g。

四诊：饮食正常，口仍觉干，脉缓和。化验：尿糖（－）。原方加糯稻根须 30g、葛根 9g。

五诊：经 1 个月治疗，体重增加 4kg，已无明显不适，化验尿糖（－），脉弦滑。调整处方：

川石斛 15g　玄参 15g　苍术 9g　山药 30g　天花粉 12g　葛根 6g 麦冬 12g　丹参 12g　桃仁 10g　黄芪 30g

六诊：化验：血糖 6.2mmol/L，尿糖（－），无不适，脉弦略数。再服下方 7 剂收功。

川石斛 15g　知母 9g　黄芪 9g　山药 30g　玄参 12g　苍术 9g　天花粉 15g　麦冬 12g　生地 15g

（王启琏　整理）

杜雨茂

润上健中温下，三焦同治疗消渴

杜雨茂（1934~　），陕西中医药大学教授

对于糖尿病之治疗，近世医家多因其有口渴、消谷善饥等证，而予滋阴清热之品，并分上、中、下三消分而治之。余自弱冠入道，治该病原效古法，能效者虽屡见，然不见功者也甚众。遂反复揣度，并数试验于临床，始悟出糖尿病属于中医虚证者多，固然为虚多实少之证。但其虚也，气虚肾阳不足者也不鲜见。三焦干系皆有，三消错杂共现。其中上、中焦因气阴之不足，下焦乃阳虚或阴阳双亏。

肺主气为宗气之门，功专布津液于周身。脾为后天之本，气血生化之源，精微资生之巢。肾为先天之根，内宅元阴元阳。若肺气不足，津液不布，气津亏虚，则客热熏灼；中焦失司，脾气亏虚，燥润相背，精华不运，津液不化，则宗气不生，元气不升；而肾之二元亏耗，则上不能滋润肺气肺阴，中不能温化脾土之阳。且脾肺二脏，病久穷必及肾。从阴阳气血水火言，则肺为阴虚火旺，气阴不足，脾为气不升运，肾为阳衰无化，或阴亏不润。况肺为娇脏，喜润恶燥，脾为阴土，喜运恶滞，肾为人本，喜补恶泻，故治之法，当以润上健中，补脾肺之气，温下补火，暖肾元之阳。药以益气润肺，天冬、麦冬、五味子之属；补气健脾，西洋参、茯苓、山药、黄芪之类；润清胃燥，黄精、沙参、粉葛、天花粉、知母之辈；温补肾元，以熟地、山萸肉、沙苑子、枸杞子

补肾阴之亏，附子、肉桂温肾阳之衰。并佐以敛津固涩之品，如金樱子、覆盆子、益智仁等，以制精津下趋，对降低尿糖有确切疗效。且沙参、麦冬同滋肺胃，天冬、五味子、黄精共濡肺肾，西洋参、黄精，既能补脾之气，又能润肺之阴。山萸肉、沙苑子、益智仁、五味子，一以温补元气，一以固摄肾精。山药补脾气中有益胃阴之意，黄精滋胃阴中寓益脾气之功。临床之时，守上法用之，每获效验。

乔某 女，59 岁。1979 年 5 月 16 日初诊。

3 个月前见口干渴，饮水量增，尿频量多。渐至体倦乏力，自汗盗汗，气短，骨立形瘦，曾按肺结核治疗，罔效，故来求诊。但见病人形体消瘦，言低声微，并自述进食量少，纳谷不香，余症如前。舌淡苔白，脉细两尺弱。X 线胸片示无异常发现。查血糖 19.2mmol/L，尿糖（+++），诊为消渴（糖尿病）。辨证：肺脾气虚，肾阳不足。肺气不足，津精不布；脾土不健，液不上承；肾气亏虚，下元不固。因而多饮多尿，食纳减少。先后天俱亏，肌体失却荣养，则日渐羸弱。治法：补肾元，健运脾土，补益肺气。处方：

附片 6g　桂枝 6g　生地 9g　熟地 9g　泽泻 9g　丹皮 9g　山萸肉 9g　麦冬 9g　枳实 9g　山药 15g　沙苑子 15g　金樱子 15g　茯苓 12g　枸杞子 12g　葛根 12g

二诊（6 月 19 日）：服上药 17 剂，多饮多尿明显减轻，汗出亦减，精神食欲好转，脉转弦细，舌淡红、苔薄黄，尿糖（++）。药已中的，守上法，用初诊方加黄精 15g、天花粉 9g。

上方服至 8 月 20 日，各症渐趋好转，惟仍觉气短，口干，舌脉如前。血糖 16.65mmol/L，尿糖（+）~（++）。上方生地、熟地加至 10g，另加白人参 3g、黄连 1.5g，去丹皮、麦冬。服至 12 月中旬，各症消除。复查血糖 6.83mmol/L，尿糖（-），停药观察月余，未见复发。嘱注意调养及饮食宜忌，毋需用药。后随访 10 年未复发。

赵金铎

清上补下法，兼顾肺胃肾

赵金铎（1916~1991），中国中医科学院广安门医院主任医师

清上补下法是在学习前人经验的基础上总结的，并在糖尿病的诊治实践中得到验证，体会较深。它比较契合糖尿病的病理变化过程，只要运用得当，每能获得满意疗效。

糖尿病总属津液代谢失常之病，在上为肺胃燥热，在下为肾中阴阳两虚。肺、胃、肾三者又互为因果。肺为水之上源，肾为主水之脏，胃为中土之腑。水之上源不足则无力以生肾水；肾水不足，虚火不浮，可熏蒸于胃，乃传之肺；胃热可上浮以熏肺，可下行以劫肾。

糖尿病的临床表现，并非纯寒或纯热、纯虚或纯实，常常是虚实夹杂、寒热并见。因此，也不能刻板地按上、中、下三消划分，必须结合临床症状灵活辨证，进行治疗，或清多于补，或补多于清，或清补之法并行，这样才能切中糖尿病之病机。

临床表现为烦渴多饮、口舌干燥、大便正常或秘结、小便频数、消谷善饥，或微有困倦乏力、舌苔黄燥、脉滑数有力者，是燥热甚于虚，多见于糖尿病的初期阶段，或青壮年及素体热甚者。此时病变以肺胃燥热为主，但虚象已经渐露，治疗宜在清燥热为主的同时兼顾下虚。清燥热施以沙参麦冬饮、玉女煎、人参白虎汤等方，前者偏重于清肺，后二方偏重于清胃。在此基础上，少加滋补下虚的女贞子、旱

莲草之属，可防微杜渐。兼湿热熏蒸者，常见汗出，不可误认为气虚，宜加轻清之品，如枇杷叶、竹茹、茵陈之类清热利湿，重剂则不宜，有伤阴之弊。凡舌苔腻者，乃湿热之征象，但又有阴虚一面不得不虑及，要相互兼顾，天花粉、玄参、玉竹，改用天冬、知母，使之清而不伤，滋而不腻。

表现为渴而多饮，食多消瘦，小便数甜，尿如脂膏，气短乏力，舌质嫩红，脉沉细滑数者，是燥热与下虚并重，多见于糖尿病的中期阶段，或中年人及体质偏虚者。需既清燥热，又补下虚，宜二冬汤加减化裁。可加生石膏，与方中知母、甘草（不宜多用）、人参相合为白虎加人参汤，加重清胃中燥热之力；可加生地、山萸肉以增强补下之功。

表现为小便频数量多，腰膝酸软，尿如脂膏，五心烦热，盗汗遗精，舌质红舌面光，脉象细数者，是肾阴虚，多见于糖尿病的晚期阶段，或老年人及素体虚弱者。须滋肾阴，补多于清，用六味地黄汤加收敛之品，如芡实、金樱子、莲子。六味地黄汤的组方原则是三补三泻，再加上这些收敛之品，就变为补多于清了。阴虚日久，必及于阳，致阴阳两虚之证。临床表现为小便频数、量多，饮一溲一，尿如脂膏，腰酸困倦，面色黧黑，男子为阳痿不举，女子则带下清稀，舌淡苔白，脉细无力。善补阳者，必于阴中求阳，肾气丸加山萸肉、女贞子、制首乌主之，方中桂、附为补肾猛将，燥烈伤阴，应易以次将鹿角霜、淫羊藿、仙茅，庶可温而不燥。

此外，糖尿病可见诸多并发症，如皮肤瘙痒，若属全身性的，可于清上补下法中加地肤子；上半身瘙痒者加僵蚕、蝉蜕；下半身瘙痒者加白鲜皮、木瓜。苦参虽属清热利湿，为治皮肤瘙痒之常用药，但对本病则不宜，用之有伤肾之弊。若并发疮疡感染，五味消毒饮亦可加服。并发高血压，阴虚阳亢者加夏枯草、枸杞子、菊花；痰湿阻络者加服十味温胆汤；兼有瘀血者加丹皮、赤芍之属；但必须有瘀血指征，不可轻投。

陈某 男，46岁。

病人平素喜食肥甘，近3年因劳累过度，情志不舒，感肢体疲乏，烦渴喜饮，小溲频数量多，口中甜、腻、苦等杂味相兼，腹中饥饿，时作痞满，肠鸣辘辘，大便秘结，形体消瘦，腰膝酸软，耳鸣目涩，心悸失眠，语音低微，恶风，身常起痒疹，舌苔白黄厚腻，脉滑细。查：尿糖（++++），尿酮体（++），血糖18.68mmol/L。诊为消渴。

辨证：上热下虚并重，兼有湿热郁阻之证。

治法：清上补下，渗湿泄热法。

处方：

党参15g 黄芪15g 知母9g 生石膏30g 天冬9g 竹茹12g 茵陈15g 茯苓12g 山萸肉12g 金樱子15g 山药20g 地肤子9g

水煎服，每日1剂。

住院服上方2个月，尿糖、尿酮体均转阴，血糖7.6mmol/L，诸症消失，继予丸药服之。处方：

生地40g 熟地40g 山萸肉40g 山药40g 茯苓30g 丹皮30g 麦冬30g 五味子20g 党参30g 鹿角霜30g

上方药研为细末，水泛为丸如绿豆大，每次5g，日服2次，善后调理，巩固疗效。后随访年余，未再发病。

章真如

斟酌消与渴，权衡气与阴

章真如（1924~2010），临床家

"消渴"比较明确地概括了病人体液的消耗与体形的消瘦以及渴而多饮、多尿善饥等证候。消渴病是内科临床常见的疾病，但由于病人病之久暂及治疗方法不一，症状表现很不一致，有既消又渴者，有不消不渴者，有渴而不消者，有消而不渴者。证出多端，必须详细辨别，依法治之。

既消又渴，法在养阴

既消又渴，包括口渴多饮，多尿，善食易饥且消瘦。多见于病久失治者，暴病者间亦有之。其人皮肤枯燥，全身肢体肌肉针刺样疼痛或麻木，咽燥唇干，四肢困乏，视物昏瞀，甚则发生痈肿等症，脉多细数，舌暗赤，苔干黄。其病机为阳明热盛，蕴结化燥，消烁肺胃津液，或肾燥精虚所致。治宜养阴润燥，方用自拟育阴润燥汤。

生地　熟地　天冬　麦冬　石斛　天花粉　沙参　玉竹　地骨皮　山药　山萸肉　黄精　枸杞子

口渴甚者加生石膏；心烦失眠，胃中灼热者加黄连；舌赤苔白腻者加苍术；脉沉细，舌暗淡者加黄芪。

李某 男，54岁。

患糖尿病已2年，曾多次检查血糖为14.43~18.87mmol/L，服用盐酸苯乙双胍、D$_{860}$未见明显好转，但未用胰岛素。近2个月来，口渴加重，多饮多尿，饥饿明显，形体消瘦，皮肤干燥，四肢末端麻木刺痛，下肢乏力。诊其脉弦细数，舌赤苔干黄。检查血糖19.43mmol/L，尿糖（++++），尿酮（-）。

辨证：肺胃燥热，灼烁三焦，津液内耗，真阴亏损。

治法：养阴润燥。

生地20g 熟地20g 天冬20g 麦冬20g 玄参20g 地骨皮20g 石斛20g 天花粉20g 沙参20g 玉竹20g 山药20g 黄连6g

病人服药5剂后，症状有所减轻，按原方继续进服。先后共复诊10次，按症状变化，原方略有增损，共治疗3个月。上述症状基本减轻或消失，血糖为7.2~8.88mmol/L，尿糖（-）或（+）。

不消不渴，治当益气

不消不渴，中医辨证不能认为是"消渴"。实际上这种消渴病所占比例较大，因为这类病人病程甚久，治疗时间长，或开始就服用"降糖"药，或为胰岛素依赖型糖尿病。病人虽表现不消不渴，实际上阴伤气耗，其证形不消，口不渴，食不多，尿不长，但精神困倦，肢体乏力，食纳反少，面部虚浮，睡不安寐或嗜睡，懒言少语，脉沉细无力，舌淡苔薄白。因长期用降糖药，血糖、尿糖均在正常范围或稍高。治宜益气扶元，方用自拟益气扶元汤。

黄芪 党参 白术 茯苓 炙甘草 苍术 山药 黄精 附子 枸杞子 山萸肉 白芍

食纳不佳者加砂仁、鸡内金，睡不安寐者加夜交藤。

裘某 男，59岁，干部。

病人原有冠心病，经常胸闷气短，后来检查发现血糖10.55mmol/L，尿糖（++），诊断为糖尿病，开始用胰岛素，继用格列本脲、D_{860}，血糖、尿糖均控制在正常范围。但精神困乏，四肢疲软，胸闷气短，思睡，食纳不佳，怯寒懒动。心电图检查：右束支传导阻滞、心肌劳损；血糖7.7mmol/L，尿糖（-），脉沉细而迟，舌淡苔白。证属胸阳不振，元气亏虚。治宜益气扶元。

黄芪20g 党参15g 苍术15g 白术15g 茯苓10g 炙甘草8g 山药10g 枸杞子15g 山萸肉10g 赤芍10g 黄精20g 附子8g 郁金10g 丹参15g

病人服药10剂后，精神、体力好转，胸闷气短减轻，但睡眠较差，加珍珠母20g、夜交藤10g，继续服50余剂，症状大有减轻，格列本脲、D_{860}逐步减量至停用。血糖、尿糖复查基本正常，心电图检查亦有恢复。

渴而不消，气阴兼治

渴而不消，病程有长有短。病人渴而欲饮或不多饮，并不消瘦，小便偏多，饮食基本正常，精神较差，不能耐劳，午后疲乏较甚。血糖、尿糖基本接近正常范围，脉沉细或弦细，舌淡红或暗淡，苔薄白。证属气耗阴伤，气阴两虚。治宜益气养阴。方用自拟气阴固本汤。

黄芪 山药 天花粉 生地 熟地 麦冬 地骨皮 生牡蛎 苍术 茯苓 葛根 五味子 沙参

口干多饮者加石斛，头昏神疲者加党参。

吴某 女，60岁。

患糖尿病有 10 余年，由于治疗及时，认真控制饮食，症状表现不甚严重。有时口渴，夜间尿多，能胜任家务劳动，检查血糖偶高于正常，尿糖基本正常。脉沉细，舌淡红，苔薄黄。证属气阴两虚。治宜益气养阴。

黄芪 20g　南沙参 15g　北沙参 15g　山药 20g　生地 15g　熟地 15g　地骨皮 15g　苍术 10g　五味子 10g　麦冬 15g　茯苓 10g　生牡蛎 20g　葛根 10g

病人服上方加减共 30 余剂，"降糖"西药也已停服，精神、饮食基本恢复正常。

消而不渴，重在补肾

消渴病久，病情总是千变万化，与其他很多慢性病一样，也逃不脱"久病及肾"的规律。消渴病后期，表现为肾气极度衰弱，形寒畏冷，精神萎靡不振，形体消瘦，肢体困乏，阳痿不举，语言无力，食少便溏，口干不欲饮，小便无力，颜面及下肢微浮，四肢末端麻木，视力锐减，脉沉细，舌淡苔薄白。证属消渴病久，肾精暗耗，损气伤津，阴阳俱亏。治宜补肾温阳，方用自拟加味金匮肾气汤。

肉桂　附子　熟地　山萸肉　山药　泽泻　丹皮　茯苓　黄芪　苍术　枸杞子　肉苁蓉

食滞纳呆者加鸡内金、山楂，大便稀者去熟地、肉苁蓉，加补骨脂、吴茱萸、肉豆蔻，下肢肿甚加车前子、牛膝。

（章汉明　整理）

卢 芳

漫云三消分治，惟重脾虚瘀滞

卢芳（1939~ ），哈尔滨市中医医院主任医师

卢师对消渴病的治疗有独特方法和认识。纵观各家学说，认为糖尿病是肺、胃、肾脏腑功能失调所致，历代医家均遵循上消治肺、中消治胃、下消治肾的原则，虽能减轻病情和缓解症状，但疗效始终不甚理想。卢老师通过长期的临床实践，发现糖尿病病人大多发病在45岁以上，发病前都有饮食不节史，过食肥甘厚味，有不同程度的精神创伤，或思虑过度等因素直接伤及于脾，从而得出，本病与脾关系最为密切。受近代名医张锡纯"消渴起于中焦""脺（"脺"即是胰脏）为脾之副脏"之说启示，认为脾与胰是密不可分的，卢师首倡脾胰同治法，以治脾为主，突破三消分型，将消渴病分三证论治，即脾虚肝郁、脾虚湿滞、脾虚瘀滞，临床效果极好，现分述之。

1. 脾虚肝郁

临床特点为血糖升高，三多症状不明显，倦怠乏力，胸闷腹胀，纳谷不香，视物昏花，两目干涩，两胁疼痛，舌体胖大有齿痕，苔白黄，脉濡弦。自拟处方"双解降糖精Ⅰ号"：

白参 15g　郁金 15g　黄精 50g　夜交藤 25g　桑白皮 25g　白芍 50g　珍珠母 50g

2. 脾虚湿滞

临床特点为血糖升高，三多症状不明显，倦怠乏力，口淡乏味，胸闷腹胀，便溏，面色黄晦，舌体胖大有齿痕，苔黄腻，脉濡缓。自拟处方"双解降糖精Ⅱ号"：

白参 15g　黄精 100g　黄芪 100g　苍术 50g　茯苓 50g　泽泻 50g　夜交藤 25g　淫羊藿 25g

3. 脾虚瘀滞

临床特点为血糖升高，三多症状不明显，身体消瘦，疲乏无力，肌肤甲错，口干少饮，大便溏薄，小溲泡沫，舌质暗红有瘀斑，脉沉细涩。处方自拟"双解降糖精Ⅲ号"：

白参 15g　黄精 100g　黄芪 100g　夜交藤 25g　丹参 50g　丹皮 50g　虎杖 25g　泽兰 25g

（刘宇晖　整理）

胡翘武

老年糖尿病健脾运中四法

胡翘武（1915~2002），安徽省名老中医，著名临床家

糖尿病为老年易发病之一。临床常据"三消"立论，而将养阴润燥、清热泻火之法贯彻始终。

考糖尿病之老年病人，大多无典型多饮、多食、多尿，及形体消瘦之"三多一少"症而极易被临床医生所忽视，因此失治者甚多。且因其形体丰腴、大腹便便与中医所述"消渴"之主症相差甚远，故其误治者也不少。

临证中糖尿病老年病人，大多面色黄晦少华，形体臃肿肥胖，少气懒言，形疲神倦，四肢乏力，不耐劳累，心悸胸闷，脘腹痞满，口淡乏味，渴不甚饮，腹不甚饥，大便或溏或结，小便清长多沫，舌淡红或多细裂之纹，但质多胖大且润，舌边或见齿痕，苔薄白或滑，或微黄腻，脉象以虚、濡、缓、滑多见。如此一派脾虚气弱、中州失运湿蕴之症，岂堪循"消渴"常法，频投以润上、清中、滋下之剂。然据证施用健脾运中之法，常能收药到症减病除之验。

糖尿病老年病人中虚失运的原因，不外下述三端：

（1）病人多有饮食不节史，如甘美味肥之偏嗜，酒醴辛热之恣啖。《素问·奇病论》谓："肥者令人内热，甘者令人中满"，湿热互结内蕴，积滞壅遏不化，脾胃无不受其困顿，健运也由此失常，水谷不

化，湿浊中生，互结为祟，再困中州，如此因果循环。

（2）老年之人少运动，喜安逸，气血易于结滞。若本脾胃不健之人，更乏气血流畅，中气为之不足，水谷无以化，精微不能生，则脾胃本脏腑必失气血之滋养温煦。

（3）老人脾胃只宜培补助运。初病时因泥邪火为祟，以致津亏之说，不辨证候，频投清热泻火、滋阴润燥之剂。内服汤药，中宫首当其冲，脾胃屡遭戕害，中气失冲和斡旋之机，其纳腐转输、升降健运之职无不受损。

是故糖尿病老年病人之论治，不可忽视健运中宫。

健 脾 益 气

脾虚气弱是中州失运最常见的病机之一，老年人因此者十居七八。中气虚馁，脾失健运统摄，血糖无以调节利用而积蓄，尿糖无以固摄而外泄，李用粹《证治汇补·消渴》篇中"脾胃气衰，不能交媾水火，变化津液而渴者"，即指此病机。症见形体虚胖，面黄无华，头晕目眩，短气乏力，易汗易感，神疲倦怠，脘腹胀坠，便或溏滞，溲清多沫，舌淡苔薄白，脉虚弱无力。治以参苓白术散化裁，或四君子汤去甘草，重加黄芪、山药，其效甚佳。但甘温益气之品用量应重于山药才是，取效后以配方水泛为丸常服最宜，若方中之党参易人参，其效更佳。

某男　62岁。1984年10月17日初诊。

患糖尿病3年，证情反复，时轻时重。血糖增高为10.43mmol/L，尿糖（+++），头晕乏力，胸闷气短，稍劳则心悸怔忡，面黄无华，形体虚胖，舌淡润，苔薄白，两脉虚濡。证属脾胃虚馁，中气不足。治宜健脾益气。

方药：

党参 20g　黄芪 30g　白术 15g　茯苓 10g　桔梗 6g　山药 20g　葛根 10g
莲子 15g　芡实 20g　干姜 2g

20 剂后临床症状改善，空腹血糖 7.6mmol/L，尿糖（±）。予原方改党参为白参 10g，取 5 剂药量研末，水泛为丸，每服 10g，日 2 次。1 个月后诸症均减，血糖一直正常，继以原方配丸巩固半年。

健 脾 养 阴

脾阴不足也为中土失于统运之一大机因。脾之阴阳互为其用，无阳固不能运，乏阴亦无以化。脾阴之虚，或由禀赋不足，或由邪火灼伤，或由失治所致，故糖尿病由脾阴亏虚者也不乏其例。症见神疲少气、体倦乏力，纳谷不香，或食后脘腹痞满，口渴不甚欲饮，掌心灼热，或身时烘热，或自汗盗汗，两颧艳红，大便或结或溏，小便频数短黄，唇舌淡红，少苔或中剥，脉多细数而无力。然脾阴亏虚多兼中气不足，故滋养脾阴中毋忘补中益气之品，方以六神散加黄芪、天花粉、葛根、莲子等，但甘淡养阴之品应大于温中益气之剂为宜。

潘某　男，64 岁。1986 年 4 月 12 日初诊。

心悸、胸痛伴两下肢麻木疼痛 2 年余，曾诊为冠心病、周围神经炎。近因症状加重请中医诊治。病人形体肥胖臃肿，面颊艳红，肌肤细嫩，常感少气乏力，心前区憋闷隐痛，口干不甚引饮，纳谷虽佳，但无消谷善饥，手心灼热，大便溏而不实，小便淡黄，夜尿频多，舌淡红边暗，中多细裂之纹，质尚润，脉濡细数。空腹血糖 13.32mmol/L，尿糖（+++）。脾阴久亏，运化无权，精微之物无以统摄敷布，聚而为害，阻于脉络。治宜滋养脾阴，佐以活血通络。

方药：

山药 50g　太子参 15g　天花粉 30g　南沙参 30g　黄芪 30g　葛根 20g
生白术 10g　莲子 10g　丹参 10g　泽兰 20g　白扁豆 20g

此方连服 2 个月，血糖降至正常，心悸、胸痛之症亦愈八九。又嘱其注意节制饮食，毋劳伤其神，间服此方，以防复发。

温 脾 运 中

中阳式微，脾胃虚冷，或湿浊不化而致使血糖失调节利用者并不少见。此乃多为素体阳虚，中州失煦，或罹恙后久服清热泻火之剂，使中阳残伤，脾土困顿。症见形寒肢冷，颜面虚浮，㿠白少华，体倦乏力，脘腹痞满，纳谷不香，口不甚干，便稀不实，小溲清长，甚或肢体浮肿，舌淡润边有齿痕，苔薄白，或白滑微腻，脉虚迟濡缓。此证诚如张志聪《侣山堂类辨·消渴说》所谓："有脾不能为胃行其津液，肺不能通调水道而为消渴者，人但知以凉药治渴，不知脾喜燥而肺恶寒，……以燥脾之药治之，水液上升即不渴也。"以理中汤合平胃散化裁甚为合拍，方中苍术、干姜为不能缺如之味，但其量宜轻，中病即止，不可久服，一俟阳振寒散浊化，即以健脾益气之法收功。

孔某　女，58 岁。1985 年 4 月 8 日初诊。

1 年前因口渴善饥被诊为糖尿病后，除降糖西药常服外，甘寒清热养阴之中药也不绝于口。近 2 个月皮肤瘙痒不止，外阴更甚，皮肤科治之罔效。近来头昏心悸颇重，中脘冷痛，四肢不温，颜面虚浮，便溏溲清。查空腹血糖 13.32mmol/L，尿糖（+++）。诊见其面色㿠白，舌淡润边多齿痕，苔薄白且滑，脉濡细迟。证属中阳不足，水湿不化，与风邪相合恋于肌络。暂拟温脾运中，佐以益气祛风，通阳化浊试投。

干姜 4g　党参 20g　茯苓 15g　苍术 10g　白术 10g　防风 10g　羌活 6g

独活 6g　黄芪 30g　桂枝 10g　红花 3g　泽泻 10g

上方服半个月后，诸症大减，血糖 8.1mmol/L，原方去泽泻、羌活、独活，减干姜为 2g，加山药 20g。继服 1 个月后血糖正常，临床症状基本消失。后予：

黄芪 30g　干姜 2g　苍术 6g　山药 30g　防风 10g　茯苓 20g　党参 10g
丹参 10g

以此温中益气，健脾助运，并间断服之，以资巩固。

滋 养 胃 阴

胃为燥土，得阴始运。燥土失润，健运失司，不与湿土之脾表里为用，则其受纳腐熟、转输和降之职必失，水谷之精微也无以借其转输利用，血糖之蓄积外泄遂作。考胃阴不足之因，或邪火炽盛而灼伤，或辛辣厚味积热而暗耗，或大病久病所羔及。故清养胃阴、滋沃燥土不失为健运中州，治疗糖尿病之一大法。其症多见神疲乏力，肢体倦怠，心悸怔忡，胸膈灼热，口干欲饮而饮不多，饥而欲食而食欲不亢，形体或消瘦或丰腴，便结溲黄，舌红多中裂少津，苔薄黄，脉虚细且数。治当甘寒清润为法，以玉女煎加减。药用：

玄参　生地　天花粉　山药　鲜芦根　生石膏　瓜蒌仁

兼气虚者，酌增太子参、黄芪。症状缓解后，也可间断服之。

刘某　男，66 岁。1985 年 8 月 7 日初诊。

宿有胸痛、头晕目眩之疾，经诊为冠心病、高血压病已 10 年。近半年来又增下肢麻木、口渴善饥之症。复查除血脂仍高外，血糖为 14.8mmol/L，尿糖（＋），降糖西药服之奏效，停药又升，遂求治中医。病人嗜酒啖肥成癖，形体丰腴，大腹便便，面唇紫暗，口中秽浊之气味甚重，口干喜饮，纳谷亦多，大便秘结常 3 日 1 行，小便黄，燥味颇重，但量次均不多，舌红中裂少苔，脉细数弦滑。证属中火炽盛，胃阴亏耗，血络热瘀。治宜滋润燥土，清泄邪火，凉血通络为法。

生地 30g　玄参 30g　天花粉 60g　泽兰 30g　丹皮 10g　生石膏 50g　太子参 10g　瓜蒌仁 30g　白茅根鲜，60g　芦根 60g

上方连服半个月后，诸症大减，继予原方去生石膏、瓜蒌仁、丹皮，减天花粉、白茅根、芦根各为 30g，加山药 30g。

继服 3 个月，血糖降至正常，尿糖持续转阴。嘱其戒酒醴，忌肥甘，控制米面之食，代以蔬菜及豆制品。

（胡国俊　胡国堂　整理）

唐云卿

清利治消渴

唐云卿（1890~1972），江西景德镇名中医

唐老认为，通大便、利小便是祛邪的两条主要途径，往往可以同时使用。唐老常用的通利方剂是八正散、萆薢分清饮等，其中瞿麦、萹蓄、石韦、泽泻、海金沙等药物都有直接的利尿作用。临床对于癃闭、淋证、尿浊、水肿、腹胀等，用之多佳。随症选用一些引药是其又一大特点，如癃闭点滴不通则配入蟋蟀1对；尿浊、尿淋者往往配入甘蔗梢、灯心草，有时还要求用米泔水煎药，或用烧红的古铜钱淬药等。

唐老运用利尿法治病时，并不受传统框框所限，曾有例糖尿病病人采用此法获得满意疗效。现节录其案于下：

邓某 男性，41岁。1966年初诊为消渴证。口渴多食，多尿且小便色如白泔，有沉淀物。在市某医院诊为糖尿病，住院效果不显。到唐老处就诊，苔白腻，脉滑，即以通利渗导为法，处方：

川萆薢9g 瞿麦9g 石韦9g 赤茯苓9g 泽泻9g 白前9g 猪苓9g 地肤子9g 车前仁9g 海金沙9g 川黄柏9g 莲须3g 熟大黄9g 甘草梢9g

另甘蔗梢1根入煎，并用烧红古铜钱淬药。每日1剂，分2次服。

此案着眼于苔白腻，小便色白如泔，而认为水道不清，采用通利渗导法，使湿浊去而致水道清。服上方9剂后饮水大减，尿清，饮食恢复正常，改用南北沙参、茯苓、莲肉、芡实、石斛等调理而愈。

吴德兴

滋养脾阴，活血化瘀

吴德兴（1920~　　），九江市第一人民医院主任医师

老年性糖尿病，是以糖代谢紊乱为主要表现的内分泌代谢性疾病。病变累及气血阴阳及各个脏腑，病情复杂。近年来，有关学者认为本病的病因病机为阴虚为本，燥热为标，糖尿病挟瘀现象，主要由气虚、气滞、阴虚所致。吴老认为老年性糖尿病症状多种多样，较为复杂，而脾阴虚挟瘀，贯穿于糖尿病始终，由于老年人的机体在长期生活过程中，气血、阴阳、脏腑都处于衰退的状态，或因饮食不节、情志失调、劳倦伤脾、六淫之邪、五脏虚损，或误治等，极易出现阴阳失调，阴液亏损。因脾为太阴，乃三阴之长故伤阴者，脾阴首当其冲，易致脾阴亏损。且老年人阴常不足，阴精耗损者居多，故可引起糖尿病，而糖尿病属慢性消耗性疾病，又可导致脾阴亏虚。津血同源，津亏不足以载血，必涩难行，致瘀血阻滞。如朱丹溪《格致余论》中云："所谓血有如舟，津有如水，有血无津不能行，有津无血不能运。"因此，老年人脏腑功能衰退是糖尿病的病理基础，脾阴虚是其主要病机，瘀血阻滞是其病理产物。

多饮、多食、多尿、形体消瘦、皮肤瘙痒、关节疼痛、目涩等症，是老年性糖尿病的主要症状。而脾阴虚挟瘀是老年性糖尿病的主要病因病机，故立滋养脾阴，兼活血化瘀为治则，自拟滋养脾阴化瘀

汤。基本方为：

黄精 15g　怀山药 15g　茯苓 15g　扁豆 15g　丹参 15g　益母草 15g
葛根 10g　薏苡仁 20g　地骨皮 20g　炙大黄 6g

方中滋养脾阴药物，首推黄精，《本草便读》中曰："黄精，味甘如怡，性平质润为补养脾阴之正品。"且脾性喜甘恶湿，配伍平补之品扁豆、薏苡仁、怀山药、茯苓诸药，既入脾经，能滋补脾阴，滋而不腻，补而不燥，又能健脾除湿，行而不滞。脾以升为健，所以在滋养脾阴同时兼顾升提脾气，尤其重要，伍同葛根起升津化液之功，促进营津上升，精气布散，鼓舞胃气上行而生阴液。若兼有阴虚火旺证候，选加地骨皮，其药味甘淡微寒，既能滋养脾阴不足，又能清退虚火，但剂量宜大，一般不少于 20g。此外吴老善用活血化瘀药物炙大黄、丹参、益母草。化瘀药常有伤血之弊，甚可伤及脾阴，滋脾阴药又有碍化瘀之过，因此化瘀药与滋脾阴药配伍，化瘀而不伤脾阴，滋阴而不滞血。吴老喜用大黄治疗老年性糖尿病，应用时关键在于大黄的炮制、剂量的掌握和药物的配伍，采用蜜炙大黄来缓和其峻下之性，增强其养阴之功效，其剂量一般掌握在 6~15g，可按病人对药物的耐受程度因人而异，宜小剂量长服而不宜大量，对其配伍，吴老惯用炙大黄与葛根配伍，炙大黄主下行，葛根主上提，二药配伍既可缓和炙大黄泻下之弊，又可增强养阴生津、益气活血之功，方中用丹参与益母草同用，既可活血化瘀，又可滋阴养液，使血行瘀祛，阴液得以自复，益母草既能活血滋阴，又能活血行水，对瘀血所致的老年性糖尿病肾病水肿者尤为适用，一般用量在 20~30g 为宜。

李某　男，68 岁。1990 年 11 月 10 日初诊。

患糖尿病 10 年，每遇劳累，症状反复加重。刻诊：形体消瘦，口渴多饮，多食易饥，尿多而频，四肢关节疼痛，皮肤瘙痒，神疲目涩，舌紫暗、苔少乏津，脉细涩。查空腹血糖 13.68 mmol/L，尿糖

（+++）。证属脾阴亏损，瘀血阻滞。治宜滋养脾阴，活血化瘀。

黄精 15g　怀山药 15g　茯苓 15g　扁豆 15g　益母草 15g　丹参 15g
薏苡仁 20g　地骨皮 20g　葛根 10g　炙大黄 6g

每日 1 剂，水煎分 2 次口服。服药 20 剂后，三多症状、关节疼痛、皮肤瘙痒等症基本消失。继续服用上方 30 剂，诸症痊愈，复查血糖及尿糖均正常，随访半年，未见复发。

曹某　女，60 岁。1990 年 8 月 10 日初诊。

患糖尿病 5 年，曾以西药胰岛素、盐酸苯乙双胍，中药先后以清胃养阴、益气清热之剂治疗，症状未见明显好转。因症状加重请吴老诊治。

症见：消谷善饥，口渴但欲嗽水不欲咽，尿频量多，大便干结，皮肤瘙痒，烦躁健忘，舌质紫，无苔，脉细沉而弦。查空腹血糖 13mmol/L，尿糖（++++），尿酮体（+），尿蛋白（++）。西医诊断为糖尿病肾病型。证属脾肾阴亏，瘀血阻络。治宜滋养脾肾，化瘀通络，活血利水。

黄精 15g　怀山药 15g　茯苓 15g　扁豆 15g　丹参 15g　女贞子 15g
炙大黄 15g　葛根 10g　益母草 20g　薏苡仁 20g　地骨皮 20g

日 1 剂，水煎分 2 次口服。服药 7 剂后，大便通畅，消渴诸症减轻，仍投前方，炙大黄改 6g，连服 2 个月，症状基本消失，血糖及尿糖降至正常，酮体和尿蛋白转阴性。以后间断服药，随访半年，病情稳定。

（赵汉鸣　整理）

刘仕昌

消渴每需滋化源，胃阴脾气应细参

刘仕昌（1914~2007），广州中医药大学教授

刘老根据临床长期观察，认为"三多"症状往往同时存在，故极推崇《医学心悟》："三消之治，不必专执本经，而滋其化源，则病易痊矣。"认为本病虽与肺、脾（胃）、肾有关，但关键在脾（胃）。脾（胃）为后天之本，生化之源，脾（胃）虚则水谷精微之源竭乏，五脏六腑不得充养。胃阴不足则内热自生，上灼肺金，下烁肾水，肺燥则治节失司，肾水不足则虚火更旺。脾气虚则运化无力，不能化生精微，肾虽为先天之本，亦须后天之源不断化生补充，方不致肾虚而关门失禁，小便频多。刘老治本病主张通过补脾养胃为主，滋养化源，往往屡建奇功。具体又分养胃阴为主及补脾气为主两大法则，分述如下。

养胃阴以滋化源

刘老认为本病初起多以肺胃阴虚为多，常见口渴引饮，随饮随渴，咽干口燥，易饥多食，形体反瘦，舌红少津，苔黄白而干，脉数。此多由饮食不节，长期恣食甘肥，醇酒厚味，日久酿成内热，消谷耗津，津不上潮则成肺胃阴亏。治疗宜针对病机，滋其化源，增

其胃津。津液之源不断，内热自可消除，肺津亦得补充，诸症则可消除。常用花粉、怀山药、五味子、麦冬、生地、太子参、北沙参等。

颜某 女，76 岁，1991 年 7 月 3 日入院。

病人多饮、多尿、多食易饥、进行性消瘦 3 年余，曾用中、西药物治疗，开始尚能控制症状，但近 1 个月来病情反复，上述症状加重，伴有眩晕眼朦，手足麻木，大便秘结，心烦，梦多，尿赤，舌淡红而干，脉细略数。空腹血糖 12mmol/L。格列本脲用至 7.5mg/d 仍未能控制。刘老认为本例消渴，证属胃津亏虚，拟养胃生津法。处方：

葛根 15g　天花粉 15g　生地 15g　麦冬 15g　太子参 15g　玄参 15g
知母 15g　怀山药 30g　五味子 6g　山萸肉 10g　鸡内金 10g　天麻 10g

水煎分 2 次服，日 1 剂，连续调服 1 月余，格列本脲减至 5mg/d，诸症逐渐消失，复查空腹血糖 7.78mmol/L，痊愈出院。

本例糖尿病已 3 年多，初用西药能控制病情，后虽用较大剂量格列本脲仍未能控制，空腹血糖甚高，多饮、多食、易饥、消瘦、便秘、尿赤等胃津耗损、胃火偏亢的症状较突出，阴津不足，失却滋养柔润，故出现眩晕、心悸、眼朦、四肢末端麻木。刘老四诊合参，分析辨证，认为证属胃津亏虚。故拟方以养胃生津为主，以滋化源。方中多为清养胃阴之品，妙在葛根不但能生津止渴，且升胃中清阳之气使胃阴得以滋养，而胃气又不致壅塞。由于辨证准确，对证下药，又能坚持治疗，故能最后减少西药，且血糖可控制在正常水平。

补脾气以生化源

本病后期，脾胃长期负荷过重，久则气损，运化无力。

后天之源不足，肾气无以补充，而致关门失禁。常见疲乏肢倦，头晕目眩，纳谷不香，腰酸，夜尿增多，虚浮肿胀。治以补益脾气为主，以生化源。常用黄芪、党参、怀山药、花粉、葛根、玉米须、山萸肉、生地、杜仲等。

郭某 男，49 岁，1990 年 9 月 3 日初诊。病人患糖尿病 1 年半，始见口渴口干，易饥多食，消瘦，尿多。经久未能控制，久则脾气大伤，化源不足，肾气失充。诊时见疲乏肢倦，纳谷不香，大便时溏，腰酸，夜尿增多，舌淡、苔白，脉弦而细。空腹血糖 19.5mmol/L，诊为消渴。证属脾肾气虚。治宜补脾益气为主，以生化源。

黄芪 30g　怀山药 30g　党参 25g　玉米须 20g　山萸肉 12g　花粉 15g　葛根 15g　杜仲 15g　生地 15g　麦冬 10g　甘草 3g

坚持治疗 3 月余，各症消失。空腹血糖降至 7.2mmol/L。

本例久病损及脾气，化源不足，肾气失充，故治以补益脾气以生化源，使水谷精微能正常化生、输转，供养全身，刘老认为本病先有胃阴不足的基础，故拟方用药宜特别注意，温燥太过之品仍非所宜，故应在方中配以清养胃阴之品，务必使补而不燥，方为合拍。确为经验之谈。

刘老认为，糖尿病是一个比较复杂的疾病，用药方面虽有上述养胃阴为主及益脾气为主的方法，但往往要在益气之中顾及养阴，养阴之中注意益气，方不致顾此失彼。刘老据此总结"平消渴方"颇为实用，摘录如下以供同道参考：

天花粉 15g　葛根 15g　生地黄 15g　麦冬 15g　太子参 15g　怀山药 30g　五味子 6g　山萸肉 10g　甘草 5g

由于糖尿病并发症较多，故不同情况可作不同加减，若口渴甚者加玉米须、芦根各 30g，知母 15g；若头晕头痛较显著者加苍耳子、白蒺藜各 12g，天麻 10g；若血压高者加生牡蛎（先煎）30g，杜仲、怀牛膝各 15g，白芍 15g；若身痛瘙痒者加白蒺藜、白鲜皮、银花各 15g；

若身有溃疡者加黄芪 20g，当归 12g，银花 15g；若周身疼痛者加黄芪 20g，当归 12g，银花 15g，秦艽、救必应各 5g；若纳呆者加麦芽 15g，鸡内金 10g；若胸闷者加郁金 10g，丹参 12g。

（钟嘉熙　整理）

陆文正

肾失固摄阴阳亏，效方加味桑螵蛸

陆文正，铜川市中医医院老中医

陆老认为，老年性糖尿病不但总以肾亏为本，且多起病隐匿，不易察觉，一旦发现，多呈阴阳双亏、肾失固摄之势。在临床上，多表现为夜尿频数，甚或遗尿为主要症状，并伴有眩晕、健忘，甚或痴呆等肾精亏虚的证候，再则发展成心悸、胸痹、中风、脱疽、麻木、目疾等一系列变证。陆老认为在该病的治疗上，首先要抓住阴阳双亏、肾失固摄这个枢纽，以补肾固摄为主要治法，兼以养心滋阴、调和阴阳。方用加味桑螵蛸散治疗，每多收良效。

方中桑螵蛸补肾助阳，固精止遗；龙骨、龟甲滋阴固涩，交通心肾；石菖蒲、远志、茯神开心窍，安心神；人参、当归益气养血；更取熟地养血补肾，益阴填精；山萸肉补肾滋肝，固涩精气；山药健脾补肺，兼以涩精。共达补肾固摄、阴阳双调之功。西医学认为：糖尿病与遗传因素有关，有人指出老年性糖尿病发病增高是衰老过程中糖尿病遗传因素显性升高的结果。这与陆老"肾为本"的认识相吻合。临床实践证明桑螵蛸散有明显减少老年性尿频的作用，无论是糖尿病性或非糖尿病性尿频，属于肾虚失固者均可用之。单味药理研究认为，人参、熟地可以使升高的血糖降低。故加味桑螵蛸散方不失为治疗老年性糖尿病的有效方剂。

莫某　男，60 岁，干部。1990 年 11 月 23 日以"胸痹"收入住院治疗。追问病史，夜尿频数 1 年余，兼有头晕、健忘等症，胸痛频繁发作，舌质暗红、苔少，脉沉细。查空腹血糖 8.38mmol/L，尿糖化验为（+++）。补充诊断：消渴。证属阴阳双亏，肾失固摄。宜加味桑螵蛸散：

桑螵蛸 30g　熟地 30g　山药 30g　龙骨 30g　石菖蒲 7g　远志 7g　人参 10g　当归 10g　覆盆子 10g　山萸肉 20g　麦冬 15g

服 6 剂后小便量次即明显减少，连服 21 剂，复查血糖降至 5.91mmol/L，尿糖转阴。继续服药 3 周，复查血糖稳定在 5.56mmol/L。胸痹亦很少发作，记忆力较前明显增强，停药出院，嘱其饮食调理。

任某　男，65 岁，工人。1991 年 6 月 24 日以"眩晕"收治，伴有夜尿频数甚或遗尿，每夜小便次数达 5~6 次之多，尿量为 2000ml 左右，健忘，有时呈痴呆状，舌淡红、苔白，脉沉细。查空腹血糖 7.88mmol/L，陆老给服加味桑螵蛸散治疗：

桑螵蛸 30g　熟地 30g　山药 30g　人参 10g　茯神 10g　当归 10g　远志 10g　龙骨 20g　山萸肉 20g　龟甲 15g　丹参 15g　石菖蒲 6g　益智仁 7g

每日 1 剂，水煎服。共服药 1 个月，遗尿彻底消除，夜尿次数减为每夜 1~2 次，量为 1000ml 左右，复查空腹血糖已正常，眩晕亦大为好转，临床治愈出院。

（王保瑞　王海鹏　整理）

程门雪

阳虚下消，法宗右归

程门雪（1902~1972），上海中医药大学原校长，著名中医学家

有张姓糖尿病病人来诊，饮一溲一，肌肉消瘦，神疲乏力，腰膝酸软，舌质光红无苔，脉细数。程老诊为肾阴虚损之下消，予大剂六味地黄汤加玄参、麦冬、五味子，以补肾益精、壮水制阳。诊毕，病人手示一方，系右归饮加味，并云乃以前青岛钱老中医所处方。程老说，久闻此老善用大剂右归饮治肾元虚损、阴阳两虚之下消证，实源于明代张景岳、孙东宿辈，汝可备之以候适当时用。又对我说，孙东宿医案之下消证记述精详，有小便味甜、色有油光等文字，乃今糖尿病的证。消渴证分上、中、下三消，渴多饮水属上，善饥多食属中，尿频尿多属下。病久者以肾阴不足，阴虚火旺为多，可以大剂六味地黄汤、生脉、增液汤等出入。诚如张景岳云："（消渴）若由真水不足则悉属阴虚，无论上、中、下急宜治肾，必使阴气渐充，精血渐复则病必自愈。"即此义矣。

同时，程老指出，消渴晚期亦间有肾元虚惫、阳气式微、气不化水之下消。症见多饮多尿，甚则夜尿十余次以上，腰膝软弱，神色憔悴，两脉虚大按之无力者，则须予大剂右归饮温补下元。孙东宿案以熟地、鹿角霜、山萸肉、人参、茯苓、杞子、远志、菟丝子、益智仁、桂枝、附子配成丸料，右归饮、丸与之相类，亦可用大剂金匮肾

气丸化汤治疗此证。程老还说，孙氏《赤水玄珠》有用单味鹿角治肾消小便数者，又有"凡消渴而小便反多有脂者，皆肾气不摄津液，宜多服黄芪，黄芪乃补气之要药"的记载，可以参考。上海名医陆仲安号称陆黄芪，常以大剂黄芪治消渴，量至120g以上，或源于兹。

（陆寿康　整理）

谢昌仁

清热滋阴，治消之要

谢昌仁（1919~2008），南京市中医院主任医师，临床家

我在多年临证中，摸索出应用清热滋阴法治疗消渴病，常获得良好的疗效。主要方药为：

北沙参　麦冬　川石斛　地黄　丹皮　茯苓　泽泻　山药　知母　生石膏　甘草　天花粉　鸡内金

我应用清热滋阴法治疗糖尿病有以下几点体会：

（1）《内经》中早有"二阳结谓之消"以及"胃热则消谷，消谷则善饥"的理论。近代医家认为本病的发生，一是由于素体阴虚，先天不足，肾阴亏乏，将息失宜，阴虚火旺，此与西医学的遗传因素似有类似之处。二是由于饮食不节，恣食肥甘醇酒厚味，损伤脾胃，脏腑生热，燥热伤津所致。此与西医学所谈多食而肥胖者，加重胰腺的负担同为一因。三是由于情志失调，久郁化火，消烁肺胃之阴。此与重度精神刺激影响中枢神经功能失调而发生糖代谢紊乱相一致。《临证指南医案》指出："三消一证，虽有上、中、下之分，其实不越阴亏阳亢。"当然，若迁延年久，阴损及阳，可导致肾阳亦虚，但实属少数。

（2）根据程钟龄的看法："三消之证，皆燥热结聚也，大法治上消者，宜润其肺，兼清其胃；治中消者，宜清其胃，兼滋其肾；治下消者，宜润其肾，兼补其肺。"又指出："夫上消补胃者，使胃火不得伤

肺也；中消滋肾者，使相火不得攻胃也；下消清肺者，滋上源以生水也。三消之法，不必专执本经，而滋其化源则病易痊矣。"《石室秘录》云："消渴之证，虽分上、中、下，而肾虚以致渴，则无不同也。故治消之法，以治肾为主，不必问其上、中、下之消也。"根据中医学对本病之理论，爰引古人临证的经验，结合个人临床实践，认为本病多因燥热伤阴所致，而以肾阴虚为主。因此立清热滋阴大法，方用人参白虎汤与六味地黄汤合参，以清热润肺，清胃生津，滋阴补肾。

（3）清热滋阴法的主要方药中，人参白虎汤可清肃肺胃，生津止渴；六味地黄汤能滋肾育阴，生津清热。方中沙参、麦冬、石斛可养肺胃津液；花粉系清热生津之要药。鸡内金一味每方必不可少，《医学衷中参西录》云："用鸡内金者，因此证尿中皆含有糖质，用之以助脾胃强健，化饮食中糖质为津液也。"临证用之，实有其效。

乔保钧

治当标本兼顾，自拟"消三多"方

乔保钧（1926~　），洛阳市中医院主任医师

糖尿病以 50 岁以上年龄者为多见，此时生理上处于"天癸竭""肾脏衰"的阶段。而肾为先天之本，主藏精，寓元阴元阳。肾之真阴，为一身阴液之根本，"五脏之阴非此不能滋"，肾水不足，虚火内炽，上燎于肺，中燔脾胃则烦渴大饮，多食善饥；阴虚阳盛，肾之开阖失司，固摄无权，水谷精微直趋下泄，则尿多味甜，或浑如脂膏；若肾阳虚衰，气化无力，津液不布，则多饮、多尿随之而起。由此可见，糖尿病属本虚标实之证，肺胃郁热、伤津耗气为标，肾气亏虚为本。

基于糖尿病本虚标实的病理特点，治疗必须标本兼顾。

根据这一原则自拟的"消三多"方，一方面选用大队清热润燥，生津养阴之品治其标；另一方面始终注重滋肾水，益真元以治其本，获效颇多。药物组成如下：

人参 7g，用党参倍量　知母 15g　生石膏 30g　黄连 6g　阿胶 9g　白芍 15g　生山药 15g　黄精 15g　地骨皮 9g　蒸首乌 15g　麦门冬 9g　鸡子黄 2枚

本方由《伤寒论》人参白虎汤与黄连阿胶汤组合化裁而成。前者原为气阴两虚者设，有益气清热生津之功；后者原为阴虚火旺者设，有补肾阴、清心火，交泰心肾之效，立法本意恰与糖尿病阴虚内热、

精亏津耗的病机相吻合，故合而化裁作为本方的基础。方中选生石膏、知母、天花粉、黄连、地骨皮等甘寒、苦寒之品清热以保津，用人参、麦冬、黄精等甘味质润之品益气养阴，是药合用针对虚热丛生引起的口渴多饮、多食易饥、身疲乏力等一系列标症；另增山药、首乌滋肾养肝，至于阿胶、鸡子黄，从营养学角度看，富含蛋白质，可为糖尿病病人提供必需的营养和能量，以补充水谷精微的消耗，从药物学角度而言，二者均为血肉有情之品，补肝肾而滋真阴，针对阴精亏损之本，以制阳光之妙。综观全方，具有滋补肝肾、养阴润燥、益气清热、生津止渴之功效。

糖尿病有上、中、下三消之分，同时病程有长短，体质有差异。因此，具体应用"消三多"方时，不能拘泥刻板，一成不变，而应因人制宜，据证加减。

（1）偏于上消者，肺胃燥热所致，症以口干咽燥渴而多饮为主，脉细数或弦数，舌质红少苔或无苔。基本方中可选加百合 15g、乌梅 10g、生地 15g、玉竹 15g、石斛 15g、玄参 15g。

（2）偏于中消者，胃火内炽、津亏肠燥所致，症以多食易饥、口渴喜饮、大便燥结或便闭不通为主，舌红少津，苔黄燥，脉沉实有力。基本方生石膏可重用至 50g，知母用至 30g，另加大黄 7g，生地 15g；当大便由干变软，舌苔由厚变薄，由黄变白时，生石膏、知母、黄连、大黄等应及时减量或停用，以防过服苦寒，损脾伤胃之弊。

（3）偏于下消者，病由肝肾阴虚所致，症以尿频尿多，浑如脂膏，腰膝酸软，头昏耳鸣为主，脉细数，两尺无力，舌质嫩红或暗红，少苔或镜面舌。基本方去生石膏、黄连、知母，重用山药至 30g，另可酌情选加龟甲 30g、枸杞子 15g、五倍子 10g、覆盆子 13g、山萸肉 15g、熟地 15g、生牡蛎 15g、旱莲草 30g。

（4）三消症状缓解，病情相对稳定期，当以滋肾养肝、益气健脾为主，上方去生石膏、黄连、知母、地骨皮，加生黄芪 30g、白术 10g、鸡内金 15g、山萸肉 15g、枸杞子 15g、旱莲草 30g。

"消三多"方旨在标本兼顾，经临床验证，效果较为满意，曾以本方为主系统观察 50 例，显效 23 例，无效 6 例，总有效率达 88%。

任某 女，54 岁，农民。1985 年 6 月 19 日初诊。

病人 1984 年 12 月出现口渴喜饮，尿量增多，某医院查尿糖（++++），诊为糖尿病。经洛阳某医院中药治疗，症状虽有改善，但血、尿糖始终变化不大。现乏力神疲，多汗，肢体酸软，手足心热，口干欲饮，食量中等，小便量多，大便正常。查：尿糖（++++），空腹血糖 11.49mmol/L。舌质红，苔薄黄，六脉弦数无力。证属肾阴亏虚，虚热内炽，耗气伤津。治宜滋肾益气，养阴清热，生津止渴。

党参 10g　麦冬 15g　生石膏 30g　知母 15g　天花粉 10g　山药 15g　黄精 10g　玄参 13g　山萸肉 15g　乌梅 9g　黄柏 10g　蒸首乌 15g　地骨皮 9g　旱莲草 30g

上方服 5 剂，口渴减轻，空腹血糖降至 7.38mmol/L，加枸杞子、阿胶、鸡子黄等，又进 30 余剂，口渴消失，血糖降至 5.13mmol/L，尿糖定性亦转阴。惟觉下肢沉困，尿少色黄，大便溏。查舌红，苔薄黄，脉沉微。继宜益气清热、健脾补肾为治。处方：

生黄芪 30g　白术 10g　山药 15g　山萸肉 10g　黄精 15g　黄连 9g　阿胶 9g　枸杞子 15g　旱莲草 30g　鸡子黄 3 个　黑豆 1 把

上方为主，稍加减出入，又进 30 余剂，三消症状皆除，体重增加 2.5kg，全身较前有力，小便较前清亮，血糖降至 4.99mmol/L，尿糖转阴，嘱其注意饮食调理，继服消三多丸巩固疗效。

李某 男，56 岁，农民。1986 年 7 月 8 日初诊。

病人 1985 年 12 月始觉大渴喜饮，形体明显消瘦，当时查尿糖（++++），空腹血糖 9.49mmol/L，经服用 D_{860}、盐酸苯乙双胍、消渴丸等治疗半年，病情一度缓解。近几个月来，因劳累致病情复发加重。

刻诊：口干喜饮，食量中等（自我控制），乏力神疲，腰膝酸软，小便频多，大便调和。脉虚数无力，舌红略紫，苔白。证属肾气不足，中焦郁热。治宜滋肾清热，养阴生津。

蒸首乌 15g　麦冬 13g　山药 15g　知母 10g　天花粉 15g　生石膏 30g　黄连 9g　鸡内金 15g　枸杞子 15g　生百合 15g　生龙骨 15g　旱莲草 30g　霜桑叶 5g

上方稍加出入，连进 27 剂，尿糖转阴，血糖降至 6.38mmol/L，身觉有力，惟口干、便干。查舌红、苔白，脉弦滑数。处方：

太子参 13g　麦冬 15g　知母 20g　生石膏 30g　黄连 9g　阿胶 9g　鸡内金 15g　天花粉 15g　枸杞子 15g　山药 10g　黄精 10g　旱莲草 30g　鸡子黄 3 个

上方为主续进 30 余剂，体重增加 2.5kg，多饮、多尿诸症俱消，精神转佳，气力倍增，已恢复正常劳动。继服下方巩固疗效。

太子参 15g　麦冬 15g　山药 20g　知母 15g　黄连 9g　阿胶 9g　天花粉 15g　黄精 15g　枸杞子 15g　山萸肉 10g　生地 10g　鸡内金 15g　生甘草 6g　霜桑叶 5g

（乔振纲　吴燕燕　整理）

胡建华

治疗消渴，勿忘化瘀

胡建华（1924~2005），上海中医药大学教授，著名中医学家

一般认为消渴多属阴虚燥热所致，病在肺、胃、肾。并根据肺燥、胃热、肾虚之不同情况，分别采用清热润肺、清胃养阴、滋阴补肾等法。其病情轻浅者，经过治疗可以渐渐向愈。但也有不少病人，久治无效，病情日渐加重。究其原因，主要由于过分偏于养阴润燥，而没有抓住血瘀这一关键问题。诚然，糖尿病初起，确实阴虚是其本，燥热是其标。故中医前辈刘树农教授生前认为："阴虚燥热是糖尿病血瘀的主要原因。"可谓一语中的。盖燥热愈甚而阴愈虚，阴愈虚而燥热愈盛，耗津灼液，使血液的浓度增加，而成瘀血。消渴日久，阴损及阳，以致阴阳两虚，阳虚则寒凝，亦可导致血瘀。曾见报道，糖尿病病人全血黏度和血浆黏度升高，红细胞聚集性增强，变形能力降低。从临床上糖尿病常见皮肤感染、多发性疮疖、动脉硬化中风偏瘫等并发症，亦可充分说明糖尿病与血瘀存在着密切的关系。

曩日，我治疗糖尿病亦往往忽视"血瘀"，因此，一部分病人疗效不显。近数年来，通过临床探索，从"血瘀"出发得出这样结论：糖尿病初起多偏肺胃燥热，此时用药或可偏于滋阴清热，但缠绵日久，多见阴损及阳，故必须兼顾阳气。此时如果仍然坚持寒凉太过，势必导致不良后果。盖燥热灼伤津血，或阴虚及阳，阳气虚衰，均可致

瘀。故消渴之症必挟瘀血。即使未见肌肤甲错、面晦、舌紫等症，亦必须施用活血化瘀法。

1984年11月21日，我曾治一男性病人，58岁，患糖尿病4年余，空腹血糖曾达16.31mmol/L，长期服用降血糖西药及中药治疗。

刻诊："三多"症状不明显，但见神疲形瘦，腰酸，阳痿，头晕，口干，臀部有散在小疖疼痛。舌质淡尖红，苔薄腻，脉细弱略数。空腹血糖9.65mmol/L。现服D_{860}0.5g/次，日服2次，盐酸苯乙双胍25mg/次，日服2次。我先予滋肾温阳，活血化瘀法，药用生地、熟地、山萸肉、黄精、菟丝子、首乌、玉竹、天花粉、黄芪、益母草、赤芍、白芍、金银花、生山楂。服药7剂，各症见减，臀部小疖消退。续服7剂后，改用膏滋方以培益肝肾、平补阴阳、活血化瘀。除用生晒人参、黄芪、地黄、山萸肉、天花粉、菟丝子、锁阳、黄精、淫羊藿、首乌、潼蒺藜等外，并投入当归、丹参、红花、赤芍、益母草、生山楂等活血化瘀之品。2个月后膏滋方服完，再用汤药调治3个月，西药全停，病情稳定。续服汤药4个月，于1985年10月8日复诊时，除略有口干、腰酸及视力较差外，其余症状均已消失，复查空腹血糖降至6.21mmol/L。

张珍玉

治消无分上中下，惟取都气加黄芪

张珍玉（1920~2005），山东中医药大学教授

消渴一证，古人就其证分为上、中、下三消，以饮多病在肺为上消，食多病在胃为中消，尿多病在肾为下消，故以"三多"而定名。《临证指南医案》曾云："三消一证，虽有上中下之分，其实不越阴亏阳亢，津枯热淫而已。"赵献可《医贯》亦曾云："治消之法，无分上、中、下，当先治肾为急。"余多年体验，此说符合临床实际。

盖肾为水脏，若真水不竭，则无渴饮之患。五脏之津液皆本于肾，肾阴虚则阳旺，故渴饮不止而消谷善饥，肾为胃之关，关门不利，故渴饮而小便多也。加之肾阴亏虚，无力制火，火旺则煎熬脏腑，火因水竭而益烈，水因火盛而益干，故饮多而不济渴，此名消渴。

余用都气丸变汤剂加黄芪，治疗本证，无论新久每获良效。其中之六味地黄汤，治肝肾之不足、真阴亏损、精血枯竭、消渴淋沥等证。五味子之咸酸，而长于保肺气，滋肾水，收心气，生津止渴，合六味地黄汤不但加强滋补肝肾之阴，且能制其火旺，从而津生渴止。加黄芪促其生发之性，故能补气升阳，温运阳气以生血，助气化水，气化则津生，颇合都气之意，故余运用此方以治消渴，效果满意。

方中熟地改用生地。

生地 12g　山萸肉 9g　炒山药 9g　丹皮 6g　茯苓 6g　泽泻 6g　五味子 9g　黄芪 20g

水煎分 2 次服，每日 1 剂。忌辛辣烟酒、炙煿之物。

王某　女，60 岁，干部。

自诉 3 年前患糖尿病，尿糖（+++），血糖 9.99mmol/L，渴饮不止，每日能喝 6.8L 水，食量大且易饥，小便亦多。身体较胖，自觉周身乏力，动则气短，且足跟部有一痈肿已半年。诊其脉滑数，舌无苔而红干，即处方都气丸加黄芪方，剂量同上。服 10 剂后，病情大减，效不更方，继服 10 剂，三多症已不明显，脚跟痈肿已消退过半，惟时有口干，不饮水亦可支持，尿糖化验正常，但血糖仍偏高，嘱将原方用量各加倍配成水丸剂服用，每日服 2 次，每次服 9g 以巩固疗效。后因血压高来就诊，询及前病自云无明显症状。化验多次尿糖虽无异常，但血糖略偏高。

谭日强

审证须重便之燥溏

谭日强（1913~1995），湖南中医药大学教授

消渴病一般分上中下三消论治。大抵饮多属上消，治宜润肺；食多属中消，治宜清胃；尿多属下消，治宜滋肾。但按法治之，有时效，有时不效，其故安在？盖本病是因燥热内燔、津液耗伤所致。临床上往往饮多、食多、尿多同时并见，仅在表现程度上有或多或少或轻或重而已，究难截然分治。笔者近十多年来，经临床摸索，每凭病人的大便情况，作为辨证施治的标准，即大便燥结者，此脾阴大亏，不能为胃行其津液，治用麻子仁丸合增液承气汤润肠通便；大便溏泻者，为脾虚失运，不能生化津液，治用七味白术散健脾生津；大便正常者，乃属气阴两虚，治用滋膵饮合生脉散以益气阴，疗效尚称满意。

李寿山

滋阴清热，润燥治三消
燮理阴阳，补肾起沉疴

李寿山（1922~2013），大连市中医院主任医师，临床家

李师认为消渴病由阴虚之体，肥甘无节，饮酒过度，情志失调，从而形成阴虚燥热的病理变化；病延日久，阴损及阳，则形成阴阳俱虚证。治疗大法，不外益气、滋阴、清热、润燥、调补阴阳。

阴虚燥热，治以益气养阴

消渴之成，责之于阴虚内热，热伤气阴化火，内生燥热，消灼肺胃津液及肾之阴精，而阴虚的重点在肾，燥热的本质属虚。临床上虽有多饮、多食、多尿三消之分，然临床实际难以截然划分，惟有主次缓急之别。

李氏积多年之经验，认为临床出现肺燥多饮、胃热善饥、肾虚多尿者，不必凿分上中下三消而分治之，凡临床症见烦渴多饮，消谷善饥，小便数，倦怠无力，头晕耳鸣，视力减弱，日渐消瘦，舌红少津，苔薄黄，脉弦滑或数，空腹血糖或尿糖高者，即可投以经验方消渴汤，益气养阴、清热润燥治之。药用：

黄芪 30~50g　太子参 15~30g　生地 15~30g　山药 15~30g　麦冬 15~30g

玄参 15~30g　枸杞子 10~20g　五味子 6~10g

烦渴多饮，舌红苔黄，脉洪大者加生石膏；多食易饥，舌苔黄燥者加黄连；多尿，浑浊如脂膏者加益智仁、桑螵蛸、覆盆子；四肢麻木刺痛者加丹参、鸡血藤；多发疖肿者加忍冬藤、生甘草；目花视弱有白内障者加蝉蜕、密蒙花；血糖高难降者加当归、川芎；偏燥热者加生石膏、知母；偏虚热者加地骨皮、黄精。

王某　男，45 岁，工人。

素患糖尿病，靠消渴丸或格列本脲缓解症状。近因过劳而加剧，咽干舌燥，烦渴多饮，消谷善饥，大便干燥，小便频多，尿有甜味，倦怠无力，头眩目干，手足心热，手指麻木刺痛，舌红少津，脉弦细小滑。空腹尿糖（++++），空腹血糖 12.09mmol/L，虽加大格列本脲用量也不能缓解症状。证属肺肾阴虚，阳明燥热。治宜益气养阴，清热润燥，佐以活血通络。

黄芪 50g　沙参 20g　麦冬 20g　生地 25g　玄参 20g　山药 30g　黄连 3g　丹参 30g　鸡血藤 25g　枸杞子 15g

服上方 6 剂后，渴饮、善饥、尿多诸症明显减轻。原方继服 10 剂，渴止，饮食二便正常，头眩目干，手足心热，倦怠诸症逐渐好转，惟手指麻痛如故，舌淡红无苔、脉细涩。燥热之势已减，拟补养肝肾，养血活血。方药：

黄芪 30g　太子参 20g　枸杞子 15g　麦冬 15g　山药 15g　生地 15g　熟地 15g　当归 10g　川芎 10g　丹参 20g　鸡血藤 20g　桂枝 7.5g

原方增损 30 余剂。诸症消失，舌红无苔，脉弱滑，复查空腹血糖、尿糖已转正常范围。原方增减配成丸剂，续服 3 个月，并注意饮食调摄。随访 1 年一切正常。

阴损及阳，滋肾调补阴阳

消渴病久，未能控制，阴损及阳，常见阴阳俱虚诸证。

也有初病即见阳虚者，但较少见。临床症见面色㿠白，倦怠怕冷，腰膝酸软，口渴多饮，小便频多而浑浊如有脂膏，男子阳痿，女子闭经，甚则浮肿，大便溏泄，舌淡苔白，脉沉细无力。此为阴阳俱虚之证，病的关键在肾。遵仲景"男子消渴，小便反多，以饮一斗，小便一斗，肾气丸主之"之旨，方用肾气丸化裁：

熟地黄 15~25g　山萸肉 10~15g　山药 10~25g　茯苓 10~15g　肉桂 3~6g　炮附子 6~10g　淫羊藿 10~15g　鹿角霜 10~15g　桑螵蛸 10~15g　益智仁 10~15g　覆盆子 10~15g

浮肿明显者加车前子、怀牛膝；五更泄泻者加补骨脂、肉豆蔻；视物模糊、耳鸣耳聋者加枸杞子、灵磁石；伴有眼底出血者加茜草、三七粉；久病胰岛素依赖者加丹参，合服鹿茸丸或猪胰粉等。

王某　男，50 岁，干部。

患糖尿病 10 余年，身体日渐消瘦，纳呆食少，倦怠乏力，口渴喜热饮，夜尿频多浑浊有脂膏，大便溏薄，晨起面肿，午后腿肿，四肢不温，畏寒喜暖。叠经中西医药治疗，皆无明显疗效，靠肌内注射胰岛素维持。观其面色苍白不华，萎靡不振，语声无力，舌质淡苔白滑，脉沉细无力。证属脾肾亏损，阴阳气血俱虚，已成虚劳证。治宜补肾健脾，调补阴阳。

熟地黄 20g　山萸肉 10g　山药 15g　莲子肉 15g　茯苓 15g　淫羊藿 15g　补骨脂 10g　炮附子 6g　肉桂 3g　人参 10g　丹参 15g　益智仁 20g　砂仁 3g

并服猪胰粉 3g，每日 3 次，蚕茧 10 只煎汤代茶。

上方治疗半个月，口渴渐缓，胃纳略增，夜尿减少而清淡，大便成形，日1次。原方去莲子肉、补骨脂，加车前子15g、怀牛膝10g，又服半个月，浮肿渐消，口已不渴，体力略增，遂停注胰岛素，口服格列本脲常规量。原方增减治疗约2个月，诸症若失，体重增加4kg，面色红润，神志如常，舌淡红无苔，脉弱滑。查空腹尿糖（±~+），空腹血糖5.55mmol/L。病情稳定，停服格列本脲，原方加鹿茸粉、龟鹿二仙胶、猪胰粉等配成丸剂，早晚各服10g，治疗约半年，多次复查血糖、尿糖均在正常范围。体重增加，诸症消失，已恢复工作。继服丸药巩固，注意饮食调摄，随访1年一切良好。

（李志民　杨容青　整理）

胡永盛

滋毓肾阴，以脏补脏

胡永盛（1925~　），长春中医药大学教授，吉林名老中医

余治疗消渴，除施用方药治疗外，每兼用"同物同治"的脏器疗法，亦收到满意的效果。下述一案例以为介绍。

赵某　男，35 岁，干部。1980 年 5 月 7 日初诊。

患病半年，经常口渴，每昼夜能饮 4 暖瓶水，小便过频，日夜 10 余次，尿液浑，有脂膏。体质消瘦，神疲困倦，肢楚乏力，语声低微，腰痛腿软，时有头晕，两颧微赤，口干，唇有皲裂，舌尖微红，苔稍黄而燥，脉细数无力。化验尿糖（+++），空腹血糖 13.32mmol/L。诊为肾消（糖尿病）。证属肾虚精耗，阴虚阳亢之肾消（下消）。治宜补肾滋阴，生津止渴。

茯苓 10g　天花粉 15g　黄连 10g　萆薢 15g　党参 20g　玄参 20g　生地 40g　鸡内金 30g　覆盆子 20g　甘草 10g　黑豆 50g　猪胰 1 具

用法：先以水煮猪胰（切成小块）和黑豆熬开，取凉汁再合前 10 味药同煎，每日 2 次温服。

复诊：前方服 6 剂，口渴轻，饮水量减至每昼夜 2 暖瓶，腰痛、乏力有所减轻，惟头晕重，仍服上方且加天麻 15g、生龙骨 50g。

三诊：前方又服 6 剂，饮水量每昼夜减至 1 暖瓶，小便量次等已转向正常。化验：尿糖（－），空腹血糖 6.1mmol/L。诸症消失，体力已

恢复，能上班工作。计连服 18 剂而获痊愈。

本病人因于房室不节，以致肾虚精耗，封藏失司。气不化水则小便频数量多，尿如脂膏是水谷之精微敷化不及，随小便而出，伴有眩晕亦是肾水亏虚不能涵养肝木之征。治用"疏利之气，草木为先；滋益之味，骨血为重"（《医暇卮言》）的复方以脏补脏，填补真阴，更可强化益肺、补脾、滋肾、润燥、清热的功效。

猪的胰脏有润燥解热的功能。猪胰煮熟食时，汤味鲜美，胰味像瘦肉一般，同清炖猪肝相似，绝不是恶腥的内脏。所以本方煮汤后的猪胰，还可加用大葱（约有大拇指粗，不是小葱）、生姜（不是老姜）及佐料作为菜肴食用。煮烂后的黑豆，亦可加佐料当小菜佐餐，对本病可起到补益作用。若无猪胰可用猪肝，无黑豆可用绿豆代替。

我每用本方通治三消，若上消（多饮）本方加杏仁、佩兰宣畅上焦气化；中消（多食）加生石膏、连翘宣畅中焦气化；下消（多尿）即用本方施治。对体重减轻明显者，党参改用白人参。

消渴一证，虽有三消之分，治有侧重肺、胃、肾之别，实际上不拘泥于分型，不仅止于舌脉，有斯症而用是方。大要总其致病之本多由燥热引起，每常与肾气不足攸关，故治三消常以滋其化源为基本治法，然后再按兼挟之症加减用药。上方对于消渴轻证（糖尿病非胰岛素依赖型）有一定效果（如服汤药不方便，亦可将猪胰烘干研粉，合群药共研粉制丸或压片用）。

对于重证消渴（糖尿病胰岛素依赖型）亦可改善其多饮、多食、多尿的"三多"症状，但对尿糖和血糖的改变，每不稳定，多难速效；且与饮食控制、情绪波动、过度操劳、坚持服药等有密切关系。

关幼波

芍甘乌梅化阴生津，芪仙葛根益气补肾

关幼波（1913~2005），北京中医医院主任医师，著名中医学家

消渴证大多由于过食肥甘，七情郁火，或因素体阴亏，内热由生，肾精被耗所致，日久气阴两伤，肾气不固，收摄无权，以致多饮而烦渴不解，多食反而消瘦，多尿而味甘，阴精外泄。所以在治疗时应当注意调补阴血精气，从肾论治为本，生津散热止烦渴为标，并根据上、中、下三消的不同特点而有所侧重。他在实践中摸索出一个基本方：

黄芪 30g　淫羊藿 15g　杭白芍 30g　生甘草 10g　乌梅 10g　葛根 10g

方中生黄芪益气，为消渴要药，予常用白芍，甄权《药性本草识》说白芍能"强五脏，补肾气"，与乌梅、甘草合用酸甘化阴，以生津液。正如近人贾九如所说："白芍药微苦以能补阴，略酸亦能收敛……同炙甘草为酸甘相合，调补脾阴神妙良法。"乌梅生津敛阴止渴，葛根生津液、除烦热而止渴，且能鼓舞胃气上行，一散一敛，使之津液输布而不耗散，邪热得清而阳气升发。另选淫羊藿补命门益精气，使生黄芪得命门之助而补气力著，协白芍强五脏补肾气作用显增。所以，补肾益气、生津敛阴为本方的特点。

肺热甚阴伤重者，可选加生石膏、川连、石斛、天花粉、玉竹、麦冬、沙参。

夜尿频数者，选加川断、补骨脂、五味子、菟丝子、芡实、鹿角霜等。

气血虚者，选加党参、黄精、当归、生地、熟地、白术、山药、首乌、阿胶等。

刘某 男，53 岁。1973 年 9 月 25 日初诊。

病人烦渴多饮，多尿，疲倦已 1 年余。自 1972 年 2 月开始，自感口渴，饮水增多，排尿频数，尿量增多，体重下降，疲乏无力。同年 3 月 6 日住某医院检查：空腹血糖 16.65mmol/L，尿糖（+++），诊为糖尿病。开始控制饮食，用胰岛素治疗，并服用维生素、葡醛酸钠，肌内注射维生素 B_{12}、胎盘组织液，病情好转，改用口服降糖药物，住院 1 年多，于 1973 年 7 月 7 日出院，当时空腹血糖 9.44~12.77mmol/L，尿糖（+~++）。同年 9 月 25 日来我院门诊。

症见：口干思饮，尿多，且易疲乏，饮食尚需控制，大便如常。舌红少苔，两脉弦细而滑。证属肾虚阴亏，肠胃蕴热，津液灼耗，发为消渴。治宜补肾育阴，清胃生津。

生黄芪 15g　北沙参 15g　五味子 12g　杭白芍 30g　甘草 12g　生地黄 12g　熟地黄 12g　当归 10g　乌梅 10g　淫羊藿 15g　葛根 10g　玉竹 10g　天花粉 12g　石斛 30g　麦门冬 10g

以上方为主，偶有加减（口渴重时加生石膏 30~60g），连续服用 130 余剂，并停用西药，至 1974 年 5 月，空腹血糖稳定在 5.55~6.66mmol/L，尿糖（－），诸症好转。随访至 1974 年 11 月，自觉情况良好，空腹血糖 6.1mmol/L，尿糖（－），能坚持一般工作。

（高益民　整理）

曹健生

肾虚多尿循六味，善饥口渴用白虎

曹健生（1930~ ），河南省中医研究院主任医师

消渴的病理特征是阴津亏损，燥热内生。阴津愈损，燥热愈甚；燥热愈甚，更能灼伤津液，如此往复，故日久终成不治。而阴津亏损之源，乃在于肾。肾为水火之脏，寓元阴元阳，真阴亏损，肾水不足，龙雷之火升腾，上灼津液，火因水竭而益烈，水因火烈而益干，胃津枯竭，五脏干涸，消渴之证则成。故本病阴亏为本，燥热为标，其源在肾，其流在胃。不洞析此种关系实难理解本病之复杂的病理过程及临床症状。由于标本之间可以互相转化，或标证与本证互见，或肾虚与胃热杂陈，时而以标证为主，时而以本证表现；亦可三多并存，亦可一证出现；亦或肾阴未济，胃热之象暂隐；亦或肾阴已复，燥热之证仍炽，如此等等，不一而足。面对这错综复杂的征象，尚须谨守病机，牢记肾与胃之间的标本关系，方能处乱不惊，作出正确的判断。

消渴病之治疗大法，要紧紧抓住阴虚、燥热两端。惟求补肾水阴津之虚，抑相火升腾之热，除胃肠燥热之甚，济人身正气之衰。使阴阳济而得和，津液生而不枯，惟六味地黄汤。本方纯阴重味，有清热生津之功。滋阴以清热，补水以制火，恰合消渴之病机。

我体会用六味地黄汤治疗消渴病，一定要按原方宗旨，对其组成

及各药比例不要轻易改变，严守法度。即：

干地黄 24g　山药 18g　山萸肉 18g　茯苓 9g　泽泻 9g　丹皮 9g

突出地黄为君的地位，若增加药品多不过 1~2 味，且要遵循原方本意，该方实为三补三泻，三泻之药，不可不与，亦不可多与，以补为主，寓泻于补中。使其成为水火兼宜，不寒不燥，有补有泻，相和相济，方为治消效方。

本方对于消渴病时日已久，身体瘦弱，三多暂隐而血糖增高，尿糖明显的病人，至为恰当。稍口渴而不著，胃纳佳而食不多者，可加麦冬 15g、葛根 15g 以增津液。应用本方，贵在持之以恒，悉心调理，当渐有效。若用药一曝十寒或妄用重剂，试图朝投夕效，必欲速则不达。

对于本病三多病状明显，口舌干渴较重，属胃腑实热者，宜将白虎汤与六味地黄汤合用。根据"热则寒之"的原则，此时应首先大清里热，但由于热甚伤津，若用苦寒直折，愈伤其阴，伤阴而化燥。故宜用甘寒之品以泻火生津，白虎汤恰中病机，再合六味地黄汤，标本同治，既能较快解除症状，又有釜底抽薪的作用，血糖、尿糖均可改善。实践证明：石膏与知母同用，有明显降低血糖的作用。白虎与六味共享，粳米可以去掉，因有山药一味已足，甘草可以生用，意在养阴生津，免除蜜炙增加血糖之虞。

李某　女，54 岁，工人。于 1986 年 3 月 20 日初诊。多年前因口渴多饮，善食易饥，身体消瘦，在某医院检查血糖、尿糖均增高，诊为糖尿病。曾服 D_{860}、消渴丸等，症状得缓，但停药后症状仍然，如此反复发作。近 1 年来，又出现腰酸腿软，身困乏力，咽干口燥，大便秘结，烦躁不宁。查：六脉沉细而微数，舌红苔黄而干涸，血糖 10.55 mmol/L，尿糖（+++）。证属肾阴损，真阴耗伤，水亏火旺。

干地黄 30g　山药 20g　山萸肉 20g　丹皮 9g　茯苓 9g　泽泻 9g　麦

冬 15g　　葛根 15g

上方连服 15 剂后，诸症减轻，精神明显好转，口不干渴，大便变软。血糖 9.44mmol/L，尿糖（+），脉象同前，舌质淡红，苔黄白而薄。此为津液渐复，热势稍降，病有转机。

干地黄 24g　　山药 18g　　山萸肉 18g　　茯苓 9g　　泽泻 9g　　丹皮 9g

1 个月后复查，形体渐丰，精神亦佳，饮食正常，小便不多，脉沉细，舌质淡红，苔薄白。血糖 8.04mmol/L，尿糖（++）。津液已复，火热已退，病已大愈。嘱其长期服用六味地黄丸，以巩固疗效。

8 个月后随访，症状全无，已恢复工作，血糖 7.33mmol/L，尿糖微量，临床基本痊愈。

赵某　男，48 岁，干部。1984 年 5 月 15 日初诊。

近半年来口干舌燥，大渴引饮，小便量多，饥饿多食，形体消瘦，身困乏力，烦躁易怒，头晕不寐，曾注射胰岛素，口服 D_{860} 等，用后血糖稍降，停药如故。血糖 14.43mmol/L，尿糖（++++），血压 180/96mmHg，脉沉细而弦数，舌质红苔黄厚。证属肾水亏虚，胃火炽盛，水不涵木，肝阳上亢。治宜补水救火，平肝潜阳。

生石膏 60g　　知母 15g　　干地黄 30g　　山药 20g　　山萸肉 15g　　丹皮 12g
茯苓 15g　　泽泻 15g　　甘草 3g　　夏枯草 30g　　钩藤 15g

该方用白虎汤以降胃火，六味地黄汤以补肾水，加夏枯草、钩藤意在平肝潜阳。同时嘱病人控制饮食，减少糖的摄入。

药服 10 剂后，头晕、烦躁好转，口渴减轻，饮食得到控制，血压 160/90mmHg，血糖 11.1mmol/L，尿糖（+++），脉细数，舌质红，苔薄白。上方去夏枯草、钩藤，加麦冬 15g、葛根 15g。嘱其若无大的变化，可持续服用。

2 个月后，各症逐渐好转。血压 140/90mmHg，血糖 8.66mmol/L，尿糖（++），口渴不甚，烦躁全无，脉沉细，舌质淡红，苔薄白。

处方：

干地黄 24g　山药 18g　山萸肉 18g　丹皮 9g　茯苓 9g　泽泻 9g　麦冬 15g　葛根 15g

服上方 1 个月后，饮食正常，已不口渴，复查血糖 6.93mmol/L，尿糖（+~++），脉沉细，舌淡苔薄白。嘱用六味地黄丸以善其后。

万文谟

健脾补肾活血治消要策

万文谟（1923~　），武汉市第九人民医院主任医师

一、健脾为治消之重要环节

李东垣有"不能食而渴者，钱氏白术散倍加葛根治之"的论述，近代名医施今墨先生也十分重视升发脾胃阳气，他认为"倘仅用苦寒、甘寒以折之，则中焦之结不开（指"二阳结谓之消"之经旨），故治糖尿病时"欲求火降须开结，欲求回津滋肝肾，水火升降阴阳协调，病可向愈"。他所设计的苍术与玄参配伍，至今仍为许多医家所赞许和沿用。笔者曾治1例用过胰岛素2年的病人，症见渴饮多溲、纳食不佳，以红参、苍术、玄参、天花粉煎汁代茶常服，逐渐减去胰岛素，并停用5年之久未见病情反复。特别是肝炎、肝硬化合并糖尿病的病人，尤觉"治肝实脾"之重要。

二、活血乃治消的重要突破

《医林改错》中有"血瘀"所致消渴的见解，近代渐为学者所重视。如有报告认为，在糖尿病的辨证中发现伴有瘀血证候的达半数以上；还有研究认为，血液高凝状态、瘀血阻滞是形成糖尿病血管神经并发症的一个重要因素。笔者常用健脾益气与活血化瘀配伍治疗肝硬化合

并糖尿病的病人，似有较好的效果。

三、补肾治消大有前瞻之望

《金匮要略》早有"肾气丸主之"以治消的论述，后世也有不少补肾的见解。近代研究认为，肾虚、卵巢功能低下与糖尿病的发生有密切关系，补肾治疗通过其整体作用尚可增加组织对胰岛素的敏感性，促进组织细胞对葡萄糖的利用。笔者曾遇更年期患有肝硬化合并糖尿病者，运用调补脾肾兼以活血化瘀的方法而获效较好，因而对补肾治消抱有前瞻之望。

张某 男，62岁，工人，于1973年3月10日初诊。

病人于1964年发现黄疸性肝炎，经住院治疗好转，1973年又诊断为肝硬化，同时发现糖尿病。症见口渴多尿，纳食不振，疲乏无力，胁肋刺痛，脘腹胀气，大便微溏不爽。苔黄腻，舌红紫，边有齿印，腹部肋下两侧可触及痞块，质地较硬（肝、脾肿大）。检验：尿糖（+++），空腹血糖15.54mmol/L；肝功：黄疸指数6单位，麝香草酚浊度试验18U，碘试验（++），谷丙转氨酶220U/L（金氏法）；总蛋白52g/L，白球蛋白比为0.9∶1。诊断：积聚（肝硬化），消渴（糖尿病）。辨证：湿热久羁，肝血瘀阻，脾运失常，气阴两伤。治法：清化湿热，调理肝脾，益养气阴。处方：

黄芪 15g　党参 15g　丹参 15g　天花粉 15g　石斛 15g　女贞子 15g　白花蛇舌草 15g　赤芍 10g　白芍 10g　黄柏 10g　陈皮 10g　五味子 10g　苍术 10g　玄参 10g

连服9剂，口渴、多尿稍减，大便较爽，仍见溏薄。拟法如前。

黄芪 30g　山药 30g　丹参 30g　白花蛇舌草 30g　天花粉 15g　石斛 15g　益母草 15g　苍术 10g　玄参 10g　赤芍 10g　五味子 10g　败酱草 10g

连进12剂，渴饮、多尿已解，大便成形，复查肝功正常，空腹血糖 9.44mmol/L。原方加桃仁 10g，另以红参切片，每日含化 3g，再治 1 个月，于 6 月 2 日复查血糖正常，肝功未见反复。以后每月服原方 8~10 剂，观察 10 年未见病情反复。

傅某 女，47 岁，于 1979 年 10 月 5 日初诊。

病人于 1963 年感染急性血吸虫病，经治疗好转，1977 年发现肝功异常，诊断为血吸虫性肝硬化，1979 年初又罹糖尿病。症见肝区疼痛，疲乏无力，口干少饮，纳食不振，头晕目眩，夜寐多梦，烦躁不宁，大便时溏时结，小便色黄，夜溲较多，月事或前或后，经量时多时少，夹有少许瘀血块。望眼睑微肿，舌苔薄黄，舌质尖红边紫，脉弦细，两手抚之不温，腹部有块可及，中硬，下肢浮肿，指压略有凹陷。检验：尿糖（++），空腹血糖 9.43mmol/L；肝功：黄疸指数 4U，碘试验（++），麝香草酚浊度试验 17U，谷丙转氨酶 82U/L（赖氏法）。B 超提示：血吸虫性肝硬化。辨证：肝血不畅，脾运失常，湿热蕴遏于前；肾气不足，冲任失调，心神失养于后。治法：清湿热，调气血，补脾肾，养心神。处方：

太子参 30g　山药 30g　夜交藤 30g　丹参 30g　白花蛇舌草 30g　天花粉 15g　山萸肉 15g　益母草 15g　连翘 15g　石斛 15g　淫羊藿 10g　沙苑子 10g　莲子心 10g　藿香 10g

连服 30 剂。于 1979 年 11 月 5 日复查肝功、血糖正常，尿糖阴性。随访 9 年，偶觉肝区不适，精神欠佳，依原方调理则已。多次复查肝功、血糖未见异常。

张琪

自拟益气滋阴饮治疗消渴

张琪（1922~　），黑龙江省中医院主任医师，国医大师

消渴病日久，经过中西药物治疗，常不具备"三多"症状，但血糖、尿糖不减，甚至血糖、尿糖甚高，通过临床诊察，还可发现疲倦乏力、口干、腰脊下肢酸软，舌红苔燥，脉弦滑等。此乃气阴两伤、肺肾阴虚之证。宜用益气滋阴、补肾润肺之剂治疗，多能取效。余自拟益气滋阴饮用之颇效。药用：

黄芪 50g　人参或党参 30g, 15g　玉竹 20g　生地 25g　山药 25g 枸杞子 20g　天冬 20g　菟丝子 15g　女贞子 15g　玄参 20g

方中人参、黄芪益气，玉竹、生地、枸杞子、菟丝子、女贞子、玄参补肾滋阴。人参"益气、补五脏、生津止渴"；《名医别录》谓黄芪"补丈夫虚损，五劳羸瘦，止渴……益气利阴气"。二药合用有益气补五劳虚损、生津止渴之功。玉竹又名葳蕤，性味甘平，补中益气止消渴、润心肺，《神农本草经》谓："久服……好颜色润泽，轻身不老"；生地黄凉血生血补肾水；山药、枸杞子、女贞子、菟丝子补肝肾，生津益气；玄参滋阴清热。诸药合用具有补益肝肾、滋阴润燥、益气生津之作用，治疗糖尿病日久气阴不足者，颇为适宜。通过大量病例的观察，用药后体力增强，疲劳逐渐消除，多饮多尿亦随之消失，确为治疗本病之良方。伴随症状消退，病人之血糖、尿糖亦逐渐下降。

本方人参、黄芪益气为不可缺少之药，其他补肾滋阴之药尚可扩大范围，如熟地黄、覆盆子、麦冬、天花粉、牡丹皮等。根据施今墨先生治血糖、尿糖之经验，苍术与玄参、黄芪与葛根也常选用。多尿不愈常于本方中加入附子、肉桂以温助肾中阳气，使其"阳生阴长""阴平阳秘"则诸症自愈。

对顽固难治及重型糖尿病常采用中西药结合的治法。先将西药降糖药与中药合用，待病人血糖恢复正常、尿糖转阴后，再递减西药用量，最后只用中药治疗以巩固疗效，直至完全缓解。

中西药合用，必须有针对性按步骤用，防止滥用。西药滥用往往会贻误病情。曾遇一例病人，血糖 13.88mmol/L，尿糖（+++），用格列本脲后血糖降至 8.33mmol/L，尿糖（+）。病人以为疗效明显，故骤停用药，然血糖及尿糖又恢复原状。复用西药降糖药，效果不显，又改用中药益气滋阴饮，血糖、尿糖又下降。病人旋又停用中药，血糖、尿糖复又上升，所以一经用药就要用到彻底治愈，不要半途而废。

李某 男，48 岁，干部。1982 年 6 月 10 日初诊。

平素健康，近 2 个月来感疲乏倦怠、口干渴饮水多，在某医院检查血糖 11.1mmol/L，尿糖（+++）。用降糖乐及中药六味地黄片效不明显。查血糖 10.93mmol/L，尿糖（+++），口渴咽干，全身乏力，舌尖红苔薄干，脉弦。诊断：消渴（糖尿病）。辨证：气阴两亏。治法：益气滋阴。方药：益气滋阴饮加减。

生黄芪 30g　党参 30g　玉竹 20g　生山药 20g　天花粉 15g　枸杞子 15g　菟丝子 15g　知母 15g　玄参 20g　天冬 20g　葛根 15g

二诊（6 月 17 日）：服药 12 剂，症状进一步好转，血糖 9.44mmol/L，尿糖（+~++），脉弦，舌质转润，继用前方 14 剂。

四诊（7 月 15 日）：血糖 7.77mmol/L，尿糖（+），舌润口和，继用前方。

五诊（8月10日）：又服前方20剂，血糖7.9mmol/L，尿糖（±），脉小有弦象，舌润。嘱其继续控制饮食，定期检查。

徐某 男，55岁，干部。1980年6月30日初诊。

平素健康，于4个月前始感头昏、咽干，经某医院检查，血糖12.88mmol/L，尿糖（+++），诊为糖尿病。用降糖片、玉泉丸后咽干减轻，但血糖、尿糖不减。病后体重下降10kg，现无明显症状，尿不多，口不渴，头略昏，手稍颤，舌尖赤苔薄，脉弦。查血糖12.77mmol/L，尿糖（+++）。诊断：消渴。辨证：气阴两亏。治法：益气滋阴。方药：

黄芪30g 玉竹20g 生山药30g 天冬20g 菟丝子20g 生地30g 枸杞子20g 知母15g 牡丹皮15g 苍术15g 玄参20g 葛根15g

二诊（7月23日）：服上方14剂，自觉全身有力，口不干，脉沉小有弦象，舌尖赤苔白。尿糖（+），血糖未查，已收效，继宜前方增减治疗。

黄芪30g 玉竹20g 生山药30g 天冬20g 菟丝子20g 生地30g 枸杞子20g 知母15g 牡丹皮15g 苍术15g 玄参20g 葛根15g 天花粉15g 沙参15g

连服上方80剂，复查血糖7.77~8.10mmol/L，尿糖（±），脉滑，无明显症状。

华良才

津涸热淫，清热凉血

华良才（1938~　　），海南省中医院主任医师

消渴一病，早在《内经》中已有记载，后世诸家多有发挥，其论各具特色。笔者精研前贤教诲，结合个人临床体会，深感东垣提出"血中伏火""津液不足""燥热为病"（《兰室秘藏·消渴门》）和叶天士提出"三消一证，虽有上、中、下之分，其实不越阴亏阳亢，津涸热淫而已"的论断，揭示了三消一证的本质，确属真知灼见。针对这一病机，笔者设计"三消饮"方治疗此证，临床应用多年，疗效满意。方剂组成：

生山药 60~100g　天花粉 30~60g　地骨皮 15~30g　枸杞子 15~30g　生地黄 15~30g　玄参 15~30g　丹皮 10~20g　乌梅 10~20g

偏重于上消者加天冬 15~20g，麦冬 15~20g；偏重于中消者，加知母 10~20g，生石膏 30~100g；偏重于下消者加五味子 10~15g，山萸肉 10~15g，桑螵蛸 10~15g。

方中生山药、天花粉为君药。《神农本草经》谓天花粉"主消渴"；《丹溪心法·卷三·消渴》说："天花粉，消渴神药也。"足见此药治疗消渴之功力卓著。生山药在古籍中虽罕见治消渴之记载，但近代医家多认为是治疗消渴之必用妙药。二药合用，确有清热降火、止渴润燥之奇功。生地、枸杞子、乌梅酸甘化阴为臣药。丹皮、地骨皮、玄

参为佐药，以清泄血中伏火。地骨皮、枸杞子二者合用有调和全身阴阳、贯通一身气血津液之妙。本方为基础方，针对三消"血中伏火，津液不足，燥热为病"和"津涸热淫"的同一性的本质，牢牢掌握清热凉血、生津润燥两个关键，再依据三消各有侧重特殊性的一面，加减化裁，灵活运用，多可速见功效。

使用本方时应注意以下几个问题：

（1）用量宜足，不可因药量大而畏用，否则药不及病，徒劳无功。本方剂中所标明药量之幅度，临床可根据病人体质情况，斟酌病情轻重和承受能力，确定具体剂量，在此范围内使用，不会产生不良反应。

（2）无典型症状之隐性糖尿病，凡血糖量增高者，皆可使用基础方。因为"血糖"含大量热能，也即"血中伏火"，笔者屡用屡效，未见偏差。

（3）近世治消渴多参用"饮食疗法"，笔者体会，除应禁忌辛辣、油腻肥甘及过多食糖外，不必勉强控制饮食量。

只要用药得当，燥热一除，伏火得清，津液渐复，则饮食、饮水自可调至正常，诸症亦可随之消除。

潘澄濂

胃热津亏麦门冬，肾气虚损八味方

潘澄濂（1910~1993），浙江省中医药研究院研究员，名老中医

糖尿病的三消症状，多是交错出现，这可能与个体差异和病变过程的阶段不同有关。

笔者对糖尿病临床辨证，主要分胃热伤阴证和肾气虚损证两大类。胃热伤阴证的表现，除渴饮、善饥外，以舌质光红而干，或多裂纹，脉象滑数为辨证要点。肾气虚损证的表现，除渴饮善饥外，以倦怠乏力，腰背酸疼，舌干质红，苔薄，脉象细数或弱数为辨证要点。在治疗上，对胃热伤阴证，常选麦门冬汤加减，药用麦冬、黄连、石膏、知母、天花粉、怀山药、海蛤壳、太子参（或洋参）、地黄为基本方。如胃阴耗伤严重者，加石斛；消化不良者，去石膏，加鸡内金。对肾气虚损证，常选八味肾气丸加减，药用地黄、怀山药、山萸肉、丹皮、茯苓、菟丝子、知母、肉桂、淡附片、海蛤壳、黄芪、陈皮为基本方。见肾阴虚损，去附片，加枸杞子、玄参或龟甲。如治邵某，糖尿病表现为肾气虚损证，20多年来，持续以八味丸去附片，加知母、黄柏加减之剂治疗，病情稳定，尿糖控制在 −~ ±，血糖 4.44~7.22mmol/L，从未服用胰岛素，足见本方具有一定的疗效。

总之，以笔者肤浅经验，不管胃热伤阴证或肾气虚损证，怀山

药、蛤壳、知母、地黄是必用之药，且用量要大，如山药、蛤壳常可用至 30~60g。此外，常嘱病人多食猪、羊胰，或常服蚕茧和玉米须煎汤，亦有一定作用。

周仲瑛

补肾补气滋阴助阳，润燥活血治虚顾实

周仲瑛（1928~   ），南京中医药大学教授，国医大师

一、治本须补肾，滋阴兼助阳

三消源本于肾，故治消总应以补肾为主。由于本病以阴虚为本，燥热为标，故常以六味地黄丸为基础方，配加玄参、天冬、龟甲、牡蛎等品，壮水以制火。肺肾两虚者，合生脉散；肾火旺者，加黄柏、知母。若见阴阳两虚，或以阳虚为主，可取肾气丸加鹿角片、淫羊藿、淡苁蓉等。组方配药应注意阳中求阴、阴中求阳的原则。

二、补气可生津，治虚当顾实

凡津虚不能化气，而致气阴两虚，津气俱伤，复因气虚不能生津者，不可纯用甘寒，当气阴双补，或径以补气为主而化阴生津，脾气虚弱者用参苓白术散，健脾补气以化津；肺肾气阴两虚者，可用黄芪汤加减，药用黄芪、人参、白术、山药、扁豆、莲肉等补气，麦冬、地黄、石斛、玉竹等养阴，并配鸡内金、生谷麦芽运脾养胃。如脾虚生湿，湿郁化热，虚中夹实者，又当佐入黄连、天花粉、苍术、佩兰、玉米须、芦根等清中化湿、芳香悦脾。

三、升清可布液，流气能输津

凡脾气虚弱，气不化津，津因气而虚损，须补气生津，同时可配葛根升发脾胃清阳之气，以奏生津止渴之效。还可用蚕茧升清以止渴。若津气亏耗，或脾虚气滞，气不布津，投滋柔品而阴津难复者，还可配小量砂仁。若病因肝郁化火，上炎刑金，灼伤胃液，下耗肾水，而见三消证候者，又当在滋阴生津中配入柴胡轻清升散之品以疏肝郁，并伍丹皮、地骨皮以清郁火。

四、润燥须活血，瘀化津自生

津血同源，互可资生转化。阴虚燥热，津亏液少，势必不能载血循经畅行，燥热内灼，煎熬营阴，又可导致血瘀，瘀热在里，还可伤阴，终致阴虚与血瘀并见。瘀阻气滞则津液难以输布。治当滋阴生津为主，兼以活血化瘀。酌配桃仁润燥活血，赤芍、丹皮、丹参凉血化瘀，泽兰祛瘀升清，鬼箭羽通瘀破血。血行津布则燥热可解，瘀化气畅则阴液自生。

此外，饮食调护对本病亦有特殊意义，除一般控制外，还应重视食疗，如山药蒸熟去皮，每日适量食之，或蚕蛹炒香随意食用。并可用猪、牛胰逐日做菜食之，亦可焙干研细，日食 10~15g，取其以脏补脏之意。

李孔定

治重湿热瘀，药崇地骨皮

李孔定（1926~2011），四川省绵阳市中医院主任医师

糖尿病，以多饮、多食、多尿、形体消瘦为主要特征。李老认为，本病是多种病因聚合而成，易伴发其他病证，就一般而言，阴虚内燥、气虚血瘀为其病理特点，故其始则为"消渴"实证，其变则属"虚损"范畴。

李老指出，本病的病因与饮食不节、情志失调、劳伤过度等诸多因素有关。嗜食肥甘则脾胃蕴热，情志失调则肝火内炽，劳伤过度则肾阴虚损。以上诸因均可形成上灼肺津、中耗胃液、下劫肾阴之变，最终形成阴虚内燥、气虚血瘀的基本病理改变。胃热肺燥则多食渴饮；肾虚津液不摄则多尿、尿甜、消瘦；气虚血瘀既久，三焦失其决渎，脾气失其运化，内湿因之而生。此时，则见口渴不显、食欲不佳、小便短少、大便稀溏或燥结诸症。故强调认识本病应掌握五个要点：一是明确本病是多种病因聚合而成的综合病证；二是本病初期多以阴津亏损为本，肺胃燥热为标，两者互为因果，互相影响；三是"热甚则食气"，故初起即见气虚之证，并由气虚不运而产生挟瘀挟湿；四是本病中后期由于阴损气耗，多为气阴两伤及阴阳俱虚的病理改变；五是多兼瘀滞之证，气虚不运，致血行不畅而留瘀，而津液亏损亦可失润成瘀，两者即所谓"因虚致瘀"，阴虚燥热，可灼血成瘀，

此所谓"因实致瘀"也。本病至血瘀阶段，常为气受血阻不能输布水津，或加重消渴，或津滞为湿。故后期易出现多种因脉络瘀阻所致的挟瘀挟湿诸症。

糖尿病病因复杂，病人往往多食、多饮、多尿、消渴、乏力、瘙痒、肢体麻木等多种症状同时存在，又多兼瘀挟湿之证，若纯清热滋阴，则阳气易受戕伐；纯温补益气，则阴津易耗散。根据上述特点，李老将本病分为4型论治，活血燥湿之药，则根据不同情况随证加入。

1. 中焦湿热，气阴耗伤

症见：消谷善饥，口渴喜饮，小便短赤，大便秘结，舌红、苔黄厚或薄腻，脉滑数。

治法：清热燥湿，益气养阴，使湿热分消，气阴得滋。

处方：

地骨皮 50~100g　僵蚕 30g　丹参 30g　玉竹 30g　天花粉 30g　怀山药 30g　苍术 30g　黄柏 30g　知母 30g　红参 10g

2. 热甚津伤，气虚血瘀

症见：身热心烦，大饥大渴，小便频数，气息促急，舌红、苔薄黄燥，脉滑大而数。

治法：清热泻火，益气生津法，使火热去而气津不耗。

处方：

地骨皮 50g　石膏 50g　红参 10g　僵蚕 10g　丹参 30g　玉竹 30g　天花粉 30g　怀山药 30g　知母 30g　玄参 30g

3. 气阴两虚，燥热血瘀

症见：食少尿多，渴欲饮水，气息短促，语音低微，倦怠乏力，五心烦热，舌暗红、无苔，脉沉细数。此型多见于糖尿病中后期。

治法：益气养阴，清热化瘀，使气阴复，虚热去，瘀滞行。

处方：

红参 10g　山萸肉 15g　玉竹 30g　黄精 30g　枸杞子 30g　丹参 30g
天花粉 30g　僵蚕 30g　地骨皮 50g

4. 阴阳气虚，兼瘀挟湿

本型多见于后期病人，其临床表现多见食少、乏味，小便次多，量少，口渴欲饮，饮量不多，倦怠乏力，气短懒言，形寒怕冷，面白无华，五心烦热，自汗盗汗，四肢不温；酸楚麻木，面浮肢肿，便溏或燥结。舌淡胖、苔薄白或花剥，脉沉细或细数无力。

治法：扶正固本，活血利水，使阳复本固，气阴得滋，瘀散水去。

处方：

红参 10g　淫羊藿 15g　泽泻 15g　五味子 6g　胡芦巴 30g　地骨皮 30g
丹参 30g　益母草 30g　玉竹 30g　怀山药 30g　枸杞子 30g　天花粉 30g

以上 4 型，均以地骨皮、红参、玉竹、花粉、怀山药、丹参等为基本方。方中地骨皮甘寒清润，以育真阴而不伤元阳见长。《圣济总录》记载地骨皮饮可治消渴日夜饮水不止。《本经》谓其："主五内邪热，热中消渴。"《本草新编》言其："凉血、凉骨、益肾、生髓，因此通治三消，实非他药可及。"现代药理研究证实，地骨皮有显著的降低血糖作用，故为本方之君，李老每用至 60~120g。而"热甚则食气"，故辅以人参、怀山药补中益气，玉竹、天花粉清热生津，则阴阳有既济之妙。且玉竹对"胃火炽盛，燥渴消谷，多食易饥者，尤有捷效"（《本草正义》）。天花粉"退五脏郁热……，以补药而治虚渴，以凉药而治火渴，以气药而治郁渴，以血药而治烦渴，乃治渴之要药也。"（《本草汇言》）由于本病多兼瘀滞之证，经脉瘀滞则津不上承而渴，故用丹参、僵蚕化瘀通络为佐使。在此基础上，再依据不同证型配入燥湿清热、清热泻火、益气养阴、活血化瘀之品，故获良效。

除药物治疗外，李老尤其重视病人的饮食控制，主张减滋味，忌肥甘，食以清淡，不可过饱；并推崇隋·巢元方提出的导引和散步是治疗消渴的"良药"，主张病人选择散步、健身跑、练太极拳等中等强度的耐力型体育活动，以及保持安静乐观的情绪。

李某 女，48 岁。1991 年 11 月 13 日初诊。

病人 8 个月前始感头晕，乏力，口渴，善食易饥，曾住院治疗 2 个月未见好转。近 1 个月来病情加重，口渴而饮水量多，小便多而浑浊，大便秘结。舌暗红、苔薄黄少津，脉滑数。查空腹血糖 14.3mmol/L，血压 160/110mmHg。

诊断：糖尿病。

辨证：中焦湿热，气阴两伤。

治法：清热燥湿，益气养阴。

处方：

地骨皮 30g　丹参 30g　玉竹 30g　天花粉 30g　苍术 30g　怀山药 30g 知母 30g　玄参 30g　黄柏 15g　僵蚕 15g　红参 10g

水煎服，2 日 1 剂，连服 10 剂，嘱远房帏，慎饮食，畅情志，适劳逸。

二诊（12 月 2 日）：药后诸症明显好转，复查空腹血糖 5.3mmol/L，属原方常服，以巩固疗效。

夏某 男，62 岁。1991 年 7 月 9 日初诊。

病人 2 年前觉口微渴，饮水增多，未引起注意。2 个月后口渴加重，饮食增多，小便多而浑浊，身体日渐消瘦。查空腹血糖 16.8mmol/L，尿糖（++++）。诊为糖尿病。曾服消渴丸、格列本脲、D_{860} 等，血糖时升时降。近 2 个月来食少乏味，小便次多量少，口渴欲饮，饮水量不多，倦怠乏力，气短懒言，四肢不温，酸痛麻木，下肢微肿，五心烦热，便溏，一日 2~3 次。舌淡红、苔薄白，脉沉细。7 月 5 日查空腹血糖 14.6mmol/L，尿糖（++）。辨证：阴阳气虚，兼瘀挟湿。

治法：温阳益气，滋阴清热，活血燥湿。处方：

红参 10g　北五味子 6g　淫羊藿 15g　泽泻 15g　胡芦巴 30g　地骨皮 30g　丹参 30g　玉竹 30g　怀山药 30g　天花粉 30g　枸杞子 30g　木瓜 30g

10 剂，水煎服，2 日 1 剂。嘱节制饮食，调畅情志，注意活动。

二诊：药后诸症好转，惟轻度口渴，下肢仍酸痛麻木，嘱原方常服。

（张耀　景洪贵　整理）

郭玉英

消渴兼症医案举隅

郭玉英，中国中医科学院西苑医院主任医师

一、消渴并泄泻

王某 男，35岁。

患胰岛素依赖型糖尿病18年。近半年来大便溏泻。少则日行3~4次，多则数10次，甚则泻下清谷，完谷不化。曾在某医院诊为糖尿病性胃肠自主神经病变。经维生素B族、多酶片、黄连素等药物治疗均无效，延郭老诊治。症见脘腹胀痛，舌淡、苔白腻，脉沉细。证属脾胃虚弱，中气下陷，湿浊中阻。治宜益气升清，健脾利湿。

黄芪30g　生薏苡仁30g　葛根30g　党参15g　茯苓15g　白术12g　升麻6g　砂仁10g　柴胡10g　陈皮10g　肉桂3g

水煎服，日1剂。另嘱以山药50g，炖成山药粥，早晚食用。

服药3剂，即感腹安肠宁，泄泻减少。7剂后纳佳且馨，大便日2~3次，成形。上方随症增损治疗1个月，诸症悉除。

按：消渴久病不愈，耗伤元气。脾胃虚弱不能受纳水谷和运化精微，水谷不化，清浊不分，混杂而下，而成泄泻。此案以东垣补中益气，升提清阳之法，令脾气升发，中州健运，肠胃传化水谷复常；佐以茯苓、砂仁、生薏苡仁健脾利湿；肉桂温暖下元，且配补气药可使阳旺则气旺，配利湿药可使水湿温化。并配合山药粥食疗，取其补益脾肾，甘淡渗湿，补而不腻。诸药协同，中气得复，清阳得升，下利即止。

二、消渴并血痹

张某 女，21岁。

患胰岛素依赖型糖尿病4年。因胰岛素用量不足，发生酮症酸中毒。经治疗后酮体消失，血糖控制良好。但出现双下肢皮肤疼痛如刀割油烫，入夜尤甚，难以入眠，伴有肢端不温，麻木不仁，形体消瘦，舌红、苔白，脉弦细。

西医诊断：糖尿病性周围神经病变。

中医辨证：气血亏虚，经脉瘀阻之血痹证。

治法：益气养血，活血通络。

处方：

黄芪 30g　白芍 30g　鸡血藤 30g　丹参 30g　当归 15g　桂枝 10g
细辛 3g　通草 6g　蜈蚣 2 条

水煎服，日 1 剂。

服药 20 剂，疼痛明显减轻。上方去细辛，蜈蚣减至 1 条，加生地 30g，继进 20 剂，疼痛范围仅局限于大腿外侧，且不畏触摸，夜寐平稳。

按：消渴兼见肢端麻木不仁，甚或疼痛是由消渴日久，耗伤气血津液，经脉失养所致。是由虚致实，本虚标实之证。

治疗应在益气、滋阴、养血以固其本的基础上，应用活血化瘀、通络止痛之法以治其标。本案从血痹辨证立法，重用黄芪、当归、白芍益气养血，使气血充盈，筋脉得养；以桂枝、细辛温通经脉而止疼痛；鸡血藤、丹参、蜈蚣活血通络而利血脉。痛减后去细辛，减蜈蚣之温燥，加生地以增养阴柔筋之力，又进 20 剂而告病愈。

三、消渴并水肿

杨某 男，58 岁。

患糖尿病 8 年，双下肢间断性水肿年。曾诊断为糖尿病肾病，慢性肾功能不全。3 周前因染风寒而出现周身弥漫性浮肿，以双下肢为甚。实验室检查尿蛋白（++++），血肌酐 287μmol/L，尿素氮 36mmol/L，延郭老诊治。症见：面浮无华，神疲乏力，尿少便结，舌体胖质暗淡、苔白腻，脉沉细。辨证：肾阳虚衰，水湿内盛。治法：温阳滋肾，活血利水。处方：

制附片 30g　生地 30g　益母草 30g　车前子 30g　桂枝 10g　山萸肉 10g　怀山药 10g　丹皮 10g　生大黄 10g　茯苓 15g　泽兰 15g

水煎服，日 1 剂。

服药 20 剂，水肿大减。复查尿蛋白（+++），血肌酐 186μmol/L，尿素氮 28mmol/L。仍以上方出入，服药 40 剂，后改服金匮肾气丸，随访 1 年半，病情稳定。

消渴以肾阳不足为其根本，病久阴损及阳，肾阳衰败，水湿潴留，泛溢肌肤可生水肿变证。郭老认为此时应本着阴中求阳、阳中求阴、阴阳相互滋生的理论，随肾阴、肾阳虚损的程度，从滋肾阴济肾水、温肾阳益肾气两方面治疗。如拘泥于燥热、口渴，反投以滋阴养血或清热泻火之品，恐难收效。温补肾阳，当用附、桂，正如《医贯·消渴论》所云："故用附、桂之辛热，壮其少火，灶底加薪，枯笼蒸溽，槁禾得雨，生意惟新。"本案以六味地黄丸调补肾阴；制附片、桂枝温肾通阳化气；泽兰、益母草活血利水；车前子利水消肿。法从阴阳双补，攻补兼施，立法用药，丝丝入扣，获效良著。

四、消渴并闭

于某 女，65 岁。

患糖尿病 7 年，坚持饮食及口服降糖药治疗，餐前血糖 7~8mmol/L，餐后血糖 11~12mmol/L。近 2 周来感小腹坠胀，时欲小便而不得出，或小便点滴不畅，小腹渐现包块。B 超示：膀胱充盈至耻骨联合上 15cm。诊断为糖尿病性神经原性膀胱并尿潴留。因年老体弱惧怕导尿而邀郭老会诊。刻诊：小腹胀满形成包块如碗口，伴气短，乏力，消瘦，纳少口淡，舌质淡暗体胖，脉细弱。证属脾肾气虚，膀胱气化不利。治宜益气举陷，通阳化气。

黄芪 30g　党参 15g　茯苓 15g　白术 15g　枳壳 12g　升麻 6g　柴胡 10g　桂枝 10g　泽泻 10g

水煎服，日 1 剂。

嘱药后即行膀胱区按摩 15~30 分钟，服 1 剂后感小便较前通利，尿量增加。继以前方 5 剂，腹部包块消失，病愈。

按：消渴久病致脾虚不能升清，浊阴则难以下降，而成小便不利之症。即《灵枢·口问》篇所谓："中气不足，溲便为之变。"本案以补中益气汤补中气，升清阳，清阳升则浊阴易降；五苓散通阳化气利水，气化得行则小便自通。药后小腹按摩，促进局部血行，助药生效。前后仅服 6 剂，邪去病除。

（黄佳娜　张广德　整理）

冉雪峰

育阴清热凉营散结治消渴案

冉雪峰（1877~1962），著名临床家

某苏联专家　年五十，体质魁伟，颜面潮红（气来颇旺），头晕心烦不安寐，常自服头痛粉、安眠片，牙龈时或出血（一派营热炽盛，内扰上搏状况）。年来易倦，开始有疲劳感，尿频数，量多，口渴引饮（燥气胜），食欲反佳（消耗过大），俨似消渴现象。经检查尿糖高（++++），血糖14.32mmol/L，始确知为糖尿病（即消渴）。因工作较忙，无暇治疗，偶一治疗，亦不能解决问题，惟注意饮食管制，每日喝五杯水，不多饮，故尚保持现状。

予诊如上述，为书简明医案：证象下消，牙龈时或出血，燥气反过，育阴清热，凉营散结，半调半疏。

鲜生地六钱，当归、白芍各三钱，肥知母、栝楼根各三钱，山萸肉二钱五分，桑螵蛸、蒲黄各三钱，青木香、白茅根各三钱，甘草一钱（此方清养清疏，清敛清摄）。

随证出入加减，两星期后，头痛、不寐、烦渴均减，尿糖如故，因加重药量，加厚药力。

拟方：鲜生地一两，胡黄连八分，杭白芍、栝楼根、肥知母、山萸肉、酸枣仁、桑螵蛸、青木香各三钱，甘草一钱（此方系酸甘化阴，佐以苦坚）。

亦随证出入加减，三星期后，尿糖锐减，血糖平稳，效大著，病愈大半。

嗣因公出差，时方酷热，劳顿受暑，病又微发，回时调治，乃复正常。时已秋凉，病即节节向愈，尿糖阴性，各附带症状消失。

为拟善后久服方：鲜生地八钱，黄连八分，茯神四钱，酸枣仁、南沙参、牡丹皮、地骨皮、桑螵蛸、青木香、白茅根各三钱，甘草一钱（此方已兼清补）。

（《冉雪峰医案》）

黄　煌

糖尿病合并症经方医案两则

黄煌（1954~　　），江苏名医，南京中医药大学教授

一、糖尿病合并周围神经病变案

殷某　女，67 岁。初诊日期：2011 年 8 月 9 日。

体貌：肤白、体胖而壮实，面红、面斑，唇暗红。

主诉：头昏、乏力 13 年，加重伴唇麻、腿麻 3 年。病人有糖尿病史 10 年，一直服用降糖药（具体不详）治疗，但血糖控制不理想，空腹血糖在 7.2~9.6mmol/L 之间；近 3 年来出现唇麻、腿麻。否认高血压病史，13 年前曾有腔隙性脑梗死病史，常服肠溶阿司匹林、丹参片。

就诊时症见：唇麻，下肢麻；口干，便秘或溏泻不调；头昏，偶心慌，记忆力衰退甚；情绪低落易怒，难以自制；舌暗，苔腻。查体：左少腹有压痛，双下肢无水肿。

葛根 60g　黄连 5g　黄芩 10g　生甘草 3g　制大黄 10g　肉桂 5g　桂枝 10g　桃仁 15g　川芎 15g

20 剂，每日 1 剂，水煎，早晚分服。

二诊（9 月 6 日）：唇麻基本消失，腿麻略减；头昏、体力及精神较前明显好转，情绪稳定；大便成形且通畅；近日感咽痒明显，无咳嗽。空腹血糖已稳定在正常水平。予上方，黄连减至 3g，守方 20 剂，

连服 5 天再停服 2 天。

　　该病人具有面红头昏、唇舌暗红、记忆力减退等瘀热上冲表现，属于瘀热型体质。因此，虽乏力、头昏等症明显，然不可妄补而犯虚虚实实之戒，仍宜泻热、活血共进。本案选用葛根芩连汤合用桃核承气汤去芒硝。黄师认为，体质胖壮的糖尿病病人出现头昏、乏力、口干、便溏及唇舌暗红等表现，葛根芩连汤当为首选方；葛根芩连汤合桃核承气汤的合方方证在糖尿病、高血压、脑血管疾病中应用机会较多。黄师常将桂枝与肉桂合用，较单用桂枝疗效更佳。本案病人出现头昏唇麻、记忆力衰退、情绪低落与易怒，及脸证（面红）与腹证（左少腹压痛），为桃核承气汤方证的表现。但应该注意该方证与桂枝茯苓丸证的鉴别。两方均可出现上冲的脸证、下腹部的瘀血腹证、缺血的腿证，但还有精神神经症状，如本案即有情绪低落易怒，难以自制，如《伤寒论》所载"其人如狂""善忘"等为桃核承气汤方的主治，以此有别于桂枝茯苓丸证。对于现代临床的各种慢性疑难病，药力峻猛的伤寒方也是黄师常用的调理良方，但仍以"方人相应"为前提条件。方人相应为方证相应的一种高级表现形式，指适合使用某方的病人在体型体貌、心理行为特征、发病趋势等方面表现出共同的特征，与某方主治恰好相符，故以此方命名此类病人的体质及病理类型，简称"方人"。方人是体质与疾病的结合体，体现了中医治疗的个体差异、因人制宜，确保了经方应用的安全性与高效性，在慢性病的调治中有重要意义。

　　如黄师常将《伤寒论》中用于治疗膀胱蓄血之急重病的桃核承气汤用于调治糖尿病、高血压、中枢神经系统疾病、顽固性皮肤病、前列腺疾病等慢性病，并根据病人大便情况考虑是否用芒硝，如大便不干结则少用、不用。另外，葛根、川芎有改善大脑供血的作用，对糖尿病心脑血管损害、脑梗死等疾病有良效，亦为黄师所习用。

二、糖尿病伴高血压病案

王某 女，79岁。初诊日期：2011年4月19日。

体貌：体胖，肤色黄暗少光泽，面目浮肿，面颊部色斑呈暗褐色。病人有糖尿病史14年、高血压病史10年，服用降糖药物及降压药物（具体用药不详），但血糖和收缩压控制不理想。近10年来常觉头昏、全身乏力，行走尤甚，腰酸背痛而胀；恶风、怕冷，双膝以下尤甚，左手时有麻木感；腰酸痛，双脚大趾时跳痛，皮肤增厚变黄，小腿抽筋；小便泡沫多但量不多，大便溏；舌体胖大、色暗、有瘀点，脉弦硬。20年前有甲状腺腺瘤手术史，之后出现甲状腺功能减退。查体：腹部膨大，腹壁松软，双下肢浮肿按之没指。实验室检查：血肌酐在正常范围，空腹血糖8.79mmol/L。超声心动图示：左室舒张功能减退，二尖瓣反流。

生黄芪60g 桂枝15g 赤芍药15g 葛根60g 川芎15g 怀牛膝30g 丹参20g 川石斛20g 制附片15g 白术15g 茯苓15g 干姜10g

15剂，隔日服1剂，水煎，早晚分服。

二诊（5月21日）：头昏、乏力明显好转；小腿抽筋改善，双膝以下怕风冷及左手麻木感减轻，腰酸痛、下肢浮肿度减轻；小便泡沫减少，大便成形；舌体胖大、色暗、有瘀点，脉弦硬。血压160/100mmHg。

处方：生黄芪60g 桂枝20g 赤芍药20g 葛根60g 怀牛膝30g 川石斛20g 丹参20g 川芎10g 干姜5g

15剂，隔日1剂。

三诊（7月9日）：诉服药第1天出现腹泻，未停药，后腹泻自止；出现走窜性身体疼痛，减小服药剂量后好转；无头昏，手麻明显减轻，小腿抽筋偶作；腰酸痛消失，但腰骶部感酸胀；小便泡沫少，下肢轻度浮肿；舌体偏胖、色暗淡、有瘀点，苔薄白。血压稳定，维持在 140/85 mmHg 左右；测空腹血糖 7.1mmol/L。

处方：生黄芪 60g　桂枝 20g　赤芍药 20g　葛根 60g　怀牛膝 30g　川石斛 20g　丹参 20g　川芎 15g　干姜 10g　大枣 20g

15 剂，隔日 1 剂。

病人系老年女性，面色黄暗、体胖形丰、肌肤松软，症见头昏、肢麻身痛、疲乏气短及舌胖而暗淡，属于黄芪桂枝五物汤体质。因此，黄师在一诊时选用了黄芪桂枝五物汤，并加入葛根、川芎（称为葛芎黄芪桂枝五物汤）；考虑病人合并心功能不全及甲状腺功能减退症，出现浮肿及怕冷，故合用真武汤；病人有小腿抽筋等下肢不适感，又加用黄师经验方之四味健步汤（怀牛膝、石斛、赤芍药、丹参）。二诊时，病人诸症大减，考虑血压偏高，故去真武汤，用葛芎黄芪桂枝五物汤合四味健步汤，着重于改善心脑血管功能。病人于初服药时出现腹泻、体痛，可能与药性偏凉有关，故黄师于三诊方中增加干姜、川芎用量，加入大枣护养脾胃，另告知病人该药物对血糖无不良影响。葛芎黄芪桂枝五物汤证须与牛膝桂枝茯苓丸证相鉴别。其鉴别要点有二：一是作用部位，前者能改善脑部供血，其作用部位为胸部及以上部位，而后者偏于改善盆腔、腹部、下肢的下半身血供状况；二是体质的虚实，前者适用于具有黄芪体质倾向的虚性体质，而后者适用于瘀血状态的实性体质。

本案黄师从体质辨证切入治疗，获得了较好的临床疗效。黄师认为，本病治疗目标不仅仅是降血糖，更重要的是修复、保护、减缓糖尿病并发神经、血管等多系统损害，而这正是中医药治疗的优势所在。《金匮要略》谓："夫尊荣人，骨弱肌肤盛，重因疲劳汗出，卧不时动摇，加被微风，遂得之。但以脉自微涩，在寸口、关上小紧，宜针引阳气，令脉和紧去则愈……血痹，脉阴阳俱微，寸口关上微，尺中小紧，外证身体不仁，如风痹状，黄芪桂枝五物汤主之。"黄师结合临床经验，总结得出"黄芪桂枝五物汤体质"，即面色黄暗或暗红、舌质偏淡而暗；体胖形丰、肌肉松弛，皮肤缺乏弹性；平时缺少运动，食欲好，易出汗甚至动辄汗出；易出现肢麻身痛、疲乏气短、头晕眼花等症状，于运动后明显，甚至出现胸闷胸痛，运动负荷心电图常提示有心肌缺血。该体质类型常见于中老年人；其常见疾病谱有：高血压、糖尿病及其各种并发症（如糖尿病性周围神经炎）、冠心病、动脉硬化、椎－基底动脉供血不足、中风后遗症、上消化道溃疡，骨质增生症、肩周炎、腰椎间盘脱出、老年性关节炎、面神经麻痹、周围神经损伤及麻痹、末梢神经炎、血管闭塞性脉管炎、肢端血管功能障碍、硬皮病、皮肌炎，及难愈性伤口、产后腰痛、多汗症、慢性鼻炎等。另外，四味健步汤能强筋骨、活血化瘀，是良好的血管保护剂，尤其适合于下肢血管疾病，对糖尿病足、糖尿病肾病有良效。黄师常用于治疗下肢无力、疼痛见瘀血证者，与芍药甘草汤、黄芪桂枝五物汤、桂枝茯苓丸等方合用，疗效良好。

跋

余有幸受教于经方家洪哲明先生，耳提面命，启迪良多。并常向陈玉峰、马志诸先生请益，始悟及古今临床家经验乃中医学术之精粹，舍此实难登堂入室。

自 1979 年滥竽编辑之职，一直致力于老中医经验之研究整理。以编纂出版《吉林省名老中医经验选编》为开端，继之编纂出版《当代名医临证精华》丛书，并对整理方法进行总结，撰写出版了《老中医经验整理方法的探讨》一书。1999 年编纂出版《古今名医临证金鉴》，寝馈于斯，孜孜以求，已 30 余年矣……登门请益，开我茅塞；鱼素往复，亦如亲炙，展阅名师佳构：一花一世界，千叶千如来；真知灼见，振聋发聩；灵机妙绪，启人心扉……确不乏枕中之秘，囊底之珍，快何如之！

《古今名医临证金鉴》出版后为诸多中医前辈所嘉许垂青，得到了临床界朋友们的肯定和关爱，一些朋友说：真的是与丛书相伴，步入临床的，对于提高临床功力，功莫大焉！其中的不少人已成为医坛翘楚，中流砥柱，得到他们的高度评价，于心甚慰！

《古今名医临证金鉴》出版已 16 年了，一直无暇修订。且古代医家经验之选辑，乃仓促之举，疏欠砥砺，故作重订以臻于完善，方不负同道之厚望。这次修订，由原来 22 卷重订至 36 卷，妇、儿、外、五官科等卷，重订均以病名为卷，新增之内容，以古代、近代医家经验为主。囿于篇幅之限，现代医家经验增补尚少。

蒙国内名宿鼎力支持，惠赐大作，直令丛书琳琅满目，美不胜收。重订之际，一些老先生已仙逝，音容宛在，手泽犹存，不尽萦思，心香一瓣，遥祭诸老。

感谢老先生的高足们，探蠡得珠，筚路蓝缕，传承衣钵，弘扬法乳，诸君奠基，于丛书篇成厥功伟矣！

著名中医学家国医大师朱良春先生为丛书作序，奖掖有加，惓惓于中医事业之振兴，意切情殷，余五内俱感！

《古今名医临证金鉴》丛书是1998年应余之挚友吴少祯先生之嘱编纂完成的，八年前少祯社长即要求我尽快修订，出版家之高屋建瓴，选题谋划，构架设计，功不可没。中国医药科技出版社范志霞主任，主持丛书之编辑加工，核正疏漏，指摘瑕疵，并鼓励我把自己对中医学术发展的一些思考，写成长序，于兹谨致谢忱！

我的夫人徐杰编审，抄校核勘，工作繁巨，感谢她帮助我完成重订工作！

尝见一联"徐灵胎目尽五千年，叶天士学经十七师"，与杜甫诗句"别裁伪体亲风雅，转益多师是汝师"异曲同工，指导中医治学切中肯綮。

文章千古事，得失寸心知。相信《重订古今名医临证金鉴》不会辜负朋友们的厚望。

单书健
二〇一六年孟夏于不悔书屋